消化系统

The Digestive System

"以器官系统为中心"翻译教材

消化系统——基础与临床

The Digestive System: Basic Science and Clinical Conditions

第 2 版

原　　著　Margaret E. Smith　Dion G. Morton

主　　译　黄爱民

副 主 译　李　凡　徐哲龙

译　　者　（按姓氏汉语拼音排序）

陈丽红（福建医科大学）

陈　霞（吉林大学）

傅　力（天津医科大学）

黄爱民（福建医科大学）

李　凡（吉林大学）

李　欣（天津医科大学）

刘　奔（天津医科大学）

倪朝辉（吉林大学）

宋　斌（福建医科大学）

宋君秋（天津医科大学）

王国庆（吉林大学）

王世鄂（福建医科大学）

徐哲龙（天津医科大学）

姚小梅（天津医科大学）

张丽菁（天津医科大学）

张　平（天津医科大学）

张文敏（福建医科大学）

朱龙坤（福建医科大学）

北京大学医学出版社

XIAOHUA XITONG——JICHU YU LINCHUANG（DI 2 BAN）

图书在版编目（CIP）数据

消化系统：基础与临床：第2版 /（英）玛格丽特·史密斯（Margaret E. Smith），（英）迪翁·莫顿（Dion G. Morton）原著；黄爱民主译. —北京：北京大学医学出版社，2019. 11

书名原文：The Digestive System：Basic Science and Clinical Conditions，2/E

ISBN 978-7-5659-2061-5

Ⅰ. ①消… Ⅱ. ①玛… ②迪… ③黄… Ⅲ. ①消化系统疾病－诊疗－医学院校－教材 Ⅳ. ① R57

中国版本图书馆 CIP 数据核字（2019）第 215601 号

北京市版权局著作权合同登记号：图字：01-2019-7229

ELSEVIER

Elsevier (Singapore) Pte Ltd.
3 Killiney Road, #08-01 Winsland House I, Singapore 239519
Tel: (65) 6349-0200; Fax: (65) 6733-1817

The Digestive System: Basic Science and Clinical Conditions, 2/E
First edition © 2010 Elsevier Limited;
Second edition © 2010 Elsevier Limited. All rights reserved.
ISBN-13: 978-0-7020-3367-4

This translation of The Digestive System: Basic Science and Clinical Conditions, 2/E by Margaret E. Smith, Dion G. Morton was undertaken by Peking University Medical Press and is published by arrangement with Elsevier (Singapore) Pte Ltd.

The Digestive System: Basic Science and Clinical Conditions, 2/E by Margaret E. Smith, Dion G. Morton 由北京大学医学出版社进行翻译，并根据北京大学医学出版社与爱思唯尔（新加坡）私人有限公司的协议约定出版。

《消化系统——基础与临床》（第2版）（黄爱民 主译）

ISBN: 978-7-5659-2061-5

消化系统——基础与临床（第 2 版）

主　译：黄爱民
出版发行：北京大学医学出版社
地　址：（100191）北京市海淀区学院路 38 号　北京大学医学部院内
电　话：发行部 010-82802230；图书邮购 010-82802495
网　址：http：//www.pumpress.com.cn
E - m a i l：booksale@bjmu.edu.cn
印　刷：中煤（北京）印务有限公司
经　销：新华书店
责任编辑：王 楠 安 林　责任校对：靳新强　责任印制：李 啸
开　本：889 mm×1194 mm　1/16　印张：13.5　字数：380 千字
版　次：2019 年 11 月第 1 版　2019 年 11 月第 1 次印刷
书　号：ISBN 978-7-5659-2061-5
定　价：80.00 元

版权所有，违者必究
（凡属质量问题请与本社发行部联系退换）

原著者前言

英国和其他国家许多医学院都正在应用以器官系统为中心的医学教学模式。在此基础上，与此教学模式相近的基于问题的学习方式也被广泛采用。本教材为医学生修读这些课程提供了所需的基础知识，并把基础知识和临床加以联系。在过去的八年中，《消化系统》一书第 1 版作为基本教材被应用于众多大学课程中，其中也包括本书编者在伯明翰大学所授的课程。在此期间，该书得到了皇家医学会和作家协会的高度赞誉，并已被翻译为葡萄牙语和汉语。

本教材强调基础知识对于理解医学的重要性，过去几年中，这一方法极大激发了学生去主动思考、而非只是在老师指导下学习；同时，在课程的最早阶段即已有助于激发学生的积极性。而在《消化系统》一书的第 2 版中，大量此类内容得到了进一步更新。

本书每章主题的阐述都围绕临床精选病例展开。在第 2 版中还引入了额外的病例以供学习。所选临床病例不仅展示了基础知识许多方面与每一特定临床问题理解和推断间的关联，还阐明了基础与医学作为整体，两者间的联系。这些临床问题选取了消化系统各部位的许多不同方面病种，但并非所有入选病例都是常见疾病。事实上，其中一些病例在临床不常见，甚至罕见。然而，常见的、相关的疾病的切题部分都在正文中加以描述，其中大部分在框中予以体现。这一特色在第 2 版中进一步被扩展。最后一章也汇总了消化系统各种常见病资料。这种以疾病为基础的学习方法可激发学生去探索学习消化系统和相关疾病的更多知识，也有利于促进他们学习基础知识。

同时，本书还希望实现一个更大目标，即阐明消化系统与人体其他系统知识整合的重要性。医学上，没有任何一个生理系统的成功学习可以与其他系统割裂开来进行。一种疾病状态可影响多个系统和器官，可以是病变原发灶或继发并发症的后果。此外，疾病的药物治疗或外科干预可能发生不良副作用，后者可影响多个系统而非仅仅加重原发损伤。基于上述考虑，《消化系统》一书中的多数病例和问题都强调了与其他生理系统的联系。因此，本书采用的这些方法不仅保证能从整体上更好地理解人体功能，也能更好地理解疾病的病因和治疗。

致　谢

感谢在本书两版出版过程中为我们提供帮助的各领域专家！伯明翰大学齿学院的 John Hamburger 先生和 Linda Shaw 医生在阅读过"口腔"一章后给出了非常有用的建议。John Hamburger 先生和 John Rippin 医生为"口腔"章节提供了照片素材。来自伯明翰大学的已故教授 Roger Coleman 和医生 Rosemary Waring 此前也为"肝"一章的撰写提供了非常宝贵的信息。伯明翰医科大学放射科主任医师 Peter Guest 为本书提供了许多 X 线和临床图片。阿斯顿大学生物学系的 Cliff Bailey 教授对"吸收和后吸收态"章节也作出了宝贵点评。纽卡斯尔大学生理学系教授 Barry Hirst 对第 2 版第 2、3 章中的离子转运部分做了一些重要修订。伯明翰大学癌症研究院的 Chris Tselepis 医生则对第 8 章离子吸收部分修正提出了有益建议。在此还要特别感谢 Dexter Smith 的鼓励和 Imogen Smith 医生绘制的两幅图片！

目　录

消化系统概述

1

学习目标：

1. 理解胃肠系统分泌、吸收和运动的关键机制。
2. 理解消化系统的协调和整合功能。
3. 理解消化系统的功能如何依赖于其他系统的运行机制，如心血管系统。

概述：消化系统的整体功能

机体细胞需要充足的原材料以满足能量需求和物质合成。原材料可通过摄取外环境的食物获得。消化系统的整体功能是将外环境摄取的食物营养转入内环境中，并通过血液循环分配到机体细胞。本章将消化系统作为一个整体来讨论与消化系统功能相关的一般原理和基本机制。非闭塞性肠缺血性肠病的出现很好地说明了消化系统与机体其他系统整合的重要性：病理起源于血管系统，但其严重后果却是由于小肠吸收异常造成的（病例 1.1：1，病例 1.1：2）。

消化系统的组成

图 1.1 示消化道的组成器官以及与消化系统功能密切相关的器官。消化道由口腔、食管、胃、小肠和大肠组成。食物摄入口腔并移到咽喉部，靠的是骨骼肌的活动，随后食物沿消化道其他部位的移动则是通过平滑肌的活动来完成。食物被转变成接近半流质的稠度，其中的营养物质被不同部位消化道的消化液溶解和降解。平滑肌收缩有助于消化液

病例 1.1	非闭塞性肠缺血性肠病：1

一位接受洋地黄治疗充血性心力衰竭的老年患者，突然发生严重的经常性腹部疼痛。会诊医生检查发现他处于循环休克状态，低动脉血压、细脉和窦性心动过速（心率快）。他的腹部在细腻柔嫩地颤动，伴随弥漫性假腹膜炎（压痛）。根据临床发现，医生怀疑患者是否得了非闭塞性肠缺血性肠病。在这种情况，心输出量下降导致小肠的低灌注，再加上其他机制，这就导致胃肠组织的血流被中断。这种病通常是致命的。

考虑本病例的细节，请回答以下问题：

- 是什么主要原因使心力衰竭的患者突然发生这种情况？
- 对小肠的功能而言，减少血流的生理学结果是什么？
- 患者痛的起因是什么？
- 在这种情况下，控制胃肠道血流的正常稳态机制是如何被打乱的？
- 对于这种患者如何治疗？

与食物的混合，从而促进消化过程的进行。

外分泌腺可分泌消化液，是存在于消化道外对消化进程非常重要的腺体。

这些腺体包括：

- 三对唾液腺，产生具有多种功能的唾液，其最重

病例 1.1	非闭塞性肠缺血性肠病：2

病因、诊断和治疗

心输出量减少导致小肠血液灌注的减少。由于血流速度下降，血液黏度增加，血液趋向于停滞在小血管。然后，微血栓形成并散布在肠系膜循环的血管中。还出现血管的广泛收缩，使动脉血流转移到重要器官。这造成小血管塌陷。随之发生的内脏循环血流阻力升高，再加上心输出量减少和动脉压下降，导致小肠血流严重减少，最终造成缺血。

胃肠道血流减少导致氧供应不足和组织能源物质供给减少（缺氧）。其结果是，对缺氧最敏感的胃肠黏膜广泛坏死，并迅速引起功能损坏。坏死开始于最先缺氧的微绒毛顶端，也可能是肠细胞刷状缘的破坏使下面组织暴露在腔面消化性蛋白水解酶的作用之下。小肠对肠腔内含物的毒性物质，如细菌和细菌毒素以及坏死细胞的毒性物质的通透性增加，致使毒物进入门脉循环。导致肠道的屏障功能丧失。出现严重的毒血症和机体正常防御功能的损坏，引起败血症休克。同时引发肠道液体、电解质和血液的丢失（这种影响与皮肤烧伤时的丢失相似）。外部屏障的丧失，使得细菌侵入体内并导致液体流失。

腹部疼痛是对伴发坏死缺血的炎症反应。腹部压痛（假腹膜炎）是由于肠壁的透壁缺血，进而导致壁腹膜的继发性炎症反应。假腹膜炎与闭塞性动脉疾病的鉴别较为困难，选择性血管造影术将一种不透射线的造影剂导入血液，随后进行 X 线摄影，选择性血管造影术可显示肠系膜上动脉狭窄和不规则分支、血管内壁受损的填充物。相反，血管闭塞性疾病（如血栓）常伴随肠系膜动脉主要分支缺血。

对于这种情况的处理需要采取措施以维持心输出量、血压和组织氧合，并治疗感染、补充胃肠道液体及电解质的丢失。在有肠梗阻的情况下，对心力衰竭患者施行外科手术治疗是不安全的。如有腹膜炎，需要采用腹部外科手术清除坏死肠组织。

要的功能是为上消化道中食物的推进提供润滑作用。

- 胰腺的外分泌部，其所分泌的胰液含有多种重要的消化酶，使食物降解为可吸收的小分子。
- 肝的外分泌腺，产生胆汁，胆汁是促进脂肪消化和吸收至关重要的分泌物。胆汁还是排泄代谢废物和药物的一种途径。

　　唾液释放到口腔，胰液和胆汁进入小肠上部的十二指肠（图 1.1）。存在于消化道的食物会刺激这些消化液的释放。

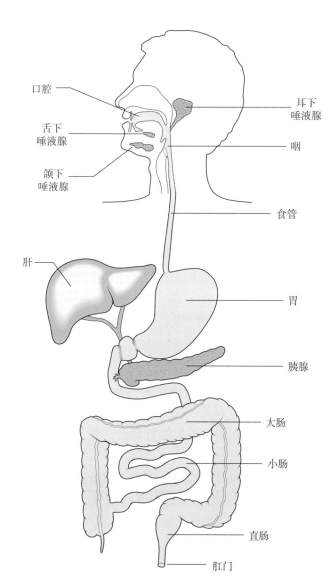

图 1.1　消化系统及其相关的外分泌腺

口腔
舌下
唾液腺
颌下
唾液腺
肝
耳下
唾液腺
咽
食管
胃
胰腺
大肠
小肠
直肠
肛门

消化系统的生理过程

　　对消化系统功能起重要作用的生理过程如下：

- 消化
- 吸收
- 运动
- 分泌（与排泄）

消化

　　消化是把大分子破碎为小分子的过程。食物被咽下时是大块食团，含有如蛋白质和淀粉这样大分子量的物质，而这些物质是无法越过消化道上皮细胞膜的。只有当这些大分子混合物被降解成如葡萄糖和氨基酸这样的小分子时，才能被机体所利用。

吸收

　　消化道内消化物和分泌物的混合物含有水、矿物质、维生素以及营养复合物。消化产物和其他小分子、离子和水的转运主要在小肠跨越上皮细胞膜。这是吸收过程。转运的分子进入血液或淋巴循环到达组织，这个过程对消化系统非常重要，而消化道的其他生理活动对吸收过程具有促进作用。

运动

　　成人活体消化道是一条长约 5 m，直径不一的管道，自口腔一直延续至肛门。食物必须沿消化道运动到达适当位置，以便混合、消化和吸收。消化道上存在双层平滑肌，肌肉收缩使管腔内含物混合并沿管腔移动。消化道运动是在神经和激素的控制下进行的。

分泌

　　外分泌腺可分泌酶、离子、水、黏液及其他物质至消化道内。这些腺体位于消化道内、胃壁和肠壁上或位于消化道外（唾液腺、胰腺、肝），其分泌受神经和激素控制。

　　一些物质由肝分泌进入消化道，构成胆汁的组成成分。消化道内腔与外在环境直接相连，因此，其内含物实际上是在机体外面的。肠道排泄的粪便主要含有在肠道内繁殖的细菌和未消化的物质，如纤维素，这种植物细胞膜的成分是无法被吸收的。未消化的食物残渣，大部分实质上从未在体内存留，因此，不是通过分泌从体内排泄出来的。但是，小部分的粪便物含有色素（血红素的分解产物）类分泌物质，从而形成粪便的特定颜色。

消化道处理物质的量

成人一天通常摄入约 800 g 食物和多达 2 L 水。但是，被摄取的物质只是进入消化道物质的一小部分。因为分泌入管道的液体量可达 7 ~ 8 L，准确的数量取决于进餐的频率和膳食的组分。图 1.2 表示平均每天进出消化道的液体的大约体积以及处理这些液体的相应位置。

因此，每天进入消化道的液体量为 9 ~ 10 L。当食糜到达大肠时，大部分的处理任务已经完成，只有 5% ~ 10% 的食糜继续前行到结肠。这部分食糜大部分在结肠被吸收，而只有约 150 g 成为粪便被排出体外。后者包括 30% ~ 40% 不能消化的固体残渣和少量分泌物（见上文）。

摄食的调节

食物的摄取必须充分满足个体的代谢要求，应避免过量导致肥胖。食物的摄取由饥饿感决定，饥饿引发个体寻找适当的食物补充。对特定食物的欲望称为食欲。饱食感正好与饥饿感相反，它通常是一个正常个体摄取食物的感觉。饥饿的控制被认为与两类感觉有关：

1. 胃因饥饿收缩或饥饿疼痛产生的感觉，即膳食性调节（alimentary regulation），与摄食引起消化道即时效应有关。
2. 与血中低水平营养物质相关的主观感觉，即营养性调节（nutritional regulation），与维持体内脂肪和糖原正常储备量有关。

摄食的调节由被称为摄食（或饥饿）中枢和饱

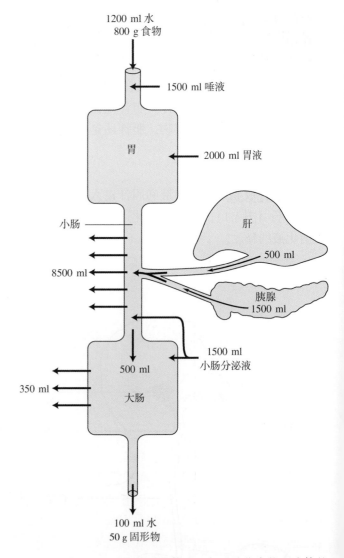

图 1.2 消化道所处理物质的体积。每天消化食物和液体的量可多达 2 升。除了消化的物质，大量的分泌液进入消化道。大多数的营养物质通常在小肠被吸收，但有小部分是在结肠被吸收的

中枢的脑内两个区域的神经元协调完成。图 1.3 示参与食物摄取控制的一些因素以及相应的脑内作用区域。摄食中枢位于下丘脑外侧区，刺激这个区域的神经元可引起动物贪食（摄食过量）；另一方面，损毁这个区域可导致食欲丧失并引起渐进性营养不足（体重下降）。总之，这个区域激发寻找食物的情绪驱动。它控制进食量并兴奋脑干其他控制咀嚼、唾液分泌及吞咽的神经中枢活动。

饱中枢位于下丘脑腹内侧核。刺激该区域的神经元引起饱足感，动物拒绝进食（厌食症），而损

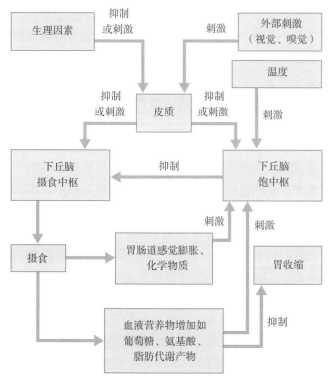

图 1.3　一些因素在食物摄取调控中起作用的示意图

传信号。十二指肠内食物的化学成分也很重要，因此，在十二指肠的脂肪通过刺激其肠壁释放胆囊收缩素（cholecystokinin，CCK）进入血液循环，最终引起饱食感（见第 5 章）。

口腔的功能性活动，如味觉、分泌唾液、咀嚼和吞咽，对监控经口腔的食物摄入量也很重要。因此，当一定量的食物从口腔经过后，饥饿的程度会减弱。然而，通过这种机制来抑制饥饿是短效的，只能维持 30 分钟左右。其功能意义在于可能只有当消化道可以有效地处理食物时，机体才受这一信号刺激开始摄食，以便使消化、吸收和代谢活动可同步适当运行。

摄食的营养性调节

通过血中营养物质水平对摄食的调控有助于维持机体的能量存储。与按常规进餐的人相比，一段时间禁食的人在有食物提供时会趋向于多吃。相反，如果动物被强行喂食一段时间，当强喂停止，即使仍然有食物可用，它也吃得很少。因此，摄食中枢的活动是与机体的营养状态相适应的。影响和控制摄食中枢以及饱中枢的因素是葡萄糖、氨基酸及那些有适当效用的脂肪代谢物的水平。葡萄糖在这方面非常重要。当血糖水平降低时，动物增加摄食，使血糖浓度回升正常，而且血糖浓度升高会增加饱中枢神经元的电活动。下丘脑饱中枢的神经元（不包括下丘脑其他区域）可聚积葡萄糖，这可能与它在饥饿调控中的作用有关。通过血糖水平调控摄食被称为饥饿的葡萄糖恒定学说。在小范围内，增加血中氨基酸的浓度也可以减少摄食，且血液中氨基酸浓度降低可增加摄食。

动物摄食程度取决于体内脂肪组织含量，表明脂肪代谢物在控制摄食行为中起作用。如果脂肪组织的量低，摄食将增加。似乎脂质代谢物对摄食的控制起负反馈作用。这就是所谓饥饿的脂质恒定学说。代谢物引起这种效应的实质尚不清楚。然而，血中未酯化脂肪酸的平均浓度与体内脂肪组织含量几乎成正比。因此，游离脂肪酸或其代谢物也会调控长时程摄食习惯，因而使机体的营养储存维持恒定。

肥胖可由遗传或环境因素如摄食机制异常、精

毁该区域则引起贪食和肥胖。饱食中枢的控制主要是通过抑制摄食中枢的活动而实现的。

食欲的控制似乎是通过比下丘脑更高一级的中枢来实现，这些中枢包括杏仁核（嗅觉在这个调控中起重要作用）和边缘系统的皮质区域。上述区域与下丘脑的摄食和饱中枢紧密联系在一起。

摄食的膳食性调节

通过来自消化道的感觉来调控进食是一种短期调节。胃排空时的饥饿感觉是由于迷走神经兴奋引起胃收缩所致。这种收缩被称为饥饿收缩或饥饿疼痛，是由于低血糖刺激迷走神经纤维而触发的。然而，一天中不同时间的饥饿感或饱食感在很大程度上取决于饮食习惯。习惯于一日三餐准时进餐的人，即使组织中有足够量的营养储备，偶然少吃一餐也可能觉得饿，与此现象相关机制尚不明了。

其他因素如胃或十二指肠扩张，在饥饿的摄食性控制中也起着重要作用，这些因素引起摄食中枢的抑制，减弱对食物的欲望。主要通过激活消化道中上述区域的机械感受器，经迷走神经感觉纤维上

神因素或下丘脑摄食中枢异常等原因所致。儿童饮食过量可能是一种在肥胖中起决定性作用的环境因素。过度摄食导致能量的摄入大于消耗。但是，这种情况只发生在肥胖的进展期。一旦脂肪已经沉积，摄入正常量的食物仍会维持肥胖。只有能量的摄入低于消耗时，肥胖才得以缓解。这只能靠减少食物摄入或通过身体锻炼增加能量消耗来实现。

多种药物已用于肥胖的治疗，这包括苯丙胺类药，可增加活动量并抑制下丘脑摄食中枢。新近开发的药物包括与代谢性稳态有关的内源性大麻素类药。这些药也可通过其他机制，调节中枢神经系统通路，通过摄食中枢抑制饥饿而起作用。一种有应用前景的新药，奥利司他（四氢泥泊司他汀）通过抑制胰脂肪酶起作用，这种酶在小肠分解中性脂肪三酰甘油（见第8章），未降解的三酰甘油在消化道是无法被吸收的。虽然该药提供了一种治疗肥胖的有效手段，但脂溶性维生素的吸收也可能因此减少，因此饮食中应该补充这些维生素以增加其吸收量。

现代治疗肥胖的方法包括外科手术，通过限制胃扩张的能力而产生饱感（通过抑制下丘脑摄食中枢），在严重的情况下，可采用下颌金属缝线术来限制食物摄取。

营养不足（inanition）与肥胖相反。导致它的原因包括食物剥夺、下丘脑异常、精神性异常或异化状态（如见于癌症晚期）。神经性厌食症是一种异常状态，常被认为是精神性起源，表现为对食物的欲望丧失。

体温在摄食调控中也很重要。动物处于寒冷环境中会导致比通常吃得多。这具有生理意义，因为增加食物摄入，会增加代谢率而产热，还可以增加脂肪储存以便于隔热。动物处于炎热环境中会导致比正常吃得少。这些效应涉及下丘脑体温调节中枢和摄食中枢之间的相互作用。

渴觉

当血浆渗透压增加、血容量减少或动脉压降低时，会产生渴的感觉。然而，渴觉可以通过补充水分得到满足，尽管此时水的吸收量尚不足以纠正上述变化。位于口腔、咽、食管上段内的感受器参与了这一快速反应。然而，通过这个机制缓解饥渴感觉是短暂的。只有当血浆渗透压、血容量和动脉压完全恢复正常时，渴感才能完全消失。体液高渗透压是最有效的刺激因素，渗透压仅增加2%就可引起渴觉。水的摄入受下丘脑"渴中枢"神经元的调控，其中的一些神经元细胞属于渗透压感受器，在渗透压升高时兴奋。参与这一反应的神经通路尚不清楚，但可能与参与调节抗利尿激素（ADH，即加压素）释放、控制肾小管水重吸收的是同一条通路。在对渗透压、血容量及动脉压的改变做出反应时，ADH从脑垂体后叶释放出来。渴觉与加压素协调一致共同起作用，维持机体水的平衡。这一作用轴在高血糖症相关的糖尿病中遭到破坏。升高的血糖浓度会增加渗透压，因而引起渴觉。此外，血糖升高导致尿糖的排泄，引起渗透性利尿（尿的产生过多）。由于这个原因，早期糖尿病患者通常出现多饮和多尿（见第9章），进而导致的低血容量更加重了对渴觉的刺激。

消化道器官的血流分布

消化系统的正常运行取决于胃肠道及其相关器官接受足够的氧和营养物供应，以满足代谢需要。这些物质通过血液循环运送到组织，提供腹腔消化道器官（以及脾）供血的血管组成了内脏循环。超过25%的左心室输出量流经内脏循环。它是起始于主动脉的最大的局部循环。内脏循环的主要功能是为促进分泌、运动、消化、吸收以及排泄过程的顺利进行提供原料。它也可贮存大量血液以便在需要时动用。例如在运动时，血液可从消化器官转移到骨骼肌和心肌组织。

内脏循环中血流到各腹部器官的分布情况见图1.4和图1.5。内脏循环中的三条主要动脉即腹腔动脉、肠系膜下动脉和肠系膜上动脉为腹部器官供血。腹腔动脉为肝、胃、脾和胰供血。大约20%的肝血供来自腹腔动脉的肝分支，其余的血供来自门静脉（见第6章），门静脉血流来自胃、脾、胰、小肠和大肠，而这些器官的血供又来自腹腔动脉的其他分支和肠系膜上、下动脉的分支。因此，内脏循环的血管布局既有串联的，也有并行的（见图 1.4），其大部分血液可直接流经肝，或先流经其他腹部器官后进入肝。经肝静脉离开肝的血液回到下腔静脉。主要动脉的分支再分出更小分支，穿入消化道器官及其肌层。这些小分支再次分叉，在黏膜下层形成了广泛的小动脉网络。这些小动脉依次形成黏膜微动脉，输送血液到达毛细血管。这种血管布局导致邻近动脉的血流分布有相当大的重叠，从而有助于在出现一条主要动脉分支因血栓或是栓塞物堵塞时，可避免特定区域血流的缺失。老年患者出现肠系膜下动脉堵塞的情况较为常见，但却很少出现症状，这是因为肠系膜上动脉的血液可使原有的血供得到维持。

消化道大范围缺血是一种更加严重的情况，这些问题将在病例 1.1：3 和 1.1：4 中描述。

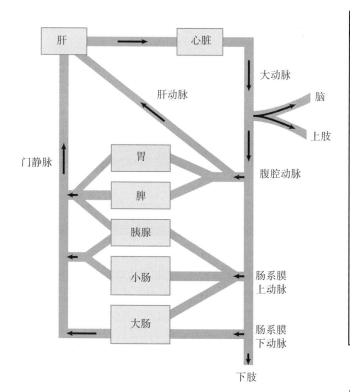

图 1.4　腹部器官血液供给分布图。腹腔动脉直接提供仅约 20% 的肝血液供给量。腹腔动脉的其余输出是为胃和脾提供氧合血。肠系膜上动脉为胰腺和小肠供血，并提供大肠的部分氧合血。肠系膜下动脉也给大肠提供氧合血。来自腹部器官的静脉血含有从小肠吸收来的营养物质。由此形成的门脉血可以转运门静脉的营养物质到肝

| 病例 1.1 | 非闭塞性肠缺血性肠病：3 |

对膜转运的影响

在缺氧条件下，细胞以无氧代谢供能为主。ATP 的代谢物腺苷酸被降解为次黄嘌呤。然后，次黄嘌呤氧化酶催化次黄嘌呤转化为具有细胞毒性的超氧化物和羟基自由基。这些复合物氧化细胞膜脂，并依次引起细胞膜通透性的不可逆改变及细胞质膜主动转运系统的破坏。结果导致细胞不再能维持其正常细胞内成分而死亡。在消化道全层结构中，黏膜的高代谢活动对氧的需求最高，因此黏膜对缺氧最敏感。吸收细胞的坏死减少了吸收表面积，并破坏了营养物质吸收的特定转运机制。此外，由于黏膜细胞死亡，扩散的正常屏障作用不复存在，有毒代谢物和其他物质扩散进入血液。在正常情况下，黏膜细胞丢失将导致细胞增殖和更替加速。由于这个过程需要大量氧气，除非血供给得以迅速恢复，否则上述细胞增殖和更替将停止。因此，积极治疗心力衰竭对这些患者的生存极为重要。

| 病例 1.1 | 非闭塞性肠缺血性肠病：4 |

相关控制机制

低血压通过压力感受器和化学感受器机制，引起交感神经系统广泛激活。这导致交感神经释放去甲肾上腺素，引起胃肠循环小血管的广泛收缩。由脑和肾参与的反射性反应分别导致加压素和血管紧张素 II 的释放，两者均可引起血管收缩。小血管收缩加重了已经出现的灌注压减少、血液黏度增加和微血栓形成对肠系膜血液循环的影响，这样，血液流经消化道的阻力增加。当达到小血管关闭的临界压力时血管塌陷，流经小肠的血液流动实际停止。考虑到患者的心脏状况，用强心苷类药洋地黄进行治疗，这类药已知可引起肠系膜循环的血管收缩，可能使缺血加重。对低血压的患者，可给予 α 肾上腺素类的血管收缩药以升高动脉血压。然而，由于药物作用于胃肠道交感神经受体，对于有非闭塞性肠缺血性肠病的患者，这样做也会同时带来消化道灌注压减少的问题。

膜转运

吸收和分泌过程均依赖于分子或离子的跨膜转运。与这两个过程有关的机制具有很多共同的特征。一种物质通过被动扩散的净转运是顺其浓度或

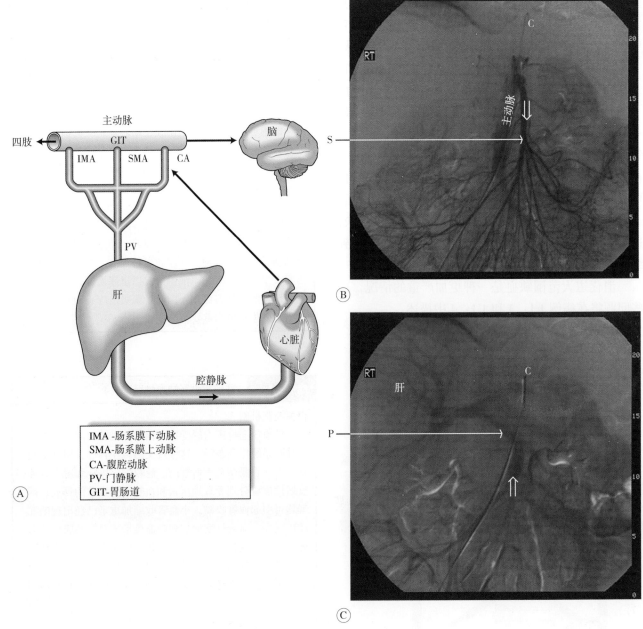

图 1.5 （A）内脏血流。血供依靠三条动脉，经门脉系统流向肝，最后返回系统循环。血流通过相应的动脉造影显示（B 和 C）。造影剂通过导管（C）注射入肠系膜上动脉（S），血液流经小肠壁的毛细血管床，在门静脉（P）汇集并流入肝

电位梯度进行的。转运量与发生跨膜转运的膜表面积成一定比例，然而，分子跨细胞膜的移动通常是双向的。吸收涉及从小肠腔到血液或淋巴液的净转运。分泌涉及的是进入腺导管腔或消化道管腔内的转运。

跨膜转运一种非离子化的物质可采用费克（Fick）方程描述：

$$\frac{ds}{dt} = P\,(C_i - C_o)\,A$$

其中，ds/dt 为转运速率，P 为通透性常数，C_i 为内部浓度，C_o 为外部浓度，A 为表面积。

值得注意的是，小肠巨大的表面积使其成为吸收与分泌进程的理想场所。此外，高血流量流经内脏循环，确保内外浓度差达到最大。当吸收的表面

积有所减少时所面临的问题，将在病例 1.1：3 中描述。

电位差

带电离子的转运与跨膜浓度梯度和电位差的总和成一定的比例关系。在消化系统的不同部位，分泌细胞和吸收细胞（肠上皮细胞）的跨膜电位差随部位的变化而变化（见第 7 章）。可跨膜被动扩散的离子将在膜两侧散布，直至达到电化学平衡。在平衡点上，电位梯度和浓度差形成的力量，大小相等，方向相反，没有净力作用于离子，也没有离子的净移动。跨膜电位差可通过能斯脱（Nernst）方程计算获得。

$$E_i - E_O = \frac{RT}{zF} In \frac{[X^+]_O}{[X^+]_i}$$

其中，$E_i - E_o$ 是跨膜电位差，z 是带电离子的价数，F 是法拉第常数，R 是气体常数，T 是绝对温度，$[X^+]_o$ 和 $[X^+]_i$ 是膜两侧的离子浓度（本例是阳离子）。

转运机制

某些物质只能依靠被动扩散转运。而其他物质通过被动扩散的转运速度较为缓慢，而依靠特定机制的转运速度较快。这些特定机制包括主动转运和易化扩散。

主动转运

表 1.1 列举了用来区别主动和被动转运过程的标准。主动转运的进行需要消耗能量，被动转运不需要消耗能量。如果一种物质的吸收依靠主动转运机制，那么该物质可以逆浓度梯度转运，或对离子而言，可逆电梯度转运。在小肠，相对于腔面，细胞膜的浆膜面带正电。因此，阳离子进入血液的净吸收要靠主动转运的方式完成。一种离子的主动转运涉及与另外一同种带电离子的交换，或可能伴随着带相反电荷离子的转运。这种安排可以维持细胞的电学状态。而且，在分泌性组织的组织压超过该组织供血动脉的收缩压之前，该组织中活跃转运的液体（如唾液、胆汁）的转运速率是恒定的。

被动扩散是顺浓度梯度转运的，在相当宽泛的浓度差范围内，其转运速率与跨膜转运物质的浓度差成一定的比例关系。然而，对主动转运而言，只有在低浓度差时，其转运速率才与浓度梯度成一定比例关系。这是因为在高浓度时，转运进程饱和了，转运速率达到最大（图 1.6）。物质的主动转运要比被动转运快很多。

温度升高 10℃，导致主动转运过程的速率增加 3 ~ 5 倍。可以确定的是，主动转运总是单向的。例如，葡萄糖从小肠的腔面主动转运进入血液，但不会发生相反方向的主动转运。

易化扩散

易化扩散不发生逆浓度梯度转运。然而，对特

表 1.1 主动转运与被动转运的比较

指标	被动转运	主动转运
1. 反向浓度或电位梯度的影响	逆梯度无净转运	逆梯度转运
2. 随浓度差变化	在大范围内，转运量与浓度差成正比	只在低浓度下，转运成比例转运成比例；在高浓度下，转运饱和
3. 能量需要	不需要	需要葡萄糖、氧、ATP 等
4. 抑制剂	不被代谢性或竞争性抑制剂抑制	被代谢抑制剂（氟离子，DNP 等）抑制
5. 温度变化	没有明显影响	对温度变化敏感（Q10 高）
6. 方向	双向	单向

DNP：二硝基酚；Q10：温度升高 10℃ 的影响

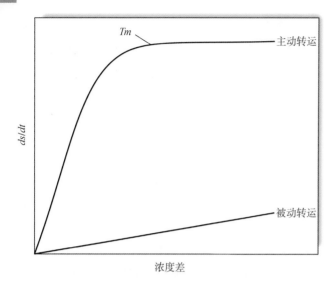

图1.6 浓度梯度对主动和被动转运过程的影响。*Tm*：转运最大值；*ds/dt*：转运速率

定物质，其易化扩散要比被动扩散快。同主动转运一样，易化扩散只在在低的有效浓度梯度时，它的转运速率才与跨膜浓度差成一定的比例关系。在高浓度差时，通常因取决于膜上转运物载体蛋白的结合，转运作用饱和。易化扩散可被结合于天然底物同一位点的其他物质竞争性地抑制。

胞饮作用

　　某些大分子或颗粒可在小肠通过胞饮（内吞）作用被吸收。这个过程与那些被细胞膜包围和正在被吞入细胞的分子有关。与吞噬类似，但胞饮泡较小（通常直径为 100 ~ 200 nm）而吞噬的颗粒较大（如细菌）。大分子通常贴附于已聚集在膜上有被内陷小窝（coated pits）的特殊受体。内陷小窝的胞质面包被着含有可收缩性细丝的致密物质。当蛋白质分子贴附到其受体时，整个小窝内陷入细胞并把贴附的大分子，连同少量的液体一并包在边界收紧的小泡内。膜的内陷部分从其余的膜上脱离。因此，内吞颗粒被细胞质膜包围而被内吞。此时，细胞质内出现了一个包膜的颗粒。这是个主动过程，需要细胞内以 ATP 形式存在的能量以及细胞外液中的钙离子。细胞内钙离子可激活可收缩性微丝收紧小泡以便从细胞膜上脱离。

运动

消化道平滑肌

　　消化道肌肉主要分环行内层及纵行外层，呈两层排列（图 1.7A）。在消化道的大部分区域，肌肉层完全由平滑肌组成。而骨骼肌仅存在于咽和食管的上 1/3 段以及肛门外括约肌。

　　消化道平滑肌有两种类型，位相性的（phasic）和紧张性的（tonic）。位相性平滑肌收缩和舒张只需几秒钟（即位相变化）。这类平滑肌位于食管的主体部分、胃窦和小肠。紧张性平滑肌以一种缓慢、持续的方式收缩（即维持一定的张力）。紧张性平滑肌收缩的持续时间可以是几分钟或几小时。这种类型的平滑肌位于食管下括约肌（lower oesophageal sphincter）、回盲括约肌和肛门内括约肌。位相性和紧张性平滑肌之间的区别体现在它们所执行的不同功能上。因此，胃窦肌肉的位相性收缩可使食物从胃快速排空到小肠，而回盲括约肌紧张性收缩使得回肠与结肠交界处可以关闭足够长的时间，以便食糜进入结肠可以被精确地控制。肌肉是位相性的还是紧张性的取决于肌肉细胞的内在特性。神经递质和激素影响位相性收缩的幅度以及紧张性收缩的张力。这些差异与细胞的电学特性有关，但其收缩性活动的基本机制在所有的平滑肌细胞中都是一样的。

　　平滑肌是由小的梭形细胞组成的。与骨骼肌不同，这些细胞并没有以整齐有序的肌小节排列开来。虽然也有粗细肌丝，但没有横纹结构。肌动蛋白和原肌球蛋白是构成细肌丝的收缩性蛋白，肌球蛋白是粗肌丝的收缩性蛋白。肌钙蛋白的含量极少，甚至可以忽略。肌动蛋白的量要比肌球蛋白多很多。细肌丝与粗肌丝间的比值为 12∶1 至 18∶1。这与骨骼肌形成鲜明的对比，其比值为 2∶1。细肌丝锚定于细胞膜或一种被称为致密体（dense bodies）的结构上，致密体贴附在由另一类型的肌丝即中间丝所构成的网络结构中，中间丝的粗细程度介于粗肌丝和细肌丝之间。这些中间丝形成一个内部骨架，收缩性肌丝锚定在这个骨架上。图 1.7 B 所示的是平滑肌的结构组成。致密体相当于骨骼肌的 Z 线。平

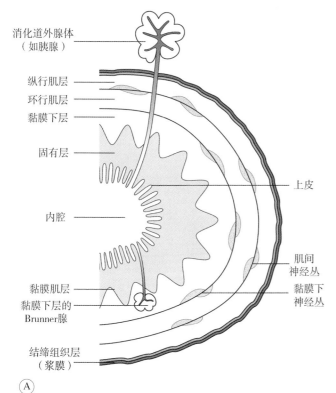

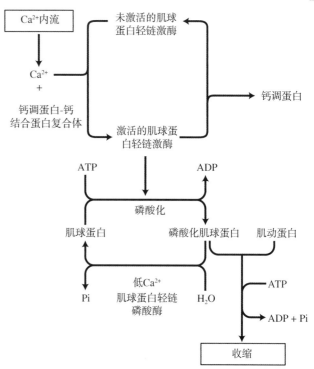

图 1.8 钙离子在平滑肌收缩中的作用

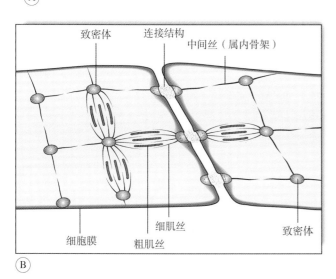

图 1.7 A. 标注腺体、平滑肌和肠神经丛位置的胃肠道层次结构图。B. 内脏平滑肌的结构特点

junctions）或融合膜（nexuses）结构。这些连接结构的电阻低，允许兴奋从一个细胞传播到另一个细胞。因此，众多细胞的收缩活动可以同步进行。

平滑肌细胞收缩的引发

平滑肌细胞收缩是由钙内流所触发的。神经递质、激素和其他因素可以促进钙内流。肌肉在静息条件下，胞内钙浓度低（约为 10^{-7} mol），肌动蛋白与肌球蛋白之间没有相互作用。细胞外的钙离子浓度大约是 2 mmol。在位相性肌肉细胞，钙离子通过电压依赖性的钙通道（voltage-determined Ca^{2+} channels，VDCCs）进入细胞。当细胞膜去极化达到阈值，便产生了动作电位，VDCCs 通道开放。钙离子顺浓度梯度进入细胞引起细胞收缩。钙离子的这种后发性内流引发了细胞（非起搏细胞）的收缩。图 1.8 概括了触发肌肉收缩的细胞内离子变化过程。在细胞内，钙离子与钙离子结合蛋白即钙调蛋白结合，形成的复合物激活了一种能作用于粗肌丝的肌球蛋白分子轻链的激酶。已活化的肌球蛋白轻链激酶通过 ATP 去磷酸化形成 ADP，催化肌球蛋白的

滑肌以与骨骼肌和心肌类似的相对滑行机制完成肌肉收缩，在粗细肌丝交叠的部位形成横桥结构。由于单个细胞之间在功能上相互偶合在一起，由这些肌肉细胞所组成的片层状（sheet）结构可被当成是一个个的效应器单位（effector units）而起作用。相邻细胞间对面的膜相融合形成缝隙连接（gap

磷酸化。此时，磷酸化的肌球蛋白可以与肌动蛋白相互作用，分解 ATP，引起横桥运动，肌丝间相对滑行，肌肉收缩。肌球蛋白去磷酸化后失活，形成的 ADP 又转换回 ATP。收缩过程需要能量，所以缺血的肠道会很快丧失张力，从而被动扩张，最终导致腹部膨胀（图 1.9）。

平滑肌收缩的控制

在神经和体液的影响下，只在少数几个细胞被触发产生动作电位，这些细胞被称为起搏细胞。这些细胞产生的动作电位可传递至肌肉全层。起搏细胞的数量在纵行肌层最多。这些细胞的静息膜电位（resting membrane potential，RMP）在不断规律地上下振荡，这种活动被称为基本电节律。平滑肌张力增强的控制是通过改变基本电节律而实现的（图 1.10）。如果周期性振荡的去极化相幅度达到阈值水平，就可触发动作电位。动作电位通过融合膜在细胞间传导，引起钙内流，进而平滑肌细胞收缩。随着动作电位频率的增加，收缩反应总和起来，肌肉

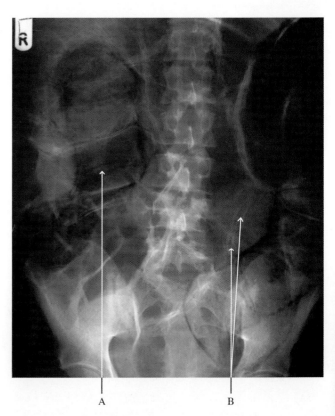

图 1.9 A．大肠缺血的 X 线平片，显示大肠扩张；B．缺血黏膜下水肿肠壁内的气体

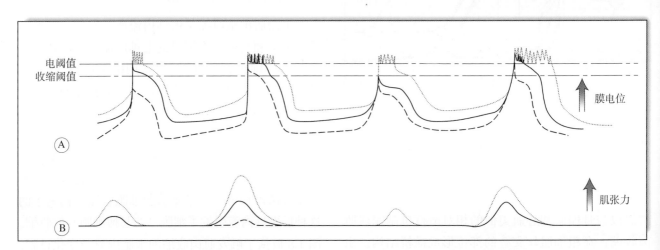

图 1.10 消化道平滑肌起搏细胞的活动控制，细胞动作电位的产生及其频率取决于膜电位振荡的幅度。A．振荡着的膜电位。实线表示记录的是一个细胞没有受到激素或递质影响的情况。刺激因素使静息膜电位朝向电兴奋阈值方向改变（去极化），导致动作电位产生（点线）。当膜电位超过阈值水平，肌肉张力增加。抑制因素使静息膜电位远离阈值（超极化，短划线）；B．肌肉张力的发展变化。增加动作电位频率，通过收缩反应的总和引起肌肉张力的增加。膜电位的收缩阈值可能比动作电位阈值要稍低些（见 A）。实线是在没有外来刺激存在下的张力变化。点线是对刺激反应时的张力变化

收缩的力量增加。收缩产生的力量与细胞内钙离子浓度有关。

在没有外来刺激的情况下，当振荡幅度偶然达到阈电位时，起搏细胞自发产生动作电位。因此，即使在静息状态，肌肉也保持一定的张力。自发性收缩的这种特性被称为肌紧张。

增加钙内流会引起收缩力的增加。相反，由于正常情况下总是有一定程度的肌紧张存在，钙内流的减弱导致肌肉收缩力的下降，即相对舒张。控制活动主要是通过改变平均 RMP 实现的（图 1.10）。如果膜电位移向并接近阈值（去极化），达到膜电位离阈值越近，产生动作电位越快，肌肉收缩力也越大。如果膜电位远离阈值（超极化），更少的振荡达到阈值，产生动作电位的频率下降，肌肉收缩力量也会减弱。

牵张可引起平滑肌收缩，称为肌源性反射。它是平滑肌的内在特性，骨骼肌不会产生这种反应。图 1.11 显示牵张程度与内脏平滑肌收缩力之间的关系。牵张细胞膜钙通道打开，钙离子内流入细胞。适度的牵张导致膜去极化和肌肉收缩，而过度牵张则抑制平滑肌收缩力。

起搏细胞的膜电位受神经递质和激素的控制。它们作用于膜受体，引起细胞去极化或超极化。支

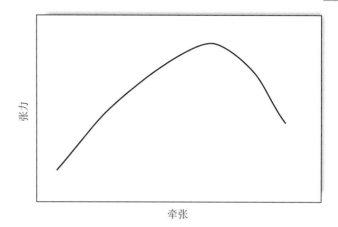

图 1.11 牵张对平滑肌张力改变的影响。低或适度水平的牵张时，张力与牵张成正比，但过度牵张导致张力减小

配平滑肌的神经轴突，沿其自身长度的一些部位形成了被称为曲张体（varicosities）的膨胀样结构，神经递质从曲张体释放出来。在肌肉细胞与神经的释放位点之间不存在神经肌肉接点这种结构。实际上曲张体位置通常远离肌肉细胞。

分泌和运动的控制

消化道分泌和运动的控制是通过神经、体液以

表 1.2　消化系统生物活性肽的名称、在胃肠道的细胞分泌来源及作用部位

肽类	主要分泌位置	作用位置
促胃液素	APUD 细胞（胃窦）	胃、胰腺的分泌细胞，胆囊、小肠的平滑肌
促胃液素释放肽	内在神经元（胃）	胃的分泌细胞和平滑肌细胞
生长抑素	APUD 细胞（胃）	胃分泌细胞
促胰液素	APUD 细胞（十二指肠）	胃、胰腺、肝、小肠的分泌细胞
胆囊收缩素	APUD 细胞（十二指肠）	胃、胰腺的分泌细胞，胆囊、血管的平滑肌细胞
胃动素	APUD 细胞（十二指肠、空肠）	小肠平滑肌
抑胃肽	APUD 细胞（十二指肠、空肠）	胃分泌细胞
肠高血糖素	APUD 细胞（回肠、结肠）	胃分泌细胞，胃、小肠的平滑肌细胞
血管活性肠肽	内在神经元（遍布胃肠道）	唾液腺、小肠、胰腺的分泌细胞；胃、大肠、括约肌、血管的平滑肌
APUD 细胞是胃肠道的内分泌细胞		

及旁分泌机制实现的。神经控制通过自主神经系统的外来神经以及消化道的内在肠神经丛神经。通常情况下，神经或体液控制的介质是多肽。在某些情况下，一个特定的多肽既可以是神经递质也可以作为激素起作用。表1.2列举了一些参与消化道控制活动的神经多肽。

神经控制

消化道同时受自主神经和管道壁上的肠神经丛的神经支配（图1.7 A）。肠神经系统控制运动、分泌和血流。然而，来自中枢神经系统的信号，经过交感和副交感神经的传递，可以改变内在神经丛神经的活动。

肠神经系统

肠神经系统可被视作自主神经系统在交感和副交感两类分支后的第三类神经分支。然而，与交感和副交感神经不同，肠神经能独立于中枢神经系统之外执行多项功能。在外科手术切除了一些肠段后，这一重要性就明显体现出来，手术可造成自主神经，尤其是副交感迷走神经分布的破坏（见后述，图1.13）。而内在肠神经活动的存在，可以保证这类手术后，有效的肠蠕动和食物沿小肠的推进活动仍得以维持。

肠神经系统解剖学

肠神经系统由消化道管壁上的两类主要神经丛及一些小神经丛组成。图1.12显示了消化道肠神经系统的解剖分布。主要神经丛分别是肌间神经丛（Auerbach神经丛）和黏膜下神经丛（Meissner神经丛）。肌间神经丛位于纵行肌层和环行肌层之间。黏膜下神经丛存在于黏膜之下。肌间神经丛主要参与消化道运动的控制。以Hirschsprung病（先天性巨结肠）为例，该病造成肌间神经丛区域神经节细胞丢失（见第10章），导致严重便秘，这在新生儿中将威胁生命。黏膜下神经丛在分泌和血流量控制中更为重要。它在从消化道上皮和从管壁牵张感受器接受感觉信息方面也很重要。小神经丛存在于平

滑肌层和黏膜层内。

在每个神经丛内，神经细胞体位于神经节内。肠神经系统的内在神经把神经丛联系在一起，与神经节细胞建立突触联系。肠神经丛也支配平滑肌、分泌腺和消化道血管。此外，很多肠神经丛还与节后交感和副交感神经或感觉神经建立突触联系。图1.12显示了这些神经分布。因此，肠神经系统由外来纤维、内在运动纤维、内在中间神经元和感觉神经元四种神经组成。如果外来神经被切断，消化道功能只受轻微影响，但在口腔、食管和肛门区域，外来神经所发挥的控制作用远比其在消化道其他部位的作用重要得多。可以明确的是，外来神经控制这些部位的食物摄取和粪便排泄。

兴奋性和抑制性神经均支配消化道平滑肌、血管和腺体。此外，在神经丛中，存在既有兴奋性，也有抑制性中间神经元。而且肠神经细胞（及肠道平滑肌细胞）呈现出自发性的节律活动（见下文）。

一般说来，刺激肌间神经丛增强消化管道运动，表现为增加紧张性收缩，提高平滑肌节律性收缩的强度和速率，以及加快收缩波（蠕动）沿消化管道

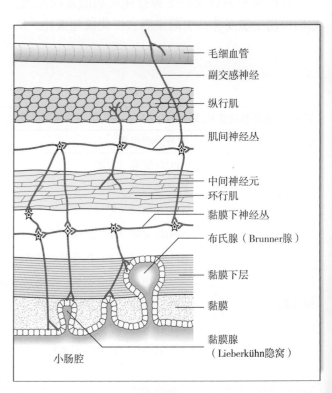

毛细血管
副交感神经
纵行肌
肌间神经丛
中间神经元
环行肌
黏膜下神经丛
布氏腺（Brunner腺）
黏膜下层
黏膜
黏膜腺（Lieberkühn隐窝）
小肠腔

图1.12 肠神经丛的神经元分布

传播的速度。然而，肌间神经丛的某些纤维是抑制性的。很多不同兴奋性和抑制性的神经递质与这些活动有关。

内在运动神经元

内在运动神经主要是兴奋性的。有些兴奋性神经元是胆碱能神经元，其效应可被阿托品阻断，这说明参与的受体是毒蕈碱型的。然而，其他兴奋性神经元释放如 P 物质等其他递质。刺激兴奋性运动神经可以引起纵行和环行平滑肌的收缩、括约肌舒张或腺体分泌。刺激肠神经系统的抑制性运动纤维则可引起平滑肌舒张，相关抑制性递质可能是 ATP 或血管活性肠肽（vasoactive intestinal peptide，VIP）。

内在中间神经元

内在中间神经元可以是兴奋性的，也可能是抑制性的。兴奋性神经元释放的递质可能是乙酰胆碱，它作用于突触后神经元上的烟碱受体。抑制性中间神经元释放的递质目前还不清楚。

感觉神经元

消化道存在很多传入性感觉神经元，其中一些神经元的胞体位于肠神经系统。消化道管壁因扩张或其他机械性因素激活机械性感受器，而食物中的化学物质激活化学感受器，均可刺激感觉神经元。它们形成反射通路的一部分，可能接受也可能不接受外来神经的控制。某些感觉纤维还终止在中间神经元上，中转后可激活兴奋性的或抑制性的运动神经元。

某些传入感觉纤维的胞体在肠神经丛内，终止于交感神经节。另外一些来自消化道的感觉纤维的胞体在脊髓的背根神经节上，或在颅神经节上。这些神经纤维行走于与自主神经相同的神经干中。它们把信息传输到延髓，再依次把传出信号传输回消化道，影响消化道的功能活动。特定的反射将在本书相应的章节中介绍。

自主神经控制

自主神经活动通过其对肠神经系统产生实时控制，可以改变整个消化道或其中一部分的活动。此外，虽然自主神经主要通过与肠中间神经元的突触联系来间接影响其功能活动，但它们可能通过与平滑肌和分泌细胞的直接突触联系，对细胞的功能活动产生直接影响。

副交感神经

支配消化道的副交感神经系统的节前神经来自脑神经和盆神经。副交感节前神经的脑神经纤维行走在迷走神经中，但少数支配口腔和咽部的神经例外。迷走神经纤维支配食管、胃、胰腺、肝、小肠以及升结肠和横结肠。支配消化道的副交感神经系统的盆神经节前纤维，来自骶髓的第 2、3、4 节段，行走于盆神经，到达远端大肠。副交感神经对消化道上端（口）和远端（直肠和肛门）的支配范围要比对其他部位的支配大得多。节前副交感神经纤维与在肌间神经丛和黏膜下神经丛中的节后神经元形成兴奋性突触联系。这些神经元是肠神经丛中主要的兴奋性中间神经元。通过这些中间神经元，副交感神经兴奋对整个肠神经系统的激活作用可以是弥漫性的和泛发的。一般说来，副交感神经活动的效应是刺激消化道的分泌和运动。节前副交感神经释放的递质是乙酰胆碱，它作用于肠神经丛中间神经元上的烟碱型受体。

交感神经

支配消化道的节前交感神经起源于脊髓的胸、腰段 $T_8 \sim L_2$（图 1.13）。这就是为何源于消化道的疼痛会反射到躯体的体表部位（支配该部位皮肤的神经元在同一节段水平进入脊髓）。肠是中线胚胎学结构，因此，这种"自主痛"就涉及中线。例如，阑尾炎最初会在脐周产生痛觉（通过 T_{10} 节段神经）。神经纤维穿过交感链与腹腔神经节和各种肠神经节的节后神经元建立突触联系。节后神经纤维与血管伴行，支配消化道的所有区域。它们主要终止于肠神经丛上的神经元，少量直接终止于平滑肌细胞或分泌细胞。总体而言，交感神经的活动抑制胃肠道活动，与刺激副交感神经有相反的效果。

节后交感神经纤维兴奋可以抑制兴奋性运动神经元释放乙酰胆碱，间接引起平滑肌舒张，也可引起括约肌收缩或抑制腺体分泌，重要的是，可引起胃肠道微动脉的收缩，重新定向来自内脏血管床的血流。交感神经激活的大多数效应是间接通过其与肠神经系统的联系实现的。食物在消化道的运动可以被交感神经系统强烈激活所完全阻断。节后神经纤维释放的递质是去甲肾上腺素。

内分泌调控

胃肠道是体内最大的内分泌腺，其分泌激素的细胞弥漫性地分布在黏膜，散落在大量其他种类的细胞之中，与其他内分泌腺如脑垂体、甲状腺和肾上腺不同，在这些腺体中，内分泌细胞被集中在一起。胃肠道的内分泌细胞是 APUD 细胞。根据这些细胞具有的典型功能，即与激素合成有关的作用，首字母缩写 APUD 代表 amine precursor uptake and decarboxylation（胺前体的摄取和脱羧）。APUD 细胞在消化道不同区域分泌不同的激素。表 1.2 列举了一些分泌肽及其在胃肠道的分泌部位。

APUD 细胞所含的肽类激素可被银染色，肽类激素就在细胞含有的致密小泡内，这些细胞分为"开放型"和"闭合型"两种（图 1.14）。

胃肠黏膜中的开放型细胞延伸到管道的腔面，细胞的腔表面布满了微绒毛。在某些情形下，腔面边缘与细胞基底之间仅存在细胞质的细颈部（参见图 1.14 的左图，细胞形状类似颈部细长的瓶，译者注）。分泌性小泡位于细胞的基部。开放型 APUD 细胞是最常见的胃肠道内分泌细胞类型。存在于从幽门窦到直肠的广泛区域。这些细胞能感受食物中的化学物质，起着化学感受器或"味觉"细胞的作用。此外，它们也可能对机械刺激有反应。

闭合型 APUD 细胞大量存在于胃黏膜的泌酸区域。有时它们具有水平突起。它们通常与内在神经细胞以及其他 APUD 细胞建立突触联系。两种类型的细胞释放激素到组织间隙，通过扩散或小泡转运（胞饮泡排出）进入毛细血管。

当受到刺激时，开放型和闭合型细胞均释放激素。激素经血液循环到达起作用部位可能远离被分泌时的位置。例如，促胃液素是在胃窦部位分泌的，但它在肝和胰腺以及胃起作用。然而，激素首先被分泌到组织间隙，可以调控与激素分泌位点距离很近的细胞。因此，激素既可以在局部也可以在远距

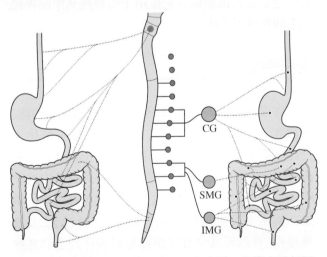

图 1.13 胃肠道的自主神经支配。左半图，点线表示起源于脑干的迷走神经（第十对脑神经）以及从骶段脊髓出来的节前副交感神经支配。右半图，点线表示来源于颈部神经节（CG）、肠系膜上神经节（SMG）和肠系膜下神经节（IMG）的交感节后神经支配。节前交感神经起源于脊髓的胸段和上部腰段，穿过椎旁神经链到神经节

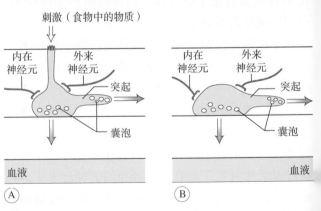

图 1.14 开放型和闭合型 APUD 细胞的示意图。A．开放型细胞；B．闭合型细胞。肽类激素储存在分泌性小泡，通过胞吐作用释放到血液。它们也可以从延伸结构或突起中分泌出来，也能以旁分泌的方式作用于黏膜的其他细胞，包括其他 APUD 细胞。开放型细胞可被胃肠道腔内的物质所刺激。开放型和闭合型细胞均可受其他 APUD 细胞释放的肽类或由内在或外来神经所释放的递质所刺激

离发挥作用。这种局部作用被称为旁分泌控制。

血流量控制

空腹状态消化器官的血流量是相对低的，但当食物进入消化道时，血流量成倍增加，组织活跃分泌消化液，并吸收营养物质。消化道血流量受很多因素控制，包括心输出量、全身动脉压、血液黏度和血容量等血流动力学因素，这些因素能调节身体所有组织的血流量。其他因素包括交感神经活动增加，通过释放去甲肾上腺素激活 α-肾上腺素受体，引起血管收缩，血流量减少。然而，有几个原因使得这种效应是短时效的，其中之一是局部因素的改变。因此，当血流量减少时，氧张力减小（缺氧），这会引起血管舒张。此外，交感神经兴奋会使消化道平滑肌舒张，继而减小血液流向胃肠道的力学阻力。其他使内脏血管收缩的物质包括循环中的肾上腺素、血管紧张素Ⅱ和加压素。

支配胃肠道的副交感神经兴奋，可通过各种间接机制增加血流量。这是由于副交感神经兴奋引起组织分泌活动增加的结果。分泌活动的进行需要活跃的分泌组织增加其代谢率，这将导致代谢产物如 K 离子、胺类和肽类以及二氧化碳的增加，并会降低氧张力，所有这些均可能引起局部血管舒张，并伴随血流量的增加。这些副交感神经释放的递质可能是血管活性肠肽（VIP）。

刺激组织分泌还会导致一种叫做激肽释放酶的蛋白水解酶的释放，在细胞间隙，它激活血管舒张剂缓激肽的前体，形成有活性的血管舒张剂（见第2章）。这些局部反应是反馈机制，即依靠消耗能量代谢物，通过增加血流量，导致更多的代谢物供给。其他舒张胃肠道血管的物质是促胃液素和胆囊收缩素（CCK），当食物进入胃和十二指肠时，上述激素分别释放入血。促胃液素可增加胃的血流量，而 CCK 可增加胰腺和小肠的血流量，这更突显出其局部效应。

进餐期间，消化系统的不同部位依次被激活进行分泌、吸收或收缩，它们对能量底物和氧的需求也相应增加。这种需求的满足是通过增加对有需求的单个部位的血供而实现的。当局部区域需要增加

供血时，从高位中枢的传出神经冲动、自主神经、肠神经、激素以及局部代谢物相互作用，协调区域性血流量的增加（充血）。进餐期间，由于心输出量增加，总体血流量也会增加。因此，当食物进入胃，促胃液素的释放及胃的局部代谢物就会刺激其血流增加。当食物进入小肠，CCK 的释放及局部代谢物可引起小肠血流量的增加。

内脏循环会受一些病理状况的影响，这些状况可能起因于机体的其他器官，如出血和充血性心力衰竭或是消化系统疾病，这些疾病包括小肠非闭塞性缺血性疾病或肝硬化。病例1.1：4描述了在充血性心力衰竭时的低血压所引发的交感神经系统广泛异常激活，对胃肠道血管的影响。

进餐期间胃肠功能的控制

一般说来，食物进入胃肠道可刺激胃肠道主体部位和胆囊平滑肌，舒张括约肌的平滑肌，刺激唾液腺、胰腺及肝的分泌并使血流量增加。根据食物所在的部位，控制过程可分为三个时期：

1. 头期（cephalic phase）是由于食物的视嗅感觉及食物在口腔内的直接作用。
2. 胃期（gastric phase）是由于食物在胃内的直接作用。
3. 肠期（intestinal phase）是指食物在小肠内的直接作用。

食物或食糜在这些不同部位的相继作用使得不同区域和器官的平滑肌、分泌组织和血管系统的活动可以同步协调地进行。

食物进入口腔可刺激压力感受器和化学（味觉）感受器，导致唾液腺血流的增加和唾液分泌，开始淀粉的消化，还会启动胃、胰和肝的分泌活动，为胃肠道完成其消化和吸收功能做准备。在这个时候，胃的运动会暂时受到抑制。

食物进入胃内可引起胃血流增加和胃液分泌，还可刺激胃平滑肌。上述活动可以使胃搅拌胃内食物并开始食物的消化。然而，食物在胃内还可刺激胰液、胆汁和小肠液的分泌，为食糜到达小肠及在

小肠进行的大量消化和吸收活动做准备。此外，食糜可刺激回肠和结肠的运动，这促使在这些区域的食糜移动到下一区域，为更多食糜的进入腾出空间。

十二指肠的食糜对胃肠功能可起到主要的控制作用。它可抑制胃液分泌和胃的运动能力，并暂时阻止胃的进一步排空，以便对已经进入小肠的食物进行加工处理。在小肠中的食物还可刺激小肠液、胰液和碱性胆汁的分泌，并促进血液流向小肠、胰腺和肝。它还会促进胆囊收缩和 Oddi 括约肌舒张，以便胰液和胆汁进入十二指肠。然后，这些消化液可对营养复合物进行消化，确保小肠吸收的进行。

2

口腔、唾液腺与食管

学习目标：

1. 描述口腔和食管的结构。
2. 理解味觉、咀嚼、唾液分泌及吞咽的机制。

概述

口腔和食管的功能如下：

- 咀嚼
- 味觉
- 吞咽
- 润滑
- 消化
- 言语
- 渴觉
- 保护机体防止有害物质摄入

这些功能的实现都取决于唾液的存在。本章节通过口干症阐述唾液的重要性。口干症是指因唾液腺和黏液腺发生病理性变化所导致的分泌功能受损（病例 2.1：1，病例 2.1：2，图 2.1 ~ 图 2.3）。另外，将以口腔去神经手术为例揭示神经对口腔调控的重要性（病例 2.2：1，病例 2.2：2，图 2.6）。

口腔

口腔的解剖特点

口腔由其前部的上下唇控制闭合。唇和脸颊主要由嵌入弹性纤维即结缔组织的骨骼肌组成。图 2.4 展示了口腔的解剖学特点，包括舌和牙齿等。也展示了其相关结构，如具有重要消化功能的嗅黏膜。

病例 2.1   口干症：1

患者，女，60 岁，主诉持续口干、咀嚼和吞咽困难、眼部疼痛，另伴有食欲缺乏。医生检查其口腔，发现牙龈和牙齿发炎感染，舌干裂。随后检测其唾液功能。

口干症的常见原因是唾液腺功能减退（经常伴随泪腺功能的减退）。图 2.1 展示了口干症患者舌的外观。

需解决以下问题：

- 口干的主要原因；哪些口腔疾病与口干相关？哪些全身疾病与口干相关？
- 如何评估唾液的功能？
- 唾液对口腔和牙齿健康的重要意义；
- 口干症会损害口腔的哪项功能？
- 唾液对食管功能的重要意义；
- 口干症的治疗药物或其他治疗方法及其可能引起的副作用。

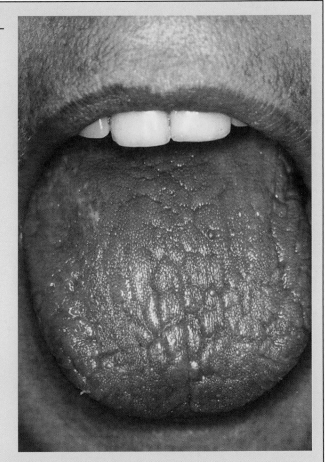

图 2.1　口干症患者的舌，外观干裂（图片由伯明翰大学齿学院 John Hamburger 先生惠赐）

病因及诊断

病因

口干症是一种常见疾病。患病率约为总人口的 2%。女性比男性的发病率高，并随着年龄而增加。口干症多出现于中老年，部分原因是这个年龄段人群用药较多，导致功能状态发生变化。其症状是眼干、口干。主要原因是：药物的副作用，尤其是三环类抗抑郁药和拟交感神经药；头颈部放疗；自身免疫疾病，如外分泌腺异常的干燥综合征。

干燥综合征（*Sjögren* 综合征）

干燥综合征患者的下颌下腺导管因堵塞导致腺体肿大（图 2.2）。在这些患者中颈部的下颌下腺腺体明显。典型的干燥综合征表现为腺泡组织萎缩。然而需要注意的是，45 ～ 60 岁的正常人群出现 40% 腺泡组织丢失是正常现象。另外腺体增生和管周淋巴细胞（多为辅助 T 淋巴细胞）浸润也常在干燥综合征患者中出现。图 2.3 展示了干燥综合征小唾液腺的组织切片，可以清楚地看到淋巴细胞浸润病灶。在非自身免疫疾病中，淋巴细胞浸润更多为弥漫性。同时也可看到颊黏膜黏液腺的萎缩。干燥综合征的基本症状是眼干、口干，但也常合并结缔组织病，如类风湿关节炎、系统性红斑狼疮、原发性胆汁性肝硬化、多发性肌炎以及其他多种疾病。另外，一些 HIV 感染患者也有类似干燥综合征的症状。糖尿病和尿崩症也可以导致口干症状，并伴随着排尿增加而导致机体出现脱水症状。

症状性口干症

有口干感，但无实质性口腔干燥，称为"症状性口干症"，是感知或认知障碍的结果。另外，口腔感觉的改变（口腔感觉异常）可能是焦虑症的症状之一，不过焦虑确实可以引起口干症的临床症状和体征。

诊断

口干症可通过简单检查进行诊断。可用 5% 的柠檬酸清洗舌部，然后测量吐到量杯中的唾液量。也可在腮腺导管开口处放置 Curby 杯或预先称重的海绵来收集唾液。另外，还可以通过观察干燥食物是否必须用水吞下（如奶油饼干测试）来评估有无吞咽困难。所有检查必须对患者进行耐心解释。在这些检查的基础上，患者被初步分为应答者和无应答者。应答者有正常的唾液分泌功能，无应答者则缺失唾液分泌功能。闪烁扫描法是指静脉注射放射性核素（常用高锝酸盐）后，采用短半衰期的伽马辐射体采集

唾液腺泡细胞图像的技术。图像采集时间可采用盖格计数器测量。应答者具有 Na⁺/K⁺/Cl⁻ 共转运体，可携带 Cl⁻ 或高锝酸盐穿过腺泡细胞膜，并且水也会被动穿过细胞膜。无应答者上皮细胞无上述功能，因此不能正常转运高锝酸盐。干燥综合征患者对放射性核素摄取缓慢，因而会出现低峰值和排泄期延长。

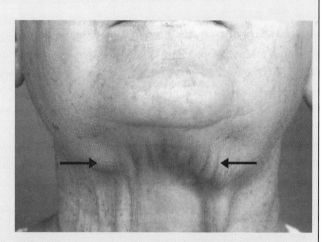

图 2.2　干燥综合征患者的下颌下腺肿胀（箭头所示）。炎症导致导管被黏液堵塞发生狭窄，表现为腺体肿胀（图片由伯明翰大学齿学院 John Hamburger 先生惠赐）

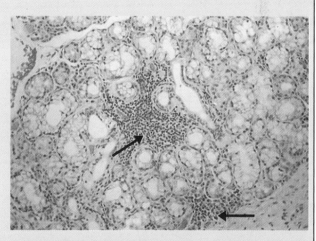

图 2.3　干燥综合征患者唇部小唾液腺组织切片。箭头所指为淋巴细胞浸润病灶

口腔的神经支配

口腔中许多结构的神经支配与三叉神经下颌支的四个分支有关系（图2.5），包括：

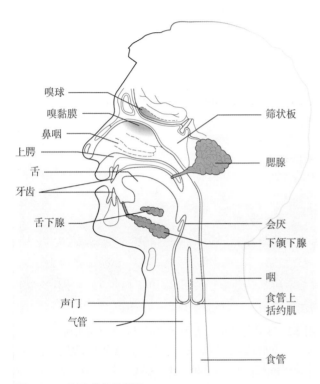

图2.4　口腔及其相关结构

嗅球
嗅黏膜
鼻咽
上腭
舌
牙齿
舌下腺
筛状板
腮腺
会厌
下颌下腺
咽
食管上括约肌
声门
气管
食管

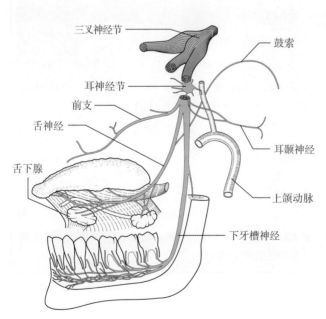

图2.5　三叉神经的下颌支。舌神经支配舌前2/3、舌下腺和下颌下腺。下牙槽神经支配牙髓、牙周韧带和牙龈。前支支配咀嚼肌（图中未展示）。耳颞神经支配耳（图中未展示）

三叉神经节
耳神经节
前支
舌神经
舌下腺
鼓索
耳颞神经
上颌动脉
下牙槽神经

1. 前支支配翼外肌和与咀嚼功能有关的咬肌；
2. 耳颞神经支配耳；
3. 下牙槽神经支配下唇、牙髓、牙周韧带和牙龈；
4. 舌神经支配舌前2/3、口腔底及舌旁下牙的牙龈。

舌神经伴随鼓索穿过翼外肌。鼓索含有来自舌神经到面神经的感觉纤维和由面神经到舌神经的分泌纤维。这些纤维支配下颌下腺和舌下腺。牙科手术中损伤神经并不少见，本文以智齿拔除为例阐述（病例2.2：1，图2.6）。

病例 2.2　　拔除智齿导致的神经损伤：1

患者男性，18岁，因需拔除阻生智齿入院。拔牙涉及皮瓣组织反射。该患者的下牙槽神经紧靠牙根尖部，因此可能会受到损伤。不幸的是，手术中患者的舌神经因靠近牙齿也被损伤。因此，麻醉作用消失后，患者手术侧的舌头和下唇麻木。

细读该病例可发现以下问题：

● 下牙槽神经、舌神经的损伤会影响患者的咀嚼、吞咽和言语功能吗？
● 神经损伤会影响患者味觉吗？
● 患者唾液分泌和味觉会有缺陷吗？
● 患者痛觉丧失会产生什么后果吗？为什么患者下唇麻木？

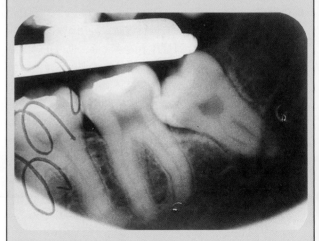

图2.6　X线显示患者智齿紧邻下牙槽神经（箭头所示）。该患者牙根有沟槽是因其被异常邻近的神经所围绕

舌的解剖和组织学

　　舌可以自由活动的部分称为舌体。舌根和基底部附在口腔底形成了咽前壁。由"V"形界沟分为前后两部分。"V"的顶点指向后方。舌由大量骨骼肌纤维和腺体组成并由黏膜覆盖。一些肌纤维是舌内肌，它们呈垂直、横行和纵行排列。在下颌骨和舌骨处分布的一些肌纤维为舌外肌，起自舌外，进入舌（图2.7A）。腺体分布在这些肌纤维间。舌底的腺体主要是黏液腺，其导管开口于界沟的后方。舌体部的腺体主要是浆液腺，其导管向前开口于界

沟的前方。舌尖附近的腺体是混合性腺体，其导管开口在舌表面。

　　舌上有很多小凸起或乳头状凸起，使得舌表面凹凸不平。不同的乳头在舌的分布不同，菌状乳头和叶状乳头分布在舌前部和侧面，轮廓乳头在舌基部。乳头含有大量的触觉神经末梢。许多乳头含有味蕾。淋巴小结（舌扁桃体）是指舌后1/3伸出形成结节状不规则形状的结构。结节之间的隐窝有被大量淋巴细胞浸润的上皮组织。舌的下表面较光滑，由黏膜下层覆盖。

味觉

味蕾

　　人的舌上分布着几千个味蕾，每个轮廓乳头含有几百个味蕾，味蕾包含味觉细胞。图2.7B展示了味蕾结构。它们主要分布在口腔内具有乳头状突起的复层鳞状上皮内，但也可散在分布于口腔的其他部位，如软腭及会厌。味蕾表面有苍白的筒状味孔，通过该孔与可外界联系。它包含三种类型的细胞：支持细胞、味细胞和基细胞。支持细胞位于外周，呈柱状排列。每个味蕾含有10～14个味细胞，位置居中。在电镜下味细胞可分为两种类型：一类含有边界清晰的囊泡，另一种含有致密核心小泡。不同的囊泡含有不同的递质。递质由细胞分泌后储存在囊泡前端。味细胞和支持细胞都有从味孔中伸出的较长微绒毛或味毛。味毛是由支持细胞分泌的非晶多糖。基细胞位于基膜周边，具有干细胞性质，可分化为其他类型细胞。细胞中间有棒状神经末梢。味细胞接受化学刺激后，释放神经递质传递到神经末梢。乳头的浆液腺分泌物可湿润食物，而其受体可接受新的刺激。

味觉

　　唾液溶解食物成分使人有味觉体验，味觉依赖于唾液溶解的化学物质。因此，口干症患者由于缺乏唾液而导致味觉功能受损（病例2.1：3）。味觉有四种：咸、酸、甜和苦。这些被溶解的物质激发舌上的受体。酸是最强的刺激，因此当吃柠檬时机

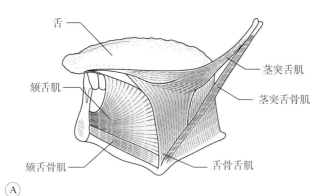

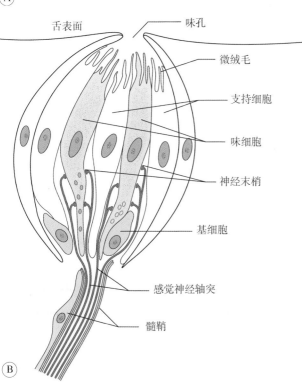

舌

颏舌肌

颏舌骨肌

茎突舌肌

茎突舌骨肌

舌骨舌肌

Ⓐ

舌表面

味孔

微绒毛

支持细胞

味细胞

神经末梢

基细胞

感觉神经轴突

髓鞘

Ⓑ

图2.7 A.舌外肌的结构；B.味蕾的结构

对口腔和食管功能的影响

润滑

唾液有助于咀嚼、吞咽和言语是因为黏液蛋白有润滑作用。然而，口干时这些功能都会受影响。唾液对咀嚼十分重要，这是因为它包裹并润滑食物使得食物在嘴里更容易移动并使食物在吞咽时更容易移动到咽部，从而激发压力感受器，使其顺利传递到食管，因此口干症患者需要摄入液体来帮助咀嚼和吞咽食物。唾液的润滑特性也有助于食物进入食管并防止吞咽的食物过硬损伤食管壁。

消化

当胰淀粉酶分泌充足时，α-唾液淀粉酶的缺乏并没有导致淀粉吸收障碍。在淀粉消化过程中，这两种酶都有相似的催化功能，而且胰腺会分泌大量的α-淀粉酶。

溶解

唾液对味觉很重要，因为它取决于唾液中溶解的物质成分。另外，唾液对口腔内摄入物质的溶解也很重要。

湿润

缺乏唾液常产生口渴的感觉。因此，渴是口干症患者最常见的症状。

保护

唾液对口腔和牙齿的健康也很重要，它可清洗口腔，中和酸性食物，并含有抗菌物质。尽管口腔的无菌环境很难维持，但牙科手术后很少发生口腔感染。然而，口干症患者口腔及相关部位的感染却很常见，即是因为缺乏唾液的保护所致。另外，唾液具有不断冲洗食管以及抗微生物的特性，保护食管不被酸侵蚀，并防止感染的发生。

牙齿和口腔健康

牙齿的健康取决于唾液，其原因是多方面的，其中包括唾液可不断冲洗口腔和口腔前庭的微生物微粒，可中和酸性物质，具有免疫球蛋白进而发挥特异和非特异性免疫功能，含有的唾液过氧化物酶、硫氰酸、溶菌酶和磷酸钙可防止牙的矿物质丢失。唾液量减少会出现各种与口干症相关的疾病，包括蛀牙、牙龈疾病、黏膜溃疡和萎缩、口腔感染（如念珠菌感染）以及唾液腺的上行感染。

另外，缺乏唾液使得佩戴义齿发生困难。对于因服用三环类抗抑郁药、神经节阻断药及抗高血压药导致口干的患者，佩戴义齿后其口腔功能会受到很大影响。

体分泌唾液的速率最大，一分钟可达 7 ~ 8 ml。虽然一个味蕾可以感受几种或全部味觉，但只对一种味觉很敏感。然而，当给予足够高浓度的化学刺激，所有味蕾都可对四种刺激做出反应。味蕾对应的主要味觉如下：

- 酸：舌后侧面；
- 咸：舌前部；
- 甜：舌前部；
- 苦：舌后面。

然而，不同部位的味蕾结构没有明显的不同。之所以产生的味觉不同，部分是因为传入神经可以精确传递至中枢神经系统，另一部分是因为化学感受器刺激的方式不同。舌前部味蕾发出的神经来自于源于孤束核的舌咽神经，其穿过鼓索的后 1/3（图 2.8）。上腭和会厌的味蕾感觉神经来自于上行的迷走神经。病例 2.2：2 讨论了口腔手术中有些神经可

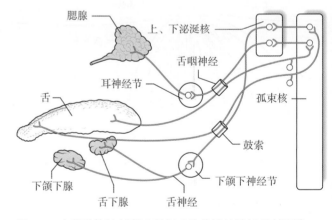

图 2.8 味蕾受体被刺激后引起唾液分泌的神经反射通路

能发生的病理性改变。

唾液中溶解的化学物质从舌的流体层分散到味孔。相关的化学物质，如 NaCl，被味毛的受体分子探测到，导致味蕾细胞细胞膜的去极化激发了感觉神经末梢产生电位。舌对氯化钠反应的机制已被深入研究（图 2.9）。

对口腔功能的影响

咀嚼、吞咽和言语

　　咀嚼发生于牙周受体激活，导致下牙槽神经的感觉神经纤维将神经冲动传入到咀嚼中枢。然而事实上，神经损伤后咀嚼功能不会受很大影响。舌在舌神经支配下移动口中食物以辅助咀嚼，因此理论上支配舌的神经部分损伤后将会影响咀嚼功能，但实际发现并没有很大影响。

　　当舌把食物移动到口腔后部时会引起吞咽反射，从而刺激咽部的压力感受器。然而，因为只有一小部分肌肉会受累，因此在这些神经损伤后吞咽通常不受严重影响。

　　许多声音的发音取决于舌肌肉运动的精细控制。这些反射部分取决于舌的触觉。但事实上，拔智齿时，舌单侧神经损伤后在很大程度上并不影响发声。

味觉

　　舌神经的神经纤维可通过舌上的味蕾（通过鼓索）传递感觉信息。患者可能丧失单侧舌的某些味觉，但这并不是严重问题。

唾液分泌

　　在两餐之间口腔可通过口腔颊黏膜的小腺体分泌唾液来保持口腔湿润，因而患者可能不太会感到口干。开始进食时和进食过程中腮腺分泌量增加。舌神经支配下颌下腺和舌下腺，而腮腺由舌咽神经支配。因拔除智齿而导致的单侧舌神经损伤对唾液分泌影响不大。

痛觉丧失

　　由单侧神经损伤导致的麻木是一个严重问题。因为患者可能会无意识地咬到自己的舌，也有可能在喝太热的液体时烫伤舌或口腔其他组织。由于患者下唇由下牙槽神经支配，因而也将发生麻木，因此有可能发生意外咬伤和烫伤。但较幸运的是，该患者受损部位的感觉在随后几周慢慢恢复。

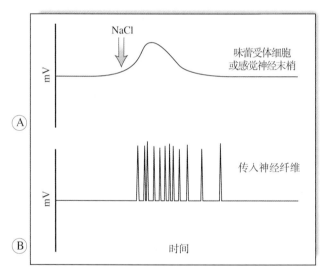

图 2.9　味蕾受体（A）和味蕾受体的主要传入神经（B）的电位变化

嗅觉

　　一些外行人认为味觉包括嗅觉。嗅觉受体激活后与相关中枢神经系统反应，使得多种不同类型的气味被区分。嗅觉比味觉更重要，它包括花香、乙醚、麝香、樟脑、腐臭和辛辣味。感冒引起的鼻塞或嗅神经病变会导致味觉辨别能力减弱，其原因是味觉功能的发挥依赖于鼻咽（图 2.4）。气味分子通过吸入的气体或进食时口腔中的气体向嗅黏膜移动。化学气体被黏膜上双极细胞的受体检测到（图 2.10）。人的嗅黏膜上大约有 1000 万个嗅觉感受器。细胞表面固有纤毛探测到溶解在黏膜上黏液层的气味。这种化学气味使得受体细胞去极化，触发感觉神经的电位。识别特定的气味就像味觉一样，依赖于大量受体的反应，并将信息传送到皮质结构。

牙齿

　　牙嵌于上下颌骨的牙槽内，呈两个弧形排列。在 6 个月到 2 岁时上牙弓比较大，因此导致下牙弓被上牙弓覆盖。人类在一侧颌部有 5 颗乳牙，全口共 20 颗乳牙。乳牙在 6 个月到 2 岁期间萌出。6 岁到 13 岁期间，乳牙逐个脱落并被恒牙替代。恒牙在一侧颌部的数量为 8 颗，全口共 32 颗，其中前 5 颗恒牙取代了之前的乳牙。

　　锋利的切牙用来咬碎食物，而大个的、较平整的磨牙用来磨平食物。图 2.11 展示了牙齿的基本结构。每个牙的基本结构相同，牙冠在牙龈外，牙根在上下颌牙槽内，牙冠和牙根的交界处是牙颈。每

口腔、唾液腺与食管

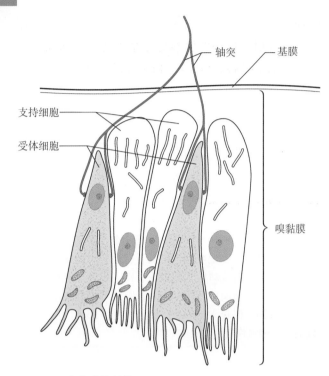

图 2.10　嗅黏膜的结构

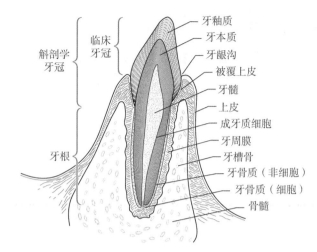

图 2.11　牙齿基本结构

个牙齿中间是牙髓腔，内充满结缔组织。后者通过牙根尖孔与周围结缔组织和牙周膜联系。这种钉插入帽的连接方式使得牙有轻微的可动性。牙髓的坚硬组织是：

- 牙本质：类似骨骼的钙化组织，环绕髓腔，形成牙的大部分。
- 牙釉质：最坚硬的组织，主要由磷灰石晶体组成，被覆在牙冠的表面。
- 牙骨质：包裹在牙根表面，结构与骨组织相似。

唾液对口腔和牙齿的健康很重要。口干症患者所遇到的问题已在病例 2.1：3 中描述。

咀嚼

在食物进入口腔之前，看到、闻到或想到食物均可引起唾液的分泌。食物的口味也取决于口中食物的特性，如口感、质地和温度。食物进入口中被嚼的过程称为咀嚼。咀嚼涉及下颚和舌头的运动，它由位于口腔黏膜和牙周膜的本体感受器及骨骼肌、

颞下颌关节和骨膜的其他受体调节。

咀嚼过程

切牙通过下颌骨的垂直运动进行切咬。食物进入口腔后，磨牙的垂直运动和水平运动捣碎和磨细食物，使之大小适合吞咽。食物与唾液混合形成食团的同时进行着品尝和消化（见下文）。咀嚼依赖于口腔中的唾液。唾液含有黏蛋白使其具有润滑特性，它包裹食物使之润滑，更易在口腔内活动。因此，口干症患者因缺乏唾液而咀嚼困难（见病例 2.1：3）。

咀嚼肌可以产生很大的力量，切牙和磨牙的咀嚼力分别是 110 ~ 250 N 和 390 ~ 900 N。潜在的咀嚼力要比普通咀嚼力大得多。对于牙列正常的人，在咀嚼效率方面，磨牙之间和尖牙之间的咬合面大小比咬合力更有决定性。戴义齿的人咀嚼效率降低，他们更趋向于吃易咀嚼的食物。他们对于食物硬度的选择似乎与牙齿的咬合力有关。食物选择范围减小（如膳食中缺少肉类）可能会导致营养缺乏。

咀嚼的控制

咀嚼肌的翼外肌控制口腔开启，咬肌、颞肌和翼内肌控制收颌（图 2.12A）。参与口腔闭合的肌肉比开放的更有力。降颌肌和升颌肌互相配合。神经系统通过两种方式控制咀嚼过程：

1. 运动的产生；
2. 咀嚼的调控。

运动的产生

咬合是大脑皮质控制的自发过程，涉及骨骼肌的运动。然而，咀嚼不是一个反射过程。它是一种由中枢神经系统控制的运动类型，涉及第5对脑神经核，且咀嚼中心在这组神经元中。对麻醉动物的皮质运动区进行电刺激可观察到下颌规律性闭合运动，与咀嚼中观察到的现象相似。记录神经元细胞膜兴奋时的电位变化，发现兴奋与下颚开闭有关（图 2.12 B）。这种模式是无意识的，即当感觉信号输入缺失时仍可出现。因此，咀嚼取决于模式发生器（与呼吸中心的模式发生器相似，详见《呼吸系统》分册。这种发生器是更原始的基本活动。图 2.12 展示了咀嚼活动及其调节的相关通路。

咀嚼的调控

当上下颌咬合、牙齿和食物或相对的牙列接触时，就引发了下列两个问题的思考：

1. 咀嚼是怎样结束的？
2. 咀嚼所施加的力量是如何被调节的？

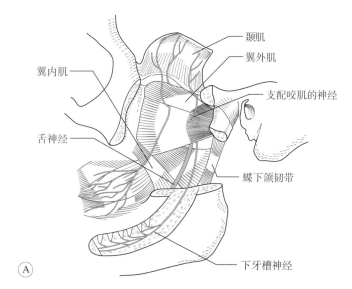

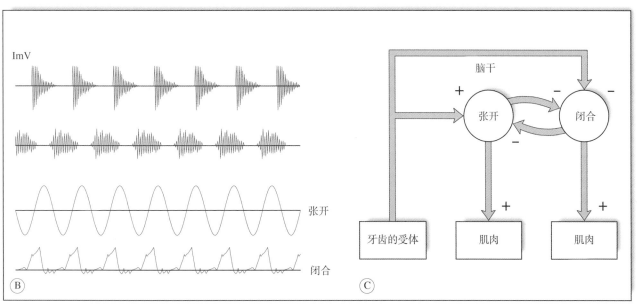

图 2.12 咀嚼及其控制。（A）咀嚼肌的排列：翼外肌负责控制开启，翼内肌、咬肌以及颞肌控制口腔闭合；（B）口腔开闭时的肌电活动模式；（C）控制下颌关节开闭发生器的简易模式图

与牙齿有关的机械性感受器非常重要，许多感觉受体位于牙髓和牙周韧带。这些受体在接受刺激后发出神经冲动到舌神经纤维（图 2.5）。激活的受体将信息传递到脑干，当咬合力增加时抑制下颚的闭合，从而调节咀嚼的力量。该现象有时被描述为当牙被轻触时的下颌张开反射，如轻触上门牙，下颌打开。舌神经由三叉神经传入上行到脑干。当这些受体受到刺激时，下颌运动的振幅会发生很大变化，且咬肌闭合颚的活动增加。因此，神经冲动的传入可调整咀嚼的发生模式，并有助于控制咀嚼力。咀嚼时牙周韧带的机械性感受器可感知食物的质地。咀嚼中牙齿有轻微的移动，使牙周韧带被拉长、变形并激活受体。每条传入神经对作用在某一个特定方向上的力反应最大。牙齿可以感受到刺激的压力阈值大于 10 mN，磨牙比切牙或尖牙更高。该阈值水平依赖于作用力的速度。不过，没有牙齿的人仍可以控制咀嚼力，表明牙周韧带的触感并不是唯一控制咬合力的传入途径。事实上，咀嚼肌的肌梭、颞下颌关节的骨膜也具有信号感受作用。

舌运动在咀嚼中的作用

口腔中的机械感受器在口腔前部密度较高，后部较低，舌尖的密度最高。舌尖可辨别距离小于 1 mm 的两点。来自于口腔和舌的触觉信息由三叉神经传送到大脑。舌是一个复杂的运动器官，在咀嚼过程中随下颌有节奏地运动（通常不会被咬到）。舌是由一组平滑肌（图 2.7）组成，起感受味觉和辅助进食的作用，人类的舌还是语言的重要器官。舌外肌能改变其整体形态，联合终止于黏膜的舌内肌或舌的其他肌肉，既能改变其形状又可使其快速运动，乳头的神经末梢感受触觉、压力、温度和痛觉。在人体舌肌内存在本体感受器和大量的肌梭，在咀嚼相关的复杂运动中发挥重要作用。舌将磨碎的食物由一侧推动到另一侧，并用黏液将其包裹。

唾液

唾液主要由三对唾液腺分泌：

1．腮腺；

2．下颌下腺（在动物为上颌下腺）；

3．舌下腺。

另外还有无数小唾液腺分散于口腔黏膜和颊黏膜。

腮腺是最大的腺体，每侧腮腺位于耳的前下方，下颌骨升支与乳突之间，延伸到颊。其主要导管如腮腺导管（Stensen's duct），开口于平对上颌第二磨牙牙冠的颊黏膜上。

下颌下腺位于口腔底下颌骨体下缘，从舌两侧下面伸出，其导管（Wharton 管）开口于舌下阜。部分 Sjögren 综合征（见病例 2.1：2）患者下颌下腺管堵塞、腺体肿胀（图 2.2），因此颈部下颌下腺的位置清晰可见。

舌下腺实际上是与口腔黏膜下舌下腺导管相邻近的腺体的集合。每个舌下腺有一个独立的导管开口于舌下。

三对唾液腺的腺泡类型不同，分泌的唾液由不同黏液物质组成。腮腺只有浆液性腺泡，分泌的水样分泌物有高浓度的 α- 淀粉酶，而黏液含量极少。下颌下腺是混合型腺，大部分为浆液性腺泡，但也有部分黏液性和混合性腺泡（含有黏液性细胞和浆半月）（图 2.13）。这些腺体分泌的唾液 α- 淀粉酶活性较低，但是包含由浆半月分泌的溶菌酶。舌下腺主要是黏液性腺泡，但还有一些浆半月。因此，它们可产生一种特别黏稠的黏液。

唾液成分

口腔中的唾液是各种腺体分泌物的混合物。人的唾液中离子不多于 1%，包含 Na^+、K^+、Ca^{2+}、Mg^{2+}、PO_4^{3-} 和 HCO_3^-。唾液富含磷酸钙，可有助于防止牙齿脱矿，也含有特定的磷蛋白类（富含脯氨酸的蛋白和富酪蛋白），它可以抑制富含钙磷酸盐结晶的唾液沉积在牙齿上。唾液的酸碱度取决于其流动的速率，但 pH 值通常为 6.2 ～ 8.0。唾液中大约含有 50 种不同的蛋白质，主要是 α- 唾液淀粉酶和属于糖蛋白的黏蛋白。还有少量的溶菌酶、唾液过氧化物酶以及乳铁蛋白、富组蛋白和各种免疫球蛋白，所有这些物质都有口腔保护功能。此外还含有可与维生素 B_{12} 结合并使其以可吸收形式存在的 R 蛋白。

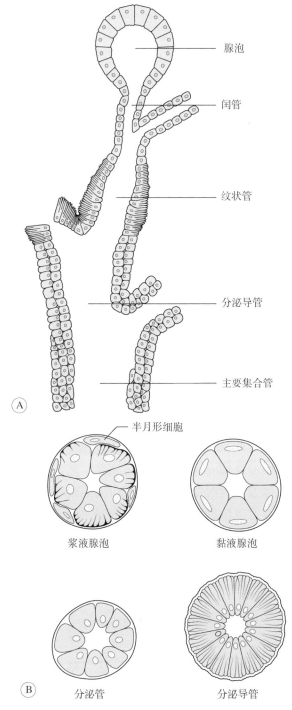

腺泡

闰管

纹状管

分泌导管

主要集合管

Ⓐ

半月形细胞

浆液腺泡　　　　黏液腺泡

Ⓑ　分泌管　　　分泌导管

图 2.13　A．唾液腺的各个部位；B．不同部位的细胞类型

唾液腺

结构与组织学

图 2.13A 展示了混合唾液腺的一部分。唾液腺

体是分支结构，作为唾液腺主要分泌部位的腺泡位于分支末端。唾液腺的结构在许多方面与胰腺的外分泌腺类似。图 2.14 用组织切片展示了人类唾液腺的组织形态。这些环绕腺泡的细胞或是浆液性细胞（分泌 α- 淀粉酶而非黏蛋白），或是黏液性细胞（分泌糖蛋白）。腺细胞的分泌物穿过基底膜进入孔隙。分泌物包括被称为激肽释放酶的蛋白水解酶，它有控制局部血液流到腺体的能力（图 2.17）。浆液腺泡细胞的基底膜具有较细的指状突起结构，从而增加分泌表面积（图 2.13B）。腺泡细胞的分泌物排入内附柱状上皮的闰管。这些细胞可能在分泌物从导管传递下来的过程中添加了其成分。许多腺泡的小闰管合并，形成由高柱状细胞附着的较大的纹状管。这些细胞的基膜有许多褶皱，显微镜下可以在褶皱之间观察到线粒体。这些纹状管即排泄管道，反过来汇入大集合管，开口于口腔。纹状管内壁细胞和排泄管道在分泌物经过导管时具有调节作用。

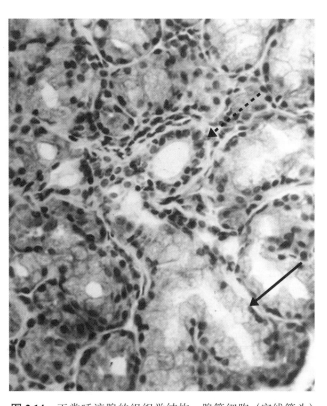

图 2.14　正常唾液腺的组织学结构，腺管细胞（实线箭头）和腺泡细胞（虚线箭头）。（图片由伯明翰大学齿学院图片由伯明翰大学齿学院 John Hamburger 医生惠赐）

在管道和唾液腺腺泡周围稀疏分布的肌上皮细胞是唾液腺体的基本骨架，当腺体受到刺激时可收缩，辅助唾液从导管向外排出。

唾液的功能

通过在麻醉动物咽喉部做永久性瘘或在其食管合适位置插入套管，我们已经对进食时唾液的分泌进行了研究。我们有多种方法可用于评估唾液腺功能，有些已在病例 2.1：2 中讨论。

润滑

唾液的润滑特性是因为它含有黏蛋白。这些糖蛋白形成凝胶包裹食物，使其在口腔中更容易移动。唾液的这种润滑特性使得咀嚼和吞咽活动更容易进行。

消化

唾液中，α-淀粉酶是主要的消化酶，它水解淀粉的 α-1,4 糖苷键。咀嚼对淀粉酶混合到食团中具有重要作用。尽管唾液在口腔中的时间很短但它对淀粉的消化非常重要，因为当食物到达胃时它依然存在。胃中的胃酸可使 α-淀粉酶灭活，而食团在胃中分解需要时间，唾液在胃中参与消化的时间长达 1.5 小时。α-淀粉酶在碱性环境中活性最好，因此，当胃酸与食物完全混合后可导致其失活。在 α-淀粉酶被胃酸灭活之前，土豆或面包 75% 以上的淀粉已经被消化。唾液中还含有其他少量的酶，包括溶菌酶、解脂酶、舌脂肪酶、核糖核酸酶、脱氧核糖核酸酶和激肽释放酶。尽管溶菌酶和解脂酶有重要的保护作用，但它们对消化功能的发挥并不起主要作用。

唾液的保护功能

唾液有许多保护口腔和牙齿健康的特性：

- 唾液的大量生成不断冲洗着口腔前庭，从而将摄入的食物和微粒从口中清除；
- 唾液中含有具润滑特性的黏蛋白，包裹食物以免尖利的食物碎片损伤口腔；

- 当进食较酸的食物时可以诱导碱性唾液的分泌。呕吐之前有大量唾液分泌，通过它的黏蛋白成分和碱性使口腔避免呕吐物中胃酸的侵害。唾液还能够缓冲食物中的酸以阻止它对牙釉质的侵蚀；
- 唾液可阻止细菌的繁殖，因其含有抗菌物质、硫氰酸和一种酶即解脂酶，可催化细菌代谢产物的反应，如唾液中：

$$过氧化氢（细菌活性）+ 硫氰酸盐（唾液）\xrightarrow{解酯酶} 氧化产物（杀菌）$$

在这个反应体系中氧化衍生物的产生对细菌有剧毒。一些酶包括能量代谢相关的酶会产生氧化物质。唾液也包含一些作用于特异细菌细胞壁的溶菌酶，可导致细胞溶解和死亡。许多器官被口腔抗溶菌酶类似物的细胞囊泡侵蚀。然而，虽然牙科手术中口腔无菌环境很难维持，但唾液中的溶菌酶使口腔很少发生感染。

饮水的控制

口渴会增加饮水的需求并且可察觉到口干。口干是由口咽部和上消化道的受体发出信号所导致，但其中的受体应答机制仍然不清楚。然而，这些通过受体发出的渴觉是短暂的。口渴导致喝水增加时伴随着血浆渗透压的增加和血容量（或血压）的下降。渴觉最初可由饮水来满足，但这发生在从胃肠道吸收足够水分以纠正紊乱之前。饮水的需求只有在血浆渗透压、血容量和血压达到正常水平时才会得到满足。

言语

言语在控制呼气过程中，由舌、唇和颊的位置和运动来决定。唾液的润滑作用可促进舌的运动，所以口干患者会出现言语困难。由于言语功能与消化无直接关联，因此将不做进一步论述。

口腔的吸收

某种程度上讲，分子量小的分子可以直接被口腔吸收。这种快速吸收途径对一些特定药物是有用的，特别是要求药物具有快速疗效时。通常可以舌下含服这些药，如治疗心绞痛含服的硝酸甘油。对于那些在胃内 pH 环境中不稳定和容易迅速被肝代谢的药物来说，这也是一个有效的吸收途径。与进入门脉系统的途径相比，舌下含服的药物由口腔直接进入体循环，因而避免了肝的首过代谢。例如，用来治疗心肌梗死的异丙肾上腺素在肝会迅速失活，这种药物舌下含服时效果较好。遗憾的是，分子量大的物质不能被口腔吸收。

分泌机制

睡觉时唾液的基础分泌率很低，大约为 0.05 ml/min。在静息状态下，清醒时唾液分泌率可增加到 0.5ml/min，足以保持口腔湿润。一天的唾液分泌量如 1～2 L，其中大部分被吞下。唾液中的蛋白质被胃肠道的消化酶分解。产生的氨基酸、多肽和离子被肠壁再吸收。

图 2.15 是由腺泡和导管构成的唾液分泌简图。血液经过导管再流经腺泡。血供脉络组成门脉系统，因为由导管吸收的物质进入到导管周围的毛细血管中，然后通过微细动脉运输到腺泡周围的毛细血管，再由静脉回到心。腺泡细胞主要分泌唾液再传送到导管。主要的分泌物构成了血浆超滤液，这其中加入了腺泡细胞合成的一些特定物质（如 α- 淀粉酶和黏蛋白）。因此血浆是等渗的。主要液体的分泌速率和 α- 淀粉酶的浓度变化与刺激方式有关，但是其离子成分基本不变。唾液中主要的离子有 Na^+、Cl^-、K^+ 和 HCO_3^-。流经导管细胞的液体将被分泌腺和纹状管细胞膜上的运输系统再次调节。特定物质被导管细胞合成并进入至唾液内，而另一些物质从唾液中提取。Na^+ 和 Cl^- 可从唾液中提取，而 K^+ 可进入唾液。事实上，Na^+ 和 K^+ 的交换依赖于导管细胞的主动转运机制，但 Na^+ 比 K^+ 转运更多。导管对水的通透性很低，因此导管中被调节后的唾液渗透压会比血浆渗透压更低。液体流速大时产生的张力也大。唾液中的 HCO_3^- 通过以下反应由导管细胞中的 CO_2 和 H_2O 生成：

$$CO_2 + H_2O \underset{碳酸酐酶}{\longleftrightarrow} H_2CO_3 \longleftrightarrow H^+ + HCO_3^-$$

导管细胞富含碳酸酐酶，这种酶可以催化碳酸分解为 CO_2 和 H_2O，分泌的 HCO_3^- 穿过导管的细胞膜与 Cl^- 交换（图 2.15）。

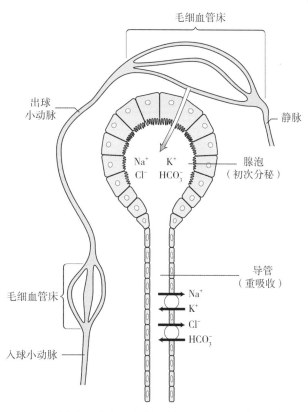

图 2.15　唾液腺腺泡中唾液的初次分泌以及导管中的再加工

唾液成分会随着其流动速率发生改变。因为当导管内液体流速过快时会导致它没有足够时间进行离子交换。因此在较高流速时，唾液成分接近原液。图 2.16 是在相同流速情况下，对比唾液和血浆中离子浓度的变化。Na^+ 和 HCO_3^- 浓度随流速增加到稳定水平，而 K^+ 浓度随流速增加而下降到稳定水平（图 2.16）。Na^+ 和 K^+ 可以相互交换，但其交换比率为 3：1。只有在低流速时导管中这些离子的主动转运才会导致它们在唾液中的浓度出现可测量的差异。最大流速时人唾液的张力约为血浆的 70%。比起最终进入唾液的离子，导管在原液经过时提取得更多，因此渗透梯度的方向是血浆。但是由于导管对水的通透性很低，导致唾液的渗透压总是比血浆渗透压低。表 2.1 比较了腺泡产生的原液和经过导管再次调控后低流速（未受激）和高流速（受激）时唾液的离子成分。

休息时人体口腔唾液呈弱碱性，HCO_3^- 浓度低于原液，其中的原因还不清楚。然而，随着流动速率增加，HCO_3^- 浓度增加，碱性增强。流速最大时

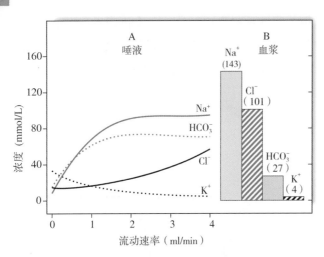

图 2.16 A. 在低流速时唾液中离子的浓度变化；B. 相同离子在血浆中的浓度

pH 值可能达到 8.0，且 HCO_3^- 浓度高于原液的水平（表 2.1）。高速率可刺激 HCO_3^- 分泌增加，当它从细胞中移除时，更多会通过细胞内机制生成。

分泌的控制

　　人体唾液分泌主要由神经支配。传入神经是自主神经。腺体主要由副交感神经和交感神经支配。

表 2.1　初级和中级唾液主要成分的浓度

离子（mmol/L）	初级唾液	中级唾液	
		未受激	受激
Na^+	145	2	85
K^+	4	25	18
Cl^-	100	23	55
HCO_3^-	24	4	40
α- 淀粉酶（g/L）		< 0.1	1.0
流速（ml/min）		0.5	3.5

初级唾液的离子组成成分与血浆相似。初级和中级唾液的离子成分不同是因为在唾液流经导管时发生了再次调控作用。在导管时，Na^+ 流出，K^+ 进入，高流速时 HCO_3^- 增加。Cl^- 情况复杂，它沿着钠转运形成的浓度梯度与 HCO_3^- 发生交换。在受激的唾液中，因为流速较快，很少有时间发生调控。因此，受激的中级唾液成分介于初级唾液和未受激的中级唾液之间。在高流速时 α- 淀粉酶浓度较高，因为其分泌来自于受激的腺泡细胞。

交感神经的节后纤维在颈上神经节上方有细胞体。副交感神经节的分支有面神经和舌咽神经。腺体或腺体周围有节后纤维突触。所有腺泡被副交感神经支配，大部分也被交感神经支配。每个腺泡由多个神经支配，但不是每个细胞都受神经支配。然而，腺泡细胞是电偶联的，所以神经支配细胞膜去极化可将冲动传到周围的细胞。同一个神经也支配腺泡附近的肌上皮细胞。导管细胞、肌上皮细胞和腺体小动脉也由副交感神经和舌咽神经支配。

　　神经刺激可调控分泌物的成分和分泌量。刺激副交感神经或交感神经增加分泌速率。然而，副交感神经提供强烈而持久的调控。如果副交感神经的调控作用被终止，腺体会萎缩，但交感神经的调控被中断后不会引起分泌功能的损伤。副交感神经释放乙酰胆碱、P 物质和血管活性肠肽（VIP），而交感神经释放去甲肾上腺素。

　　唾液流动、α- 淀粉酶和腺泡黏蛋白的释放、导管细胞的转运、导管唾液的排出、血流、腺泡和导管的新陈代谢和增长均由副交感神经调节。交感神经刺激肌上皮细胞收缩，促进富含黏蛋白、α- 淀粉酶、钾离子和碳酸根离子的唾液释放。它也会收缩血管而减少腺体的血供。个体在害怕时该效应会被放大，这也可以解释为什么人在害怕时会口干。循环的儿茶酚胺加强交感神经的作用。腺泡细胞膜含有 α 和 β 肾上腺素受体。尽管醛固酮和抗利尿激素可刺激导管细胞中 Na^+/K^+ 交换，但其他激素对唾液分泌的影响较小。

细胞的调控机制

　　静息腺体腺泡细胞内的颗粒可被组织学染色。它们是 α- 淀粉前体酶原的储存部位。如果腺体被激发，颗粒数量会随着酶的释放而减少，但尽管酶被释放了，但刺激后的腺泡细胞会迅速通过胞吐而不是合成的方式生成新酶。而这是被递质直接刺激的结果。已有报道发现通过口服或注射乙酰胆碱刺激大鼠的下颌下腺，α- 淀粉酶的分泌量可增加 10 倍。

　　参与腺泡细胞神经递质活动的第二信使是细胞内的 cAMP 和 Ca^{2+}。β 肾上腺素受体和 VIP 受体的激活都使得细胞内的 cAMP 增加，然而 α 肾上腺素受体、毒蕈碱的乙酰胆碱受体或 P 物质受体可导致

Ca^{2+} 流入细胞。细胞 cAMP 的增加比 Ca^{2+} 增加更能促进 α- 淀粉酶的分泌。细胞内 Ca^{2+} 的增加更能促进唾液的分泌和黏蛋白的胞吐释放。

血流

当副交感神经受到刺激时，血管快速舒张可能导致血流增加 5 倍，随后是缓慢的血管舒张效应。这可能是腺体组织末端的副交感神经释放乙酰胆碱和 VIP 递质的作用结果。刺激交感神经通过释放肾上腺素作用于小动脉平滑肌的 α 肾上腺素受体引起血管收缩。血管缓慢扩张是间接刺激副交感神经的结果。这是因为腺泡接受刺激过程中蛋白水解酶——激肽释放酶被释放进入细胞的组织间液而导致血管扩张代谢产物的产生，主要是缓激肽。酶催化缓激肽酶原形成缓激肽，从而促进血管舒张（图 2.17）。

缓激肽作用于小动脉平滑肌引起血管舒张。当小动脉扩张时血管压力减小并转移到毛细血管。静水压增加和毛细血管压力增加导致腺体的滤过率增加。此外，当副交感神经激活腺体细胞腔表面引起水的再次转运时，唾液仍旧可以在腺体压力高于动脉血压的情况下分泌。注射毛果芸香碱可以治疗口腔干燥，它是一种局部的胆碱能受体激动剂，模拟副交感神经的作用（病例 2.1：4）。

食物对分泌的控制

唾液在食物邻近和进入口腔后分泌。该功能是由副交感神经介导的。在一次进食所分泌的唾液总量中，由腮腺分泌的唾液量高达 50%。唾液分泌涉及两种反射：条件反射和非条件反射。

条件反射主要是由于看到或闻到食物而引发，不过其他感觉输入如听觉也能引起。俄罗斯生理学家巴甫洛夫首次选用狗做实验来研究条件反射，通常他在教堂的钟声敲响时喂狗，后来他发现即使没有食物，铃声响起的时候狗也会分泌唾液，这和预期结果一致。因此条件反射是一个后天学习的反射，因为第一次刺激时并不引起分泌。

非条件反射归因于口中的食物。它激活了口腔的味觉和触觉感受器。食物刺激舌的味觉感受器或口腔的压力感受器，引起传入神经的冲动传到脑干。图 2.8 展示了味蕾受刺激后感觉反射神经通路的传导路径，其中涉及从舌到上下级神经元的传入神经。传入神经走行在鼓索和舌咽神经。唾液腺的副交感神经节前的传出神经也在这两条神经中走行。舌咽神经节的节前神经和耳神经节的节后纤维支配腮腺。鼓索神经元的节前纤维和下颌下腺的节后纤维支配下颌下腺和舌下腺。交感神经在不同生理状态下刺激唾液分泌的明确作用还不清楚。

病例 2.1	口干症：4

治疗和副作用

口干症治疗取决于患者是否能在接受刺激后分泌唾液。例如，患者是属于"应答者"唾液腺上皮功能正常，还是"非应答者"（唾液腺上皮无功能）。人工唾液可用于治疗非应答者，但效果不能让人特别满意。低剂量的毛果芸香碱经常用来治疗唾液功能不全，它是毒蕈碱乙酰胆碱能受体部分激动剂。它的作用与刺激副交感神经的作用一致，可引起腺泡细胞分泌唾液和激肽释放酶，反过来又通过释放缓激肽使血管舒张从而增加分泌。然而，副交感神经系统的副作用也会发生，如心动过缓、心输出量减少、汗液分泌增加和肠蠕动增加。如果口干是药物治疗引起的，用毛果芸香碱治疗是不明智的方案。如果原发疾病可使用另一种药物来治疗，应首选不会引起口干的药物。然而，毛果芸香碱经常用来治疗口干，但其会产生类似放疗的结果，而且其副作用可能导致停用该药。

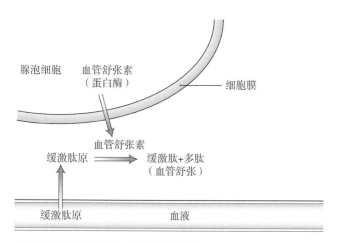

图 2.17 唾液分泌时血管舒张的机制

食管

食管的解剖结构

食管相关结构如图 2.4、图 2.18 和图 2.21 所示。食管壁平滑肌的排列与胃肠道相似（内层环行外层纵行），然而食管只有下 2/3 是平滑肌，上 1/3 是骨骼肌，中间部分由平滑肌和骨骼肌混合构成。骨骼肌在下行过程中逐渐被平滑肌代替。骨骼肌和平滑肌都由迷走神经支配。骨骼肌主要由运动神经元直接支配，而平滑肌由肌间神经丛的迷走神经支配。内源性神经受节后神经影响。迷走神经的副交感神经节前神经元是来自于背侧运动神经元细胞的胞体。

食管括约肌上部（下咽括约肌和环咽肌）由骨骼肌组成，是增厚的环形肌层，下部是 1 ~ 2 cm 的括约肌。由于不是连续的括约肌，因而不能作为解剖学上的区分标志，但通常这个部位的压力比胃内压大。

吞咽

吞咽相关结构如图 2.4 所示。吞咽的过程如图 2.18 所示。吞咽整个过程仅持续几秒。吞咽可自主发生，因为它是一个经典的"全或无"的反射，因此一旦发生后不能自主停止。这个过程可以分为三个阶段：随意期、咽腔期和食管期。

吞咽过程的阶段

随意期

在口腔期，舌头将食团向后向上移动到咽部。唾液的润滑性对吞咽功能很重要，口干者会发生吞咽困难（见病例 2.1：3）。

咽腔期

食团移到咽部刺激了舌腭弓和前咽部的感受器。这些感受器的冲动由三叉神经和舌咽神经传送到脑干。每个冲动都可以激发吞咽反射，封闭鼻咽腔和口咽腔通路，防止食物进入鼻腔。吞咽中枢可抑制呼吸，使声带内收，喉头升高封闭咽和气管通道，防止食物进入气管。当舌将食物进一步推向咽部，食团使会厌倾斜而覆盖关闭的声门。然而，防止食物进入气管主要靠关闭声门，而不是会厌的倾斜。

静息时食管上括约肌关闭，吞咽时打开，允许食团进入食管。食团通过后立即关闭，再次密封连接处，然后声门打开，气体进入。上部括约肌的骨骼肌纤维的排列使之在括约肌收缩和松弛时均可以收缩。吞咽的咽喉期大约持续 1 s。食管和喉的结构如图 2.19 所示。

食管期

食物沿着食管蠕动下行。蠕动波包括一段环形肌的收缩波和随后的一段舒张波。收缩波沿食管壁

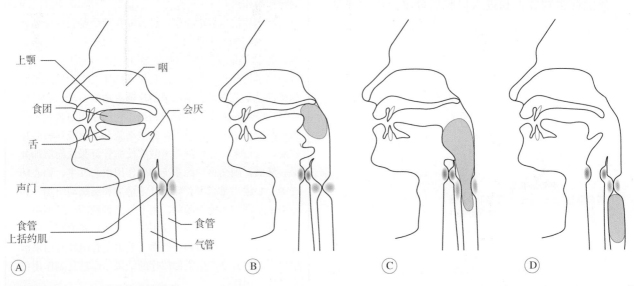

图 2.18 （A ~ D）吞咽的连续过程

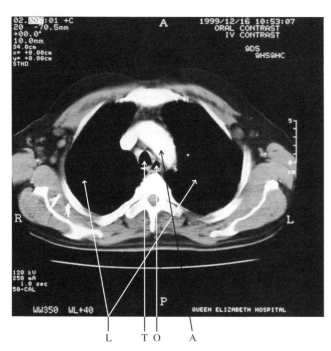

图 2.19 胸腔中部横断面的 CT 扫描显示肺 (L)、主动脉弓 (A)，气管上覆 (T) 和食管 (O)

向下将食物移动到胃内（图 2.20）。收缩波通过食管的全长大约需要 9 s。波的传送由自主神经控制并与髓质的吞咽中心相协调。尽管重力对这个过程具有帮助作用，但将食物推向胃内的主要并非依靠重力，而是蠕动力。将人体倒置后食物依然能够被运送到胃，由此证明蠕动力对食物吞咽至胃内的过程比重力更重要。值得注意的是，机体胃肠道其他部分的蠕动波很大程度由内部神经丛协调控制，而外部神经对其支配作用较小，且外部神经剥离后并不会引起胃肠道功能的剧烈变化。

随着蠕动波开始食管下部括约肌松弛和打开，允许食团进入胃，然后括约肌收缩，密封接口。当没有蠕动时保持食管关闭，防止胃内容物反流。图 2.21 展示了吞咽时食管不同部位的压力变化。

吞咽的控制

吞咽动作由延髓中的"吞咽中枢"来控制，涉及从延髓到咽、喉和食管上部的 25 种骨骼肌及食管下部平滑肌的传出神经冲动。

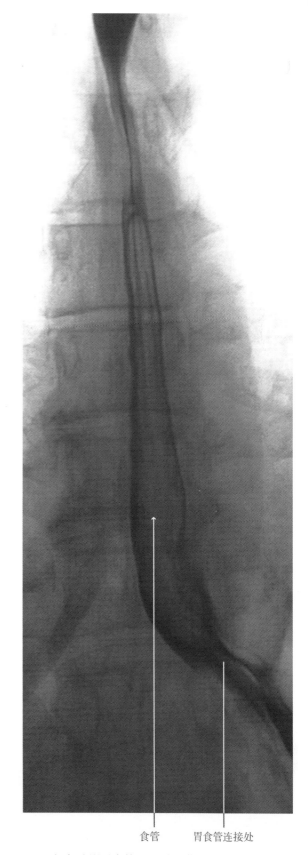

食管　　　胃食管连接处

图 2.20 钡餐造影后食管的 X 线图像，可见正常蠕动

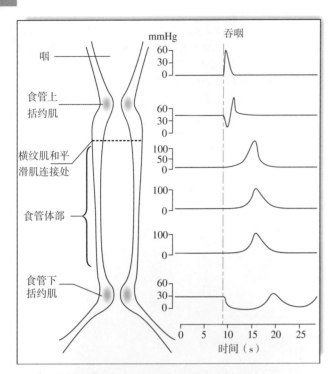

图 2.21 吞咽过程中食管不同部位连续的压力变化

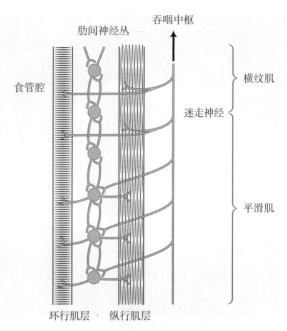

图 2.22 食管骨骼肌和平滑肌的神经支配。机体迷走神经的运动神经元直接支配骨骼肌。迷走神经的自主神经纤维通过肠肌间神经丛的内源性神经元间接支配平滑肌。注意：从骨骼肌到食管下约 1/3 处平滑肌的传递通路是逐步的

食管运动性的控制

　　吞咽的食物通过食管体部的肌肉协调收缩沿着食管推进胃。收缩波是由于咽和食管肌肉被迷走神经传出神经元的神经冲动连续激活产生的，其中乙酰胆碱作为它的递质（图 2.22）。

　　下部括约肌的平滑肌由内外神经元支配。迷走神经胆碱能神经纤维的冲动部分用于维持肌肉收缩作用，如食管不蠕动时肌张力的维持。交感神经释放的去甲肾上腺素也可通过激活 α- 肾上腺素能受体引起平滑肌收缩。然而，当切断外源性神经元后肌张力依然存在表明内源性神经元所起的重要作用。血液中促胃液素浓度升高可增加括约肌张力，对防止胃收缩时胃内容物反流入食管的机制起重要作用。如括约肌功能不全，反流物进入将损伤黏膜（框2.1）。下部括约肌松弛是由支配环形平滑肌的抑制性神经纤维刺激所引起，其递质可能是血管活性肠肽（VIP）或一氧化氮（NO）。另外，胆碱能冲动的减少也可导致括约肌松弛。食管的运动功能疾病可由骨骼肌或平滑肌紊乱所引起，其发生的不同情况描述如下（框2.1）。

框 2.1　与食管相关的临床疾病

影响骨骼肌的疾病

　　在骨骼肌的原发疾病（如重症肌无力和营养不良性肌强直）或累及躯体运动神经的神经系统原发疾病（如肌萎缩性侧索硬化或脊髓灰质炎）中，受影响的横纹肌包括：

- 舌；
- 咽；
- 食管括约肌上部；
- 上部食管壁。

具有吞咽困难和食管上部推动力不足症状。脑卒中后，脑干的病变会影响舌和咽活动的协调性。

影响平滑肌的疾病

　　环咽肌痉挛：表现为吞咽困难，可能是因为环咽肌纤维化增多导致。

　　失弛缓症（贲门痉挛）：一种常见的由食管下部括约肌松弛引起的疾病，阻碍食物向胃的流动。食管下 2/3 平滑肌功能异常导致蠕动失调。这些功能不全的表现均可以归结为食管体下部平滑肌和括约肌的松弛。

框 2.1 与食管相关的临床疾病（续）

美洲锥虫病（Chagas 病）：在拉丁美洲较普遍，由寄生虫克氏锥虫感染所引起，破坏肌间神经丛的神经节细胞，与失弛缓症的症状相似。结肠功能易受损伤。

弥漫性食管痉挛：常见症状是吞咽后食管下端收缩延长，而不是正常的蠕动波。其病因尚不清楚，但已观察到许多患者存在食管平滑肌增厚现象。

反流性食管炎：胃内容物反流到食管会产生"胃灼热"的感觉，并可能伴随有食管炎症。当腹内压增加时会导致病情恶化。简单的方法如减肥或睡觉时抬高头部均可预防"胃灼热"感的发生，此病症常在易感患者夜间睡眠时发作。治疗采用质子泵抑制剂抑制胃酸分泌。多数病例中，反酸是由食管下括约肌松弛引起的，如食管括约肌松弛会导致胃酸反流入食管而损伤食管黏膜。括约肌无力可采用手术修复来降低下括约肌部位腹腔胃的压力，可有效创建一个单向阀门来阻止胃内容物反流向食管，也可通过阻止下食管括约肌开放来防止呕吐。

3

胃的基本功能

学习目标：

1. 理解消化过程中胃的结构与其功能之间的关系。
2. 理解胃黏膜的分泌过程及其功能紊乱影响消化、吸收和机体稳态的机制：
   a. 酸碱平衡
   b. 骨髓中红细胞生成
3. 理解胃的保护功能，包括以下内容：
   a. 黏膜的结构和分泌
   b. 胃酸和胃蛋白酶的分泌
4. 理解在下述情况下胃平滑肌功能的重要性：
   a. 储存食物
   b. 混匀食物和消化液
   c. 控制胃内容物进入小肠
5. 理解呕吐的过程。

概述

胃的主要功能是在进食后储存食物并控制其流入十二指肠。胃的其他功能包括通过胃壁运动搅拌并将食物磨碎后与消化液充分混合，形成半液体粥状物，即食糜。此外，胃还有外分泌、旁分泌和内分泌功能。外分泌物即排到胃腔中的消化液，统称为胃液。胃主要的旁分泌物为组胺，其可刺激胃酸的分泌。胃主要的内分泌物是促胃液素，它既可以作用于邻近的胃平滑肌和黏膜来刺激胃的蠕动和胃酸的分泌，也可以远距离作用于肠道、胰腺和肝等组织器官。

鉴于临床上胃大部切除术后会损害胃的分泌和排空功能（病例 3.1：1），因此，本章会涉及胃的这部分功能。与胃相关的另一临床问题是剧烈呕吐，其所导致的后果也凸显了胃在维持机体稳态中的重要性。胃功能的调控将在第 4 章讲述。

病例 3.1	胃大部切除术：1

患者男性，72 岁，主诉餐后头晕、出汗和心悸多年，近日因自觉疲倦、精神萎靡而就诊。患者 8 年前有胃大部（近端）切除手术史，术中切除大部分胃体和胃底，术后恢复良好。近两年来患者出现健忘症状，且未行维生素 B_{12} 注射治疗。因其症状在一定程度上是由大量食物快速进入小肠而引起，医生建议患者重新开始药物治疗、饮食注重少食多餐。血液检查提示巨幼细胞性贫血、轻度代谢性酸中毒、维生素 B_{12} 水平低和轻度缺铁。

注：胃大部切除术的后果取决于被切除的部位。如上述病例所示，切除胃的上半部分（胃体和胃底）会切除大部分壁细胞，而切除胃下半部分（胃窦和幽门）则会切除大多数的 G 细胞。

通过详细学习该病例可知，注重下述几点可在胃部分切除术后提高生活质量：

● 预防恶性贫血的发生；
● 预防缺铁性贫血的发生；
● 谨慎调节饮食摄入。

由此我们也可以得出以下结论：胃的消化功能对生存而言并非必不可少。

胃的解剖和形态

胃是储存食物的囊袋状脏器，位于食管和十二指肠之间。胃的主要形态特征如图 3.1 所示。胃由四部分组成：贲门部、胃底（位于胃上部）、胃体和幽门部。皱襞又称为褶襞，在排空的胃内面可见。如图 3.2 所示，在胃的 X 线图像中可以清楚地看到皱襞。皱襞随着胃的充盈逐渐变平。（梅内特里耶病 Ménétrièr 病）是一种少见的疾病，其特征是胃皱襞巨大肥厚，主要由胃上皮细胞肥大所致（框 3.1）。

胃壁由多层组织构成（图 3.3），内层为黏膜层，包括胃固有层和胃腺（或胃小凹）；黏膜层下方是黏膜下层、肌层和被覆腹膜的浆膜层。除了胃的肌层有斜肌层、环肌层和纵肌层外，胃壁结构与其余胃肠道的结构都相似（见第 1 章）。这有助于胃

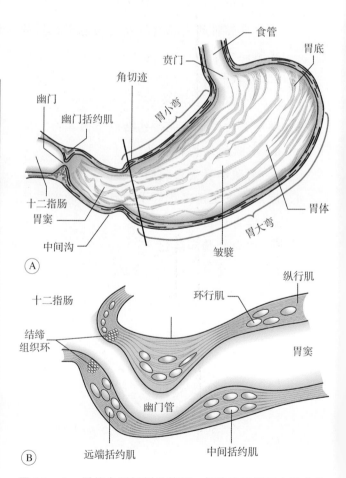

图 3.1　A. 胃的主要解剖学特征。斜线表示胃可大致分为两个分泌区：①泌酸区，由胃底和胃体组成；②幽门分泌区，由幽门窦组成；B. 幽门结构特征

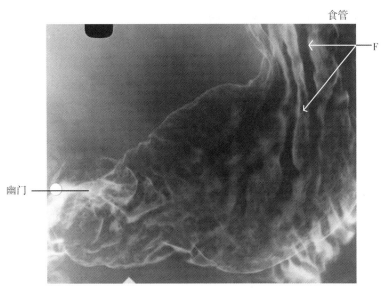

食管

F

幽门

图 3.2　钡餐后胃的 X 线片。箭头所示（F）为厚层的黏膜皱襞

框 3.1　梅内特里耶病（Ménétrièr 病）

　　Ménétrièr 病以胃上皮细胞肥大为主要特征，可导致大量黏液的异常分泌和血浆蛋白的丢失。蛋白的严重丢失可导致细胞外液量减少、脱水和休克。可使用抗分泌药物或肠内血浆置换法进行治疗，但是这些治疗措施的效果并不显著。

的扩张和容纳食物。肌层并非均匀地分布于胃壁，环肌层在胃底和胃体相对较薄，而在胃窦处则相对较厚，因为这里需要借助强有力的肌肉收缩来混合食物。此外，环行肌还在胃幽门处高度发达并形成括约肌，从而起到控制胃排空的作用。

　　胃的内层被覆柱状上皮细胞保护层。这些柱状上皮细胞间有发育良好的紧密连接，可保护其深面组织不被胃酸侵蚀。除此之外，柱状细胞还可分泌黏液和碱性液体，从而进一步保护胃黏膜不受损伤。破坏黏膜屏障的机制将于第 4 章讨论。大量胃小凹（人类约有 350 万个）穿透达胃黏膜表面。这些胃小凹是一种短的导管，胃深层的胃腺正是通过这些导管将其分泌物排空。分泌物得以通过这些导管的颈部进入胃大部分区域。

　　胃通过幽门括约肌与十二指肠球部分开，图 3.1B 显示了幽门的主要结构特征。它不是解剖学上分离的括约肌，而是环行平滑肌层的发育。结缔组织环将幽门和十二指肠分开，使得两个区域的收缩独立。然而，幽门和十二指肠的肌间神经丛是连续的。（见第 7 章）。

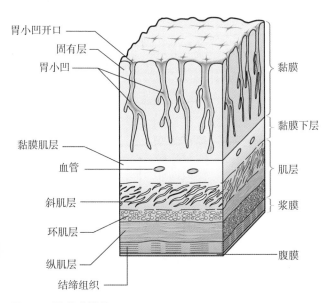

胃小凹开口
固有层
胃小凹
黏膜肌层
血管
斜肌层
环肌层
纵肌层
结缔组织

黏膜
黏膜下层
肌层
浆膜
腹膜

图 3.3　胃黏膜结构

胃的黏膜分泌

　　胃的黏膜分泌为两个独立区（图 3.1）：由胃底

和胃体组成的上方区域，即泌酸腺区；下方为可分泌促胃液素的胃窦和幽门部。

泌酸腺区的分泌细胞产生大多数的外消化液，即胃液。这一区域的主要分泌细胞为可分泌酸和内因子的壁细胞（或泌酸细胞）以及可分泌胃蛋白酶原（胃蛋白酶前体）的主细胞（或消化细胞）。胃还包括分泌组胺的肠嗜铬样（enterochromaffin-like，ECL）细胞和分泌生长抑素的 D 细胞。分泌促胃液素的 G 细胞大多局限于胃窦。这些细胞分泌物参与调控多种消化功能，如胃的分泌和蠕动（见第 4 章）。

组织学

内分泌细胞——壁细胞和主细胞位于胃小凹深处。黏液分泌细胞则位于胃小凹颈部，从而为深层的分泌细胞提供保护屏障。内分泌细胞所在的胃小凹深层位置有利于其下方的毛细血管摄取分泌颗粒（图 3.4）。

胃的外分泌细胞主要有三种（图 3.5），均可产生分泌物至胃腔，并通过多种特定途径发挥其分泌功能。壁细胞表面积非常大，使其能够产生大量的分泌物。胃腔细胞膜折返形成深入细胞内部的小管（管状通路）。小管开口于细胞游离面，并与细胞游离面的指状突起——微绒毛间隔排列。微绒毛为分

泌物的运输提供更大的表面积（见第 1 章）。当细胞分泌活跃时，小管随着分泌液的充盈而扩张。这些细胞还富含线粒体，从而为分泌过程提供所需 ATP。

主细胞负责分泌胃蛋白酶原，因其他含有大量的粗面内质网——蛋白质的合成场所。细胞腔面分布了大量致密的储存酶前体蛋白的酶原颗粒。

黏液细胞也有大量的内质网和发达的高尔基体，这是专门分泌糖蛋白的典型细胞特征。胃黏液细胞的分泌物为黏蛋白，在细胞内还存在大量储存黏蛋白的透明囊泡。

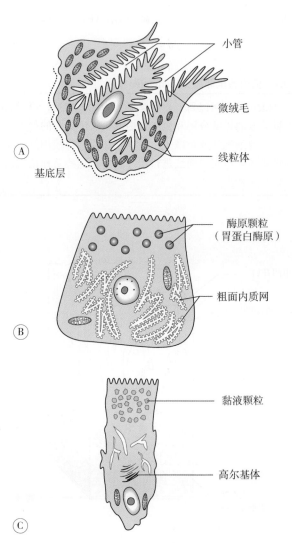

图 3.5　胃黏膜的三种主要外分泌细胞示意图：A．壁细胞；B．主细胞；C．颈黏液细胞（杯状细胞）。每一细胞类型均有与其特定分泌相关的典型特征

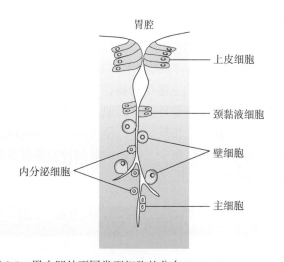

图 3.4　胃小凹处不同类型细胞的分布

胃液的成分

成人每日分泌的胃液量约 2L。进食时，食物中的可溶性成分可刺激胃液的分泌。胃液分泌液，分为两种：由泌酸细胞（壁细胞）分泌的酸性黏液以及由黏液细胞分泌的碱性黏液。胃液与血浆等渗，但是胃液各组分的浓度随流动速度变化而变化：流速越快、酸性越强。因此，在进食过程中食糜的酸性较强，pH 值可达 2.0。注射组胺可使泌酸量达到最大。人体在注射组胺刺激胃液分泌后，胃液中某些离子组分浓度的变化见图 3.6。在临床上，该方法被用来评估胃的分泌功能。20 世纪初期，内科医生 Gray 和 Hollander 首次发明了该方法，因此又被称作"Gray 和 Hollander 检测"。目前，组胺已被一种含有促胃液素末端四肽活性片段的合成药——五肽促胃液素所取代，从而避免了因组胺作用于 H_1 受体引起的高血压、头晕、头痛、心悸等副作用。然而，因为 12 小时或 24 小时胃内 pH 值监测可以更准确地检测胃液酸度，且其监测更接近于生理状态，所以这一操作在很大程度上取代了胃分泌检测。

当流速加快时，H^+、Cl^- 和 K^+ 浓度增高，而 Na^+ 浓度却降低。胃液成分发生变化是因为受进食刺激、壁细胞的泌酸速率显著增加；而碱性黏液的分泌是一个被动过程，其分泌速度相对不受影响。因此，流动速度加快时，食糜较少被碱性黏液稀释，H^+ 和 Cl^- 浓度也随之增加。酸性分泌液和碱性分泌液均与血浆等渗。

胃小凹被破坏后可使 HCl 分泌不足（胃酸缺乏），且常伴有内因子缺乏、进而导致维生素 B_{12} 缺乏及恶性贫血（见下文）。然而，当 HCl 分泌量减少时，最早出现的临床表现多为缺铁性贫血，其原因是由于胃酸缺乏使得铁离子摄取后不可被机体利用（见病例 3.1：5）。

胃液分泌的细胞机制

壁细胞分泌物

盐酸

胃分泌 H^+ 和 Cl^- 均为主动过程，其能量来源于 ATP 水解。H^+ 是逆着巨大的浓度差进行转运的：血液中 H^+ 浓度约为 10^{-8} mol/L，而胃腔中 H^+ 浓度高达 1.5×10^{-1} mol/L。

图 3.7 概述了壁细胞内 H^+ 的生成机制。CO_2 从血浆中弥散至壁细胞内并与水分子结合，在碳酸酐酶的催化作用下形成碳酸。碳酸可解离为 H^+ 和 HCO_3^-。通过与 Cl^- 交换，HCO_3^- 顺浓度差转运至血液。因此，胃将胃酸分泌入胃腔的同时，将 HCO_3^- 分泌入血液，导致血浆 pH 值一过性升高。该现象被称为"碱潮"。

通过壁细胞分泌小管膜上的质子泵，H^+ 由壁细胞的顶端膜分泌至分泌小管内。含有 ATP 酶的质子泵通过与 K^+ 交换来分泌 H^+，其比例为 1：1。壁细胞未受刺激时，质子泵位于微管泡内。一旦壁细胞受到刺激进行分泌时，含质子泵的微管泡移向管腔

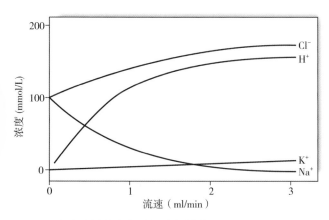

图 3.6 流速对胃液中离子组成的影响

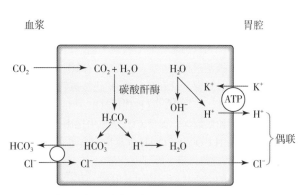

图 3.7 壁细胞分泌胃酸示意图

膜。管泡膜与管腔膜融合，引起膜分泌面积的大幅度增加。抑制壁细胞内质子泵的药物常用来治疗由胃酸过多引起的黏膜疾病，如十二指肠溃疡（详见框 3.2 和第 4 章）。

框 3.2　质子泵抑制剂

通过抑制质子泵降低胃酸分泌量的药物可用来治疗由胃酸过多引起的疾病，如十二指肠溃疡和反流性食管炎（见第 3 章和第 4 章）。最常用的奥美拉唑是一种强效质子泵抑制剂。作为弱碱，奥美拉唑通过抑制质子泵的 H^+-K^+-ATP 酶的活性起作用。奥美拉唑在 pH 为中性环境中无活性，但在 pH 3.0 的酸性环境中则被激活。该环境只存在于壁细胞的分泌小管内。因此，奥美拉唑只能在此发挥其作用，也从而避免了导致氯离子转运紊乱的副作用。当使用在弱酸性环境下就有活性的 H^+ 转运抑制剂时，在其他器官如肺、胰腺和皮肤（出汗时）等组织器官也会出现不良反应。胃溃疡疾病的治疗将在第 4 章详细讲述。

氯离子也是逆着浓度差分泌的。血液中 Cl^- 浓度约为 107 mmol/L，而胃腔内 Cl^- 浓度可达 170 mmol/L。与此同时，氯离子还可以逆电势梯度进行分泌。相对于基底膜，静息态壁细胞的顶端膜带负电荷（-60 mV $\sim$ -80 mV）。Na^+-K^+ 泵位于壁细胞基底侧膜。在基底侧膜，Cl^- 通过与 HCO_3^- 交换，顺浓度差进入细胞（见上文和图 3.7）。Cl^- 通过 Cl^- 通道进行跨膜转运。该通道产生负电荷的净转运，并且无需与其他离子交换。因此，当壁细胞受到刺激进行分泌时，电位差下降（降至 -30 mV 和 -50 mV）且顶端膜的负电荷减少。分泌细胞黏膜表面的质子泵和氯离子泵相互耦联，因此 H^+ 和 Cl^- 离子 1：1 成比例分泌，但其耦联机制尚未明确。

胃切除术后由于其分泌胃酸的能力下降，导致机体的酸碱平衡紊乱。该内容将于病例 3.1：2 中进行讨论。这种情况也可见于剧烈呕吐（如化疗）的患者，其因为胃内容物过酸引发反馈机制，胃酸分

病例 3.1　胃切除术：2

酸碱平衡失调

进餐时，在胃酸分泌的同时 HCO_3^-（碱潮）进入血液。当食物到达十二指肠后，与胰腺、肝和肠壁细胞分泌的碱性物质混合。这些碱性消化液的细胞分泌与胃酸的细胞分泌机制相反（图 3.7）。因此，当 HCO_3^- 进入这些器官的腺导管时，等量的 H^+ 也进入该处血液。血液中增加的 H^+ 通常被胃血流碱潮中的 HCO_3^- 中和。此外，胃分泌入胃腔的 H^+ 也会被小肠消化液（包括胆汁、胰液和肠液）中的 HCO_3^- 中和（图 3.8）。由于胃大部切除术限制了胃酸的分泌，从而打乱这种平衡。反馈机制通常调节着 H^+ 和 HCO_3^- 的分泌，使肠腔中的 pH 值维持在适当的范围内。由于机体许多代谢功能对 pH 值的变化非常敏感，因此体液（如血浆）的 pH 值必须维持在一个狭窄的范围内。

胃大部切除术后患者易发生酸碱失衡，但机体通常可以通过代偿来抵消这种失衡。胃切除后，碱潮显然没有产生，但进餐时，胰腺、肝和肠中的 H^+ 仍然被转运入血液，使血液呈现酸性。短期内，这种代谢性酸中毒可刺激呼吸系统，使呼吸加快加深，促使 CO_2 从血中排出，从而推进 $H^+ + HCO_3^- \rightarrow H_2CO_3 \rightarrow CO_2 + H_2O$ 反应向右进行，血中 H^+ 浓度降至正常。

但酸中毒的完全代偿需要更长时间，其代偿机制有赖于肾小管的泌 H^+ 和重吸收 HCO_3^- 功能。当患者的肾功能

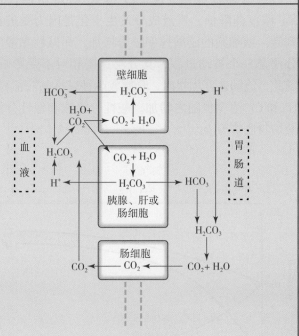

图 3.8　血液及肠腔中酸的中和

不全时，血液检测显示低 pH 值、低 HCO_3^- 浓度和低 PCO_2。对于一个可代偿的患者，进餐后会排出酸性尿。关于酸碱平衡调节的内容详见《呼吸系统》与《泌尿系统》分册。

泌被抑制。如果胃内容物丢失，该反馈机制则不起作用，在这种情况下，泌酸不受控制。剧烈呕吐对机体酸碱平衡的影响见下文病例3.2：2。

内因子

内因子是由胃分泌的唯一一种生命必需物质，其可促进维生素 B_{12} 在回肠的吸收。内因子是一种分子量为 55 000 kDa 的糖蛋白，可与维生素 B_{12}（钴胺素）结合形成复合物。该糖蛋白可发生二聚化，形成的二聚体可结合两分子的维生素 B_{12}，这一复合物不易被消化。生理情况下，维生素 B_{12} 有四种重要形式。食物中的维生素 B_{12} 与蛋白质结合，在胃酸及胃蛋白酶的作用下维生素 B_{12} 被释放出来。维生素 B_{12} 在整个小肠内以游离、非复合物的形式存在，这种形式的维生素 B_{12} 通过被动扩散无法被有效吸收。而在回肠末端，维生素 B_{12} 与内因子形成复合物后通过特定机制被迅速吸收（见第8章）。维生素 B_{12} 缺乏可导致恶性贫血，其可能病因有分泌内因子的胃黏膜部位病变或影响回肠末端维生素 B_{12} 吸收部位的疾病（如克罗恩病）（见第8章）。胃切除术后由于内因子分泌不足导致的维生素 B_{12} 缺乏将在病例3.1：3中讨论。维生素 B_{12} 缺乏的各种病因将于第8章讨论。

胃在铁吸收中的作用

机体的贮存铁很少。因此，需要不断地加以补充来促进血红蛋白合成和维持红细胞功能。铁离子主要以血红素及亚铁（Fe^{2+}）离子的形式被吸收。但是在生理 pH 值（即 pH 7.4）下，Fe^{2+} 被氧化成 Fe^{3+}。而饮食中非血红素铁主要形式——Fe^{3+} 很难被吸收。相对而言，胃中的酸性环境能使铁离子保持可溶且易吸收的亚铁离子形式。因此，服用奥美拉唑等质子泵抑制剂以降低胃酸分泌量的患者易出现缺铁性贫血。

在十二指肠和空肠内，Fe^{2+} 易与食物中的 PO_4^{3-}、植酸及草酸结合形成不溶性复合物，而无法被吸收。但是，如果 Fe^{2+} 与抗坏血酸（维生素 C）或柠檬酸螯合后，则可维持其可吸收性。因此，食物中的维生素 C 或柠檬酸可以预防缺铁性贫血。胃切除术后

引起的缺铁性贫血将于病例3.1：3中讨论。

主细胞的分泌

胃蛋白酶是胃分泌的一种蛋白水解酶，参与胃肠道中不足20%的蛋白质消化。胃蛋白酶是一种肽链内切酶，能将蛋白质降解成多肽，可选择性水解含芳香族氨基酸的肽键。与其他蛋白水解酶一样，胃蛋白酶由其不活跃的前体——胃蛋白酶原转化而来。胃蛋白酶原储存在胃主细胞的颗粒中，通过胞吐作用释放。胃蛋白酶的合成和胞外分泌本质上与第5章描述的胰蛋白酶相似。黏液细胞和十二指肠 Brunner 腺细胞也可以分泌胃蛋白酶原。胃至少分泌两种可以起明显免疫作用的胃蛋白酶原，包括胃蛋白酶原 I 和胃蛋白酶原 II。胃蛋白酶原 I 是主要的胃蛋白酶前体，由泌酸腺区的主细胞分泌；胃蛋白酶原 II 由胃的细胞和十二指肠 Brunner 腺分泌。关

病例 3.1　　胃切除术：3

贫血

恶性贫血

如果不采用替代疗法，在行胃切除术后，维生素 B_{12} 缺乏最终会导致恶性贫血。然而这一过程大概需要数年时间，且持续直到储存在肝中的维生素 B_{12} 耗尽之后才会出现。恶性贫血中，骨髓产生异常不成熟的巨（大）红细胞。因此，患者的血液检测结果显示红细胞计数降低和平均红细胞体积升高。而首选的治疗方法是每3个月肌内注射一次维生素 B_{12}。恶性贫血的不同的病因将在第8章中进行描述。

缺铁性贫血

胃切除术后易发生缺铁性贫血。因为胃酸可以将饮食中的三价铁（Fe^{3+}）转化为二价铁，这是唯一的可以在很大程度上被吸收的非血红素铁。即便术中只有胃窦被切除，也能导致缺铁性贫血发生。这是由于分泌促胃液素的 G 细胞被切除，而促胃液素是刺激胃酸分泌的主要因素。体内的铁储存量比维生素 B_{12} 储存量更有限，在胃大部切除术后的几个月内即可出现缺铁性贫血，而恶性贫血可能在手术后2年左右才会出现。缺铁性贫血的特点是存在小血红细胞（小红细胞症），但是胃切除术后，这些表现可能被恶性贫血的巨红细胞所掩盖。第8章将更详细地讨论缺铁性贫血。

于胃蛋白酶在溃疡形成中的作用将在第 4 章详述。

胃蛋白酶原在胃腔中通过去除短肽进行水解后被激活：

$$胃蛋白酶原 \xrightarrow{H^+} 胃蛋白酶 + 肽$$
$$(42\,500\ kDa) \quad (35\,000\ kDa) \quad (7500\ kDa)$$

H^+ 对胃蛋白酶功能的重要性在于：

- H^+ 首先激活胃蛋白酶原。激活的酶经自身催化作用，促进更多的胃蛋白酶形成，并提高生成速率。
- 为酶促反应提供合适的 pH 值。胃蛋白酶最适的 pH 值为 3.5。
- 它使摄入的蛋白质变性，而变性后的蛋白质是比天然蛋白质更好的酶反应底物。

胃切除术对消化的影响在病例 3.1：4 讨论。

黏液细胞的分泌

黏液是一种黏性物质，其含有的糖蛋白被称为黏蛋白。黏蛋白约由 80% 的碳水化合物、大量的半乳糖和 N- 氨基乙酰葡萄糖组成，其分子为四聚物，分子量大约为 200 万。黏蛋白的碳水化合物链可防

病例 3.1	胃切除术：4

对消化系统的影响

通常认为胃切除对生活造成的影响并不太大，因为胃对食物的消化作用并非不可或缺。当胃切除后，胃蛋白酶的缺乏对整体蛋白质的消化不构成威胁。因为它通常只消化摄入蛋白质的 10% ~ 20%。在胃蛋白酶缺乏时，小肠中胰腺分泌的蛋白酶一般能应对食物中的所有可消化蛋白质。由胰腺产生的糜蛋白酶（见第 5 章）与胃蛋白酶具有类似的作用底物。然而，胃蛋白酶和酸在胃中具有更重要的作用，即杀灭与食物一起摄入体内的有氧细菌。因此在进食良好的正常人体中，如霍乱弧菌等细菌感染十分罕见，而在行胃切除术或不泌酸（胃酸缺乏症）的患者中，则更易出现这类感染。因为唾液淀粉酶通常被胃分泌的胃酸失活（见第 2 章），胃切除术后该酶在消化道的活性时间延长，理论上会加速淀粉的分解。

止其被胃蛋白酶消化。胃黏液可以和唾液黏液一起润滑食物，使它们能够被顺利运输，并在胃的收缩下进行搅拌。上皮细胞可分泌一种不透明的碱性黏液，这种分泌作用可在进食时增加，导致分泌物中的碳酸氢盐含量很高。此外，颈黏液细胞可在进食刺激下分泌黏液，黏液可以由颈黏液细胞释放和表面上皮细胞胞外分泌产生，也可以由表面脱落的上皮细胞释放。

当黏蛋白四聚物形成的溶解凝胶浓度大于 50 mg/ml 时，可在黏膜表面形成一层凝胶。它的稳定性取决于带电荷的 SO_4^-、COO^- 基团和氢键，剧烈的 pH 值变化可以导致黏液析出。表面上皮细胞分泌非壁细胞来源的碱性液体（见上文）。这些液体被包埋于黏液层下，可形成屏障并保护胃免受胃酸和胃蛋白酶的损害。黏膜屏障受损可形成溃疡，这部分内容将在第 4 章进行阐述。

胃的吸收

胃几乎不吸收水，除了阿司匹林和乙醇外基本不吸收其他物质。乙醇是脂溶性，而阿司匹林在胃内酸性 pH 值的环境下脂溶性加强（见第 7 章）。病例 3.1：5 讨论了胃切除术后对小肠吸收的影响。

胃运动

胃最重要的功能是调节食物进入小肠的速率。小肠是大多数营养物质被消化和吸收的部位。胃负责搅拌混合食物和胃液，产生半流体物质——食糜。空腹时成人胃的容积大约为 50ml；胃腔略大于小肠腔。胃的内表面高度折叠形成峰。在充满食物时，胃扩张，皱襞减少。因此，胃壁张力和腔内压力变化不明显。

混合和排空

胃的功能是混合食糜，并使胃排空以推进食糜进入小肠。这一收缩功能靠胃壁上平滑肌的活动来实现。和消化道的其余部分一样，胃由多层平滑肌所包裹（图 3.3）。

在进食后的前 30 分钟，胃会出现一波又一波的收缩，即蠕动波，胃蠕动波以大约每秒 1 厘米的速

病例 3.1 胃切除术：5

肠道吸收

接受胃切除术的患者餐后会出现头晕、心悸和出汗等交感神经兴奋症状。现在让我们试图解释这些现象，并尝试理解为什么患者改变饮食习惯后一些症状会缓解。

胃经切除后存储空间减少，摄入普通量的食物即可迅速进入小肠，从而导致营养的吸收异常增快。因此，食物在小肠中推进时就可能没有充足的时间被完全消化吸收。

低血糖

如果饮食中碳水化合物含量高，葡萄糖可很快被吸收，以致在吸收过程中降低血糖浓度的血糖平衡机制被打乱。通常情况下，在餐后 30～60 分钟内血糖会上升到最高水平。血糖升高刺激胰岛素从胰腺分泌入血，该激素会促进肌肉和脂肪组织摄取葡萄糖从而降低血糖。一般情况下，血糖和胰岛素的浓度在 1.5～2 小时后恢复至正常水平（图 3.9），这通常是一个精密调控的反馈调节系统（见第 8 章）。如果血糖浓度上升过快，为加速清除血中葡萄糖，血浆中的胰岛素浓度也会相应快速升至超高水平（图 3.9）。但清除作用过度，反而使血糖水平异常降低（低血糖）。低血糖常表现为出汗、晕倒，可于胃切除患者餐后出现。此外，因为唾液淀粉酶通常在胃内由胃酸失活（见第 2 章），所以胃切除术后小肠内具备活性的淀粉酶浓度远远高于正常水平。这促进了肠内葡萄糖的产生和血糖的吸收，从而加剧了后续的低血糖反应。而血糖降低使交感神经兴奋，所以低血糖引起的症状与交感神经系统兴奋有关，如心悸、出汗、血管收缩和皮肤苍白等。

细胞外液量

食物快速进入小肠的另一个后果是胃肠道内液体的流

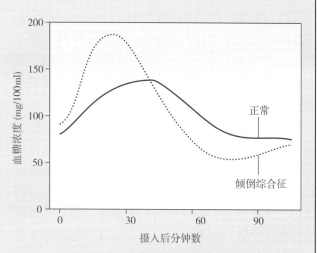

图 3.9 摄入平均食量的高碳水化合物饮食后正常成人（实线）和胃切除术后患者（虚线）血糖浓度的变化

失，从而导致了血容量的减少。这是由于食物中的大分子物质被分解溶于异常少量的消化液里，导致肠道内容物呈高渗状态。使得血液中的水逆渗透压梯度流入肠腔。其他一些未知的因素可能也与胃切除术后液体流失有关。体液的丢失导致细胞外液（extracellular fluid，ECF）量急剧下降，同时血容量下降引发低血压，这些加剧了低血糖时晕厥的发生。此外，高渗食糜进入大肠会削弱结肠对水的吸收，并导致腹泻。

饮食进入小肠过快所引起的症状被统称为"倾倒综合征"。通过减少进食量以限制食物进入小肠的速度，可预防这些症状的发生。

度把食物向胃窦部推进，胃窦部周围的肌肉比胃其他部分厚得多。收缩会逐渐加剧，尤其是在胃窦部，肌肉收缩搅拌食物，使其与胃液充分混合。最后，胃窦终端大部分肌肉剧烈地同步收缩，将食物全部排空并推入十二指肠。但每次只有一少部分食物被排出，其余的食糜返回胃体部，进一步进行加工和混合，使其更易于消化。

胃的幽门括约肌将胃与十二指肠隔开。虽然每次只有少量食物通过胃窦部的幽门括约肌收缩进入肠腔，但进入十二指肠的食物随即产生的负压有助于幽门括约肌的关闭。幽门括约肌的功能是使胃内容物规律有序地排空，并防止含有胆汁的十二指肠

内容物反流入胃。后者很重要，因为尽管胃黏膜高度耐酸，依旧有可能被胆汁侵蚀（另一方面，十二指肠黏膜虽然耐受胆汁的刺激，但可能会被胃酸破坏）。胃内容物排空过快会导致十二指肠溃疡，而十二指肠内容物反流有可能导致胃溃疡。

呕吐

呕吐是胃的保护机制之一，使机体免受有毒物质的入侵。它增强了胃的自我保护作用，如胃酸和胃蛋白酶对有氧细菌的灭活以及黏蛋白对柱状上皮细胞的保护等。

呕吐是指胃内容物（有时伴有十二指肠内容物）逆流出口腔的过程，是由胃或十二指肠的强烈收缩引起的。它是一种反射，通常先有一种恶心的感觉，可伴唾液分泌、出汗、皮肤苍白、血压下降、瞳孔放大、心率加快和呼吸不规则。前期常有干呕，胃内容物被迫进入食管而没有到达咽部，恶心强度通常在呕吐前加剧。

呕吐中枢控制着呕吐反射，呕吐中枢位于延髓网状结构和第四脑室底部的最后区，后者邻近支配胃肠道迷走神经核的化学感受器触发区（chemoreceptor trigger zone，CTZ）。反射包括对呼吸肌、腹肌以及胃肠道平滑肌的刺激。身体许多部位都存在受体，可将信息传入中枢并引起呕吐。框3.3列出了呕吐的主要诱发因素。

发生步骤

呕吐开始于深吸气末。随后声门关闭以保护呼吸道，同时膈下降，防止肺部空气排出。空气和唾液进入扩张的食管，软腭抬高以防止呕吐物进入鼻咽部。然后，在呼气的同时声门关闭，伴随着腹肌收缩。后者可同时增加胸腔和腹腔内压力。呕吐反射的一个重要环节是食管下段括约肌舒张，否则胃内容物无法进入食管。由于胸膜腔内压低于腹内压，当食管下段括约肌舒张时，胃内容物可顺压力梯度

被动回流。腹部肌肉在呕吐中起重要作用。动物实验证实，即便用膀胱替代胃，在腹部肌肉的作用下仍然可以引出呕吐。

呕吐前，食管被反复充盈和排空。因为咽下括约肌关闭，胃内容物无法进入口腔，只能反流回胃部。最终，剧烈喷射的胃内容物通过食管上段括约肌进入口腔。如果胃仍然含有足量的内容物，则会再次发生上述循环。十二指肠强烈收缩可使肠内容物流入胃，使呕吐物中出现胆汁。这并不是由于逆向蠕动，而是由于胃在放松状态下，十二指肠的收缩逆转了正常的压力梯度。

某些药物治疗的副作用可能导致过度呕吐的发生，如抗癌药物顺铂。病例3.2：1和3.2：2讨论了血液酸碱度和电解质失衡的后果。

呕吐的控制

图3.10总结了参与呕吐反射的主要途径，其最后的共同通路为冲动从呕吐中枢传至骨骼肌和内脏平滑肌。呕吐中枢是功能性的区域，而不仅是一个解剖实体。它接收从化学感受器触发区（chemoreceptor trigger zone，CTZ）、孤束核（nucleus tractus solitaries，NTS）以及更高级中枢（包括对令人厌恶的视觉、味觉和情绪因素的反应）传递来的神经冲动。化学感受器触发区在血-脑屏障之外发挥作用，它直接受到血液中物质的影响，如阿片类镇痛药吗啡和阿扑吗啡，用于治疗心脏疾病的洋地黄等糖苷类药物以及肾衰竭时血中蓄积的尿素（尿毒症）等。

框3.3　呕吐的诱发因素

- 刺激胃和十二指肠的感觉神经末梢（如硫酸铜和高渗氯化钠溶液）
- 药物：如细胞毒药物（例如用于癌症治疗的顺铂）以及用于治疗帕金森病的左旋多巴
- 由于辐射损伤、感染或疾病产生的内源性物质
- 位于喉咙后部的触觉受体
- 前庭器病变（如晕动症）
- 刺激心脏和内脏（子宫、肾盂、膀胱、睾丸）的感觉神经
- 颅内压升高
- 令人恶心的气味、视觉和情感等因素刺激更高级的中枢神经系统区域
- 内分泌因素（如雌激素浓度增加的孕吐）
- 偏头痛
- 心源性晕厥

病例3.2　　过度呕吐：1

患者女性，55岁，患卵巢癌并接受细胞毒性抗癌药顺铂化疗。化疗第一疗程结束后数日，患者出现恶心、呕吐不止等化疗副作用。原因是抗癌药物顺铂可与CTZ的受体结合。如果必须继续化疗，顽固性呕吐可能成为一种慢性病程。除非使用止吐药物进行治疗，否则酸性物质的丢失可能造成患者酸碱平衡失调。当患者再次入院时，应取血测定酸碱度和电解质浓度。

结合胃泌酸的细胞机制以及胃切除术后发生的酸碱失衡，可推测持续呕吐的后果。相关问题以及慢性呕吐的病因和治疗将在病例3.2：2和病例3.2：3中讨论。

病例 3.2	过度呕吐：2

酸碱平衡和电解质紊乱

酸碱状态

　　对患者的血液检测包括 pH 值、HCO_3^- 浓度、P_{CO_2} 和 K^+ 浓度。如果呕吐没有得到控制，患者的血气分析将表现为代谢性碱中毒，即高 pH 值、HCO_3^- 浓度升高、P_{CO_2} 正常或轻度升高。酸碱平衡紊乱的发生，是因为从胃泌酸细胞转运入血的 HCO_3^- 无法被 H^+ 离子充分中和。而血中 H^+ 离子的来源，主要依赖胰液、胆汁、肠液分泌的结果（图 3.8），并且这些碱性消化液的分泌不受持续呕吐的影响。由于 H^+ 持续丢失，肺和肾无法对碱中毒进行充分的代偿（请见《呼吸系统》和《泌尿系统》分册中对这一代偿机制的讨论）。

电解质

　　为纠正血液 pH 值，患者肾中的 K^+ 与 H^+ 进行交换并从尿中排出。因此，这类患者也可出现低钾血症（血 K^+ 浓度降低）。低钾血症影响神经功能（特别是对心脏尤为重要），并可导致肾损害。补充碱性 K^+ 盐，如醋酸钾、柠檬酸钾或碳酸氢钾可纠正血钾浓度异常。

CTZ 可能也与晕动症（motion sickness）有关。在动物实验中，切除狗的延髓最后区，可防止狗晕动症的发生。和孤束核也接收由内脏传入神经（通过迷走神经）传入的冲动。

参与呕吐的递质

　　大脑控制呕吐的神经递质很多，包括 γ- 氨基丁酸、乙酰胆碱、去甲肾上腺素、多巴胺、5- 羟色胺、组胺、谷氨酸、P 物质、内啡肽和神经垂体素载体蛋白，但它们确切的作用尚不清楚。主要的刺激因素和作用通路如图 3.10 所示。在某些临床情况下，例如摄入有毒物质后，刺激呕吐是很必要的。常用的药物有吐根，它的活性成分是依米丁和吐根酚碱，它们作用于胃部的相关受体，通过孤束核刺激呕吐。

　　呕吐可以由很多刺激引起，因此可根据特定刺激的诱因采用不同药物进行治疗。表 3.1 列出了主要的止吐药物及其止吐应用范围。所有止吐药都有副作用，尤以嗜睡为重。这是因为它们对中枢神经系统的抑制作用引起。针对癌症化疗所致慢性呕吐的治疗将于病例 3.2：3 中讨论。

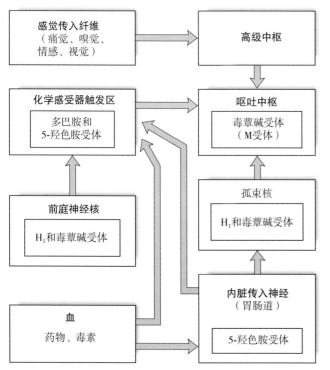

图 3.10 呕吐控制涉及的主要外周和中枢区域及其作用受体。NTS，孤束核；CTZ，化学感受器触发区"

表 3.1 止吐药物及作用

相关受体	药物	止吐适应证
组胺 H_1	哌嗪衍生物	运动吗啡
毒蕈碱	东莨胆碱	运动硫酸铜
多巴胺	吩噻嗪类	阿扑吗啡
		胃肠道感染
		辐射
		癌症化疗
		雌激素（晨起呕吐）
		麻醉药
5- 羟色胺	昂丹司琼	癌症化疗
大麻酚类化合物	大麻隆	癌症化疗

病例 3.2	过度呕吐：3

机制和治疗

顺铂诱发呕吐的受体存在于化学感受器触发区（CTZ）和胃肠道，包括位于 CTZ 的 5- 羟色胺（5-HT$_3$）受体和多巴胺受体，以及胃肠道中的 5- 羟色胺受体。

作用于 CTZ 的 5-HT$_3$ 受体拮抗剂昂丹司琼（Ondansetron），对抑制此种情况下的呕吐作用疗效显著（表 3.1）。多巴胺受体拮抗剂（如吩噻嗪类）和大麻类（如大麻隆）也可用于治疗过度呕吐，这些药物可能通过作用于 CTZ 而起到止吐的作用。

4

胃功能的调节

学习目标：

1. 理解胃功能的神经和体液调节以及食物对胃肠道功能的影响。
2. 理解消化系统功能相互协调的机制。
3. 理解胃的功能紊乱如何导致黏膜溃疡及其诊断和治疗。
4. 理解胃的功能紊乱对胃肠道和全身酸碱平衡的影响。

概述

胃肠道食物中可溶性物质以及食物对管壁造成的机械性压力可促进或抑制胃液分泌及胃的运动，其中涉及神经、旁分泌及内分泌信号等的作用。消化性溃疡病是一种由于胃酸破坏了十二指肠或胃黏膜而导致的常见疾病，在本章中，通过对消化性溃疡的病理及并发症的学习进一步了解胃功能调节的重要性（病例 4.1：1）。

进餐时，由胃释放入血的促胃液素在对胃肠道功能的调节中发挥主导作用。它可刺激胃的分泌和运动，促进胃黏膜血液供应及胃黏膜的生长。此外，还调节胃肠道其他部位及相关腺体的多种功能。促胃液素由分布于幽门窦的 G 细胞分泌，而 G 细胞所处位置恰好能够对胃摄入物质起反应。G 细胞异常增生肿瘤，如已知的促胃液素瘤，可导致佐林格 - 埃利森综合征（Zollinger-Ellison 综合征）。这一疾病的主要特征是促胃液素分泌过多，导致胃酸分泌过量以及胃肠运动亢进。本章将讨论佐林格 - 埃利森综合征表现出的功能异常，以阐明促胃液素的生理及临床重要性（病例 4.2：1）。

病例 4.1	消化性溃疡：1

患者男性，45 岁，有消化性溃疡病家族史，主诉为上腹部钝性烧灼样疼痛，伴有周期性恶心、呕吐、胃灼热、食欲差。有酗酒、吸烟史。经查体，疼痛位于上腹部。患者自觉疼痛于饥饿时加重，进食后缓解。同时伴有夜间胃酸分泌过多的症状，经常于凌晨醒来时自觉有胸骨后烧灼感，服用抗酸药可缓解。内镜检查提示十二指肠近端有一溃疡。建议患者戒烟戒酒。给予溃疡治疗首选药物 H_2 阻断剂雷尼替丁进行治疗，6 周后溃疡症状未缓解。后给予奥美拉唑治疗，症状很快得到缓解。约 8 个月后再次出现症状，给予奥美拉唑治疗，同时给予一个疗程的抗生素，症状消失，此后 2 年没有复发。

根据本病例的内容回答下列问题：

- 根据患者主诉，如何怀疑是十二指肠溃疡而不是胃溃疡？
- 十二指肠溃疡的好发部位以及好发于此的原因是什么？
- 胃溃疡的好发部位以及好发于此的原因是什么？
- H_2 受体拮抗剂如雷尼替丁的作用机制是什么？此类药物为什么能有效缓解溃疡症状？
- 溃疡病患者为什么要夜间服用此类药物？
- 奥美拉唑的作用机制是什么？
- 患者为什么要接受一个疗程抗生素治疗？

病例 4.2	促胃液素瘤（Zollinger-Ellison 综合征）：1

患者女性，40 岁，因间断性腹痛、腹泻多年而就诊。曾被诊断（内镜检查）为消化性溃疡，给予奥美拉唑及短程抗生素治疗，但症状未获长期缓解，后行胃迷走神经切断术（选择性迷走神经切断术），术后症状未见好转。为明确症状是否由于促胃液素瘤引起而行进一步检查。抽吸全部胃液，测定基础胃酸分泌以及注射五肽促胃液素后的胃酸分泌。放射免疫法测定血清促胃液素水平。为避免溃疡恶化，重新给予高剂量奥美拉唑治疗。再次行内镜检查时发现，胃皱襞肥厚，溃疡扩大至十二指肠降部。鉴于这些发现以及异常的促胃液素水平，行上腹部计算机断层扫描（CT 扫描），提示胰腺肿块（图 4.1）。

进行剖腹探查（腹部手术），术中证实胰腺肿瘤并切除。随后对切除物进行组织学分析显示切除肿瘤为促胃液素瘤。切除肿瘤后患者痊愈，血清促胃液素水平降至正常范围。

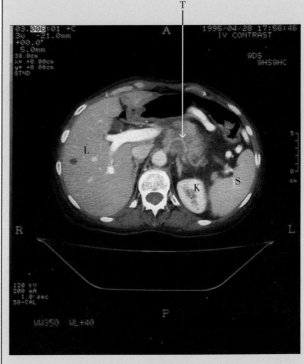

图 4.1 CT 扫描显示上腹部横断面。可见胰头部巨大肿块，提示肿瘤（T）。同一影像中可见正常肝（L）、脾（S）和左侧肾（K）

| 病例 4.2 | 促胃液素瘤（Zollinger-Ellison 综合征）：1（续） |

研究此病例内容后可思考下列问题：

- 该患者血清促胃液素水平、胃酸分泌以及胃蛋白酶分泌会出现什么异常？外科迷走神经切断术后会有什么变化？
- 胃黏膜肥厚的原因？
- 溃疡为什么见于十二指肠降部？这种情况下胃肠道其他哪些部位还有可能发生溃疡？
- 哪项检查可提示这种情况为 Zollinger-Ellison 综合征而不是单纯的胃十二指肠溃疡？
- 使用高剂量奥美拉唑治疗的原理是什么？
- 患者腹泻的原因是什么？
- 促胃液素和胃酸产生过多的生理学结果是什么？

胃分泌调节

对胃液分泌的调节包括外源性和内源性神经以及激素和旁分泌物质调节。

体液调节

促胃液素

促胃液素是由胃内 G 细胞分泌的激素，可刺激胃液分泌，并在胃肠道对食物消化吸收的预先准备方面发挥广泛作用。它是第一个被发现的激素（框 4.1）。

促胃液素的生物活性形式

尽管小肠可分泌少量促胃液素，但正常人体内的促胃液素主要由胃窦部产生。促胃液素有两种主要形式，促胃液素 -34（G34，由 34 个氨基酸组成）和促胃液素 -17（G17，由 17 个氨基酸组成）。在人体中，胃窦部分泌的促胃液素超过 90% 为 G17。循环血中 G17 的半衰期约为 6min，G34 半衰期约为 36min，两者均能促进胃酸分泌。G17 半衰期短与其主要影响胃局部受体的特点相关。G17 羧基端的四肽序列为其活性位点。

五肽促胃液素是人工合成的含 C 端四肽活性序

框 4.1 促胃液素：第一个激素

促胃液素是第一个被发现的激素。1905 年由 Edkins 首次提出，存在一种物质，可通过对胃内食物的感应而释放入血，再进一步刺激胃酸分泌。但当时认识到大量存在于胃黏膜中的组胺可刺激胃酸分泌，并认为组胺就是这种介质。直到 30 年后 Grossman 及其同仁证明存在一种刺激胃酸分泌的血源性物质。他们从胃体部分离出一个囊袋并将其移植到颈部，研究结果表明，原来放置在胃窦部的食物可刺激移植囊袋中的胃酸分泌，即使去除胃窦部的神经支配胃酸分泌仍然增加，这表明刺激物是由胃窦部释放的血源性物质，是一种激素。1964 年，Gregory 和 Tracey 从猪的胃中分离纯化到蛋白质激素，这就是后来的促胃液素。

列的五肽药物，为增加分子稳定性而加入 β- 丙氨酸取代基。五肽促胃液素具有促胃液素所有的生理学功能，在临床上可替代组胺（见第 3 章）用于胃分泌功能的检测。

细胞与促胃液素的分泌

正常人分泌促胃液素的 G 细胞主要位于胃窦部黏膜，仅少量 G 细胞（< 20%）位于十二指肠黏膜。G 细胞数量仅占黏膜细胞数量的 1% 不到。在人体内，G 细胞与其他的内分泌细胞均位于胃腺体的基底与颈部之间（见第 3 章）。成熟细胞会被胃窦分泌腺峡部的未成熟细胞逐渐取代。与上皮细胞不同，G 细胞更新较慢，且受促胃液素的调节。G 细胞（图 4.2）是"开放型"APUD 内分泌细胞（见第 1 章）。G 细胞顶端表面有微绒毛，与胃腔接触，能够感知胃内容物。位于胃腔侧细胞膜上的受体可感知食物中的一些促分泌的化学物质，调节促胃液素的释放（见下）。促胃液素储存在分泌颗粒中，这些颗粒紧靠血管的细胞基底边缘。神经、内分泌或旁分泌以及胃腔局部因素影响可使促胃液素由基底膜释放进入血液循环。

促胃液素受体

促胃液素在不同细胞表面有其特异性受体。壁细胞是研究最多的类型。有趣的是，促胃液素和胆囊收缩素（CCK，由十二指肠黏膜分泌）有相同的活性羧基端四肽，并能作用于相同的受体。促胃液素受体有两种，分别是 CCK-A 受体和 CCK-B 受体，前者存在于胰腺及胆囊组织，后者存在于 ECL 细胞和泌酸细胞。促胃液素和胆囊收缩素对两种这受体的作用强度不同，CCK 对 CCK-A 受体的作用是促胃液素的 10 倍，而促胃液素对 CCK-B 受体的作用较强。促胃液素和 CCK 对两种 CCK 受体亲和力的差异是导致两者生物学活性不同的主要原因。CCK 主要在以 CCK-A 受体分布占优势的胆道系统和胰腺组织中发挥生理学作用，而促胃液素对胃的作用相对较强。

促胃液素促进胃酸分泌

壁细胞

在健康人中，壁细胞分泌的盐酸和内因子会在不同刺激下同时受到调节。因此在刺激胃酸分泌的同时也会伴有内因子分泌的增加。促胃液素通过两种机制促进胃酸分泌：直接刺激壁细胞或通过刺激

肠嗜铬细胞释放组胺间接刺激壁细胞（图 4.3）。促胃液素结合这两种细胞膜上的 CCK-B 受体，促使质子泵通过小管壁进入壁细胞（见第 3 章）。促胃液素还可促进壁细胞质子泵的基因表达，加速其合成。

促胃液素还具有营养作用，可调节胃黏膜中多种类型细胞的生长与增殖，包括肠嗜铬细胞和壁前体细胞。高促胃液素血症时常导致肠嗜铬细胞和壁细胞的肥大（见病例 4.2：2）。

肠嗜铬细胞（ECL 细胞）与组胺

促胃液素以高亲和力结合于 ECL 细胞的 CCK-B 受体，引起组胺释放（图 4.3）。组胺以旁分泌形式作用于壁细胞促进胃酸分泌。促胃液素结合于 ECL 细胞的同时也能够促进组氨酸合成组胺（见下）。

胃黏膜可产生大量组胺，由组氨酸脱酸形成：

$$\text{组氨酸} \xrightarrow{\text{组氨酸脱羧酶}} \text{组胺} + CO_2$$

组胺作用于壁细胞 H_2 受体，通过 cAMP 介导机制促进胃酸分泌（图 4.3）。组胺是促进胃酸分泌的重要因素，因此抑制组氨酸脱羧酶活性可减少胃酸分泌。

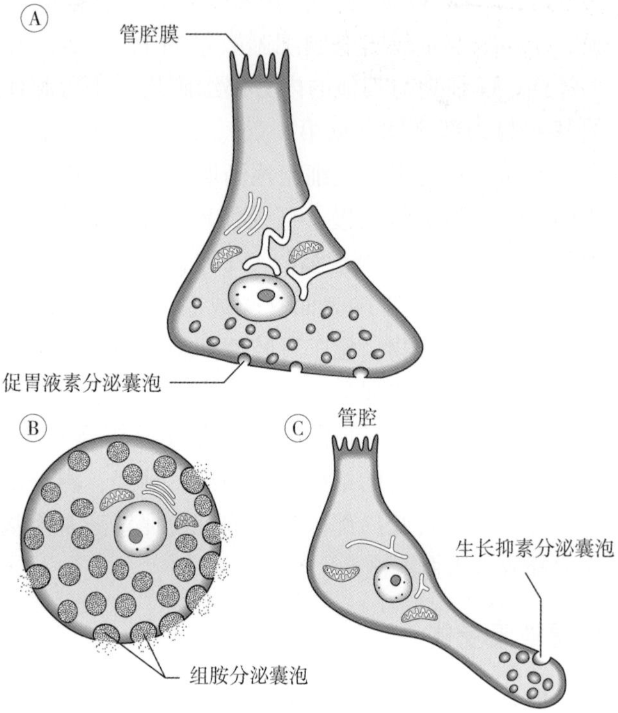

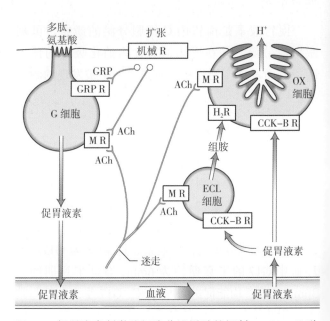

图 4.3 促胃液素刺激壁细胞分泌胃酸的机制。ACh，乙酰胆碱；GRP，促胃液素释放肽；CCK-BR，胆囊收缩素 B 受体；H_2R，组胺 H_2 受体；MR，胆碱受体；OX，泌酸

图 4.2 （A）促胃液素分泌细胞（G 细胞）；（B）组胺分泌细胞（ECL 细胞）；（C）生长抑素分泌细胞

促胃液素分泌的神经调节

胃功能受肠神经系统壁内神经丛的内源性神经以及迷走神经和交感神经的外源性神经的调节（见第 1 章）。壁内神经丛神经纤维轴突支配分泌细胞和平滑肌细胞。通常兴奋胆碱能神经促进胃酸分泌和胃的运动，而兴奋肾上腺素能神经则抑制胃酸分泌和胃的运动。病例 4.1 和 4.2：2 显示了支配胃的迷走胆碱能神经干的分布。

支配胃的迷走神经和交感神经中存在一些感

病例 4.1　　消化性溃疡：2

病因及诊断

十二指肠溃疡患者常有家族史。十二指肠是溃疡的最好发部位，十二指肠球部最易受损。胃酸及胃蛋白酶过度分泌与慢性十二指肠溃疡直接相关。H^+ 浓度过高可破坏黏膜屏障的保护作用（见框 4.3）。单纯性十二指肠溃疡患者通常基础泌酸量很高，但血浆促胃液素水平正常。相反，胃溃疡患者的泌酸量则正常或稍低（表 4.1）。胃溃疡的发生可能主要是由于胃黏膜对胃酸及胃蛋白酶的防御能力下降所致（见病例 4.1：1 和 4.2：1）。

溃疡病疑似患者可进行内镜检查，进行溃疡定位并与肿瘤相鉴别（可能存在类似症状）。

病例 4.1 中的患者有高胃酸分泌症状，这在十二指肠溃疡中比胃溃疡更为典型。患者还主诉饥饿时出现胃烧灼感和疼痛症状，进食后缓解，这是由于食物可缓冲胃酸的侵蚀作用。一般来讲，夜间高胃酸分泌的症状在十二指肠溃疡中比胃溃疡更为常见，但实际上两种疾病的部分症状是相同的。十二指肠溃疡患者的症状通常会在持续几周后会缓解。

胃溃疡

尽管十二指肠溃疡常伴有家族史，但遗传因素对胃溃疡来说并不重要。胃溃疡患者疼痛部位较难定位，但有可能在腹中线位置。任何时候都可发病，通常在进餐或餐后加重。体格检查通常不出现上腹部压痛。较少出现恶心、呕吐，进食不能缓解疼痛。实际上，仅凭借症状并不能对胃溃疡和十二指肠溃疡进行鉴别。

图 4.4 为慢性胃溃疡患者胃部 X 线平片，内镜检查可明确胃溃疡诊断。对于疑似胃溃疡病例，有必要询问患者体重变化，并取溃疡黏膜进行活检，因为存在恶性肿瘤风险，而十二指肠溃疡则无此风险。

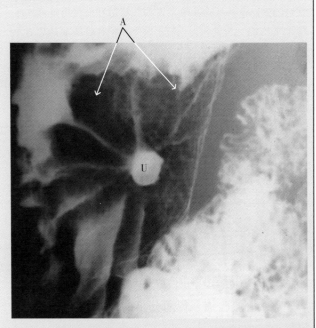

图 4.4　服用钡餐后拍摄的胃部 X 线。胃窦部正常皱襞（A）被慢性溃疡所破坏，溃疡（U）周围形成线状瘢痕

表 4.1　溃疡病和 Zollinger-Ellison 综合征胃酸及促胃液素分泌

胃酸	胃酸分泌速度			血促胃液素（pmol/L）
	白天基础（mmol/h）	夜间基础（mmol/12h）	最大值（mmol/h）	
正常	1-5	18	25	30
胃溃疡	1-5	8	25	3
十二指肠溃疡	4-10	60	40	30
ZES	45	120	55	650

正常人，单纯胃溃疡、十二指肠溃疡或 Zollinger-Ellison 综合征（ZES）患者胃酸分泌和血促胃液素水平标准平均值。最大胃酸排出量通过注射五肽促胃液素（6 μg/kg）产生。

| 病例 4.2 | 促胃液素瘤（Zollinger-Ellison 综合征）：2 |

病因和诊断

据记载，40% 的 Zollinger-Ellison 综合征患者有家族遗传史。该综合征为常染色体显性遗传，亲属可受累。因此，获取该病患者的家族史非常重要。

促胃液素瘤可异位存在，常见于胰腺。肿瘤可能很小而难以定位。60% 的患者其肿瘤为恶性。促胃液素瘤瘤体分泌过量的促胃液素进入门静脉血流。高血浆促胃液素水平刺激壁细胞分泌大量胃酸，可将基础胃酸分泌量（两餐之间分泌）刺激至最高水平。促胃液素瘤（同其他大多数分泌性肿瘤）分泌的促胃液素不受胃内蛋白质等促泌剂的影响。进餐时胃酸分泌并不受异常影响。表 4.1 显示正常人、胃溃疡、十二指肠溃疡或 Zollinger-Ellison 综合征（ZES）患者基础及最大胃酸分泌量和血促胃液素水平标准平均值。通常认为，与正常人或消化性溃疡病患者不同，Zollinger-Ellison 综合征患者的基础胃酸分泌量升高，注射五肽促胃液素后测定的最大胃酸分泌量并没有成比例增加。基础胃酸排出量通常不低于最大排出量的 60%，且常与最大排出量相等。

正常人胃内 pH 值较低时可通过抑制胃窦部 G 细胞（见下）分泌促胃液素而抑制胃酸分泌，但促胃液素瘤不受此反馈的调控。

胃蛋白酶的分泌同样受促胃液素的影响，因此 Zollinger-Ellison 综合征患者的胃蛋白酶水平通常也异常升高。

诊断

诊断为 Zollinger-Ellison 综合征需要综合考虑多种检查的结果。基础胃酸分泌显著升高，由于分泌不受控制（表 4.1），血浆促胃液素水平常升高超过 10 倍。但基础胃酸分泌量及血促胃液素水平的升高仅能提示促胃液素瘤。

以往用肠促胰液素试验辅助诊断 Zollinger-Ellison 综合征，但目前可用放射免疫分析法直接准确测定血促胃液素水平，故肠促胰液素试验较少使用。试验主要依据为，在肠道消化阶段肠促胰液素可抑制胃酸分泌（直接作用于壁细胞和 G 细胞），对两餐之间基础胃酸分泌作用很小，但可刺激异位促胃液素瘤分泌促胃液素，这就是 Zollinger-Ellison 综合征的悖论作用。

放射学影像检查（图 4.4）尤其是磁共振成像（MRI）可检测直径为 1cm 的病灶。当存在恶性病变时，通常在肝可见转移灶。需进行剖腹探查确认病灶（并切除良性肿瘤）。恶性肿瘤常用质子泵抑制剂治疗胃酸分泌过多的症状。

注意：促胃液素对胃肠道黏膜有营养作用，是胃黏膜的生长因子。Zollinger-Ellison 综合征中高水平的促胃液素可促进黏膜肥厚增生，皱襞会异常增厚，有时在医学成像如钡餐试验中可见。

觉神经，可作为胃壁内神经丛反射弧的传入神经。这就为平滑肌收缩和胃液分泌的内源性调控提供了条件。

乙酰胆碱和促胃液素释放肽

胆碱能神经释放的乙酰胆碱既可以促进泌酸细胞释放胃酸，也可以促进 G 细胞分泌促胃液素。迷走神经的一些纤维也含有促胃液素释放肽（GRP），GRP 有两种主要的存在形式，其活性部位是一条九肽链。从铃蟾属类的铃蟾皮肤中提取的铃蟾肽具有与 GRP 相似的肽链结构，生物活性也相近。胃内神经释放的 GRP 可促进 G 细胞释放促胃液素（图 4.3），还可以通过促胃液素非依赖性机制促进胃酸分泌。神经与促胃液素调控机制共同作用，对摄食后的胃液分泌做出快速调节。

胃酸分泌的抑制性调节

胃酸的反馈调节

如果胃内容物过酸（pH 3.0 或更低），胃酸分泌将被抑制，这就是防止胃内容物（也可能更重要的是十二指肠内容物）过酸的负反馈机制。当胃内酸度达到 pH2.0 时，几乎不可能再刺激促胃液素的分泌。这种抑制是通过间接方式抑制促胃液素释放来实现的。当存在胃酸缺乏（缺乏胃酸分泌）症状（例如一些类型的恶性贫血）时，由于反馈机制失效，血中促胃液素水平通常会很高。胃酸对促胃液素分泌的抑制作用是由于其对黏膜 D 细胞的刺激，使其释放生长抑素。生长抑素是胃酸分泌强有力的抑制剂，可抑制 G 细胞分泌促胃液素并抑制 ECL 细胞分泌组胺。此外，D 细胞存在促胃液素的结合位点，其本身就可以刺激 D 细胞释放生长抑素。但这些结合位点可能是对 CCK 更敏感的 CCK-A 受体，因此由这些受体激动而起到的促进生长抑素释放作用可能主要受循环中的 CCK 水平的影响。（见下）。

消化性溃疡病和佐林格 - 埃利森综合征的胃酸分泌均增加，但仅后者的促胃液素水平升高（病例 4.1：2 和病例 4.2：2）。

生长抑素

生长抑素主要以 14 肽蛋白质——生长抑素 -14 的形式存在于胃底和胃窦部黏膜的 D 细胞中。D 细胞位于其靶细胞 G 细胞附近。生长抑素从胃窦 D 细胞的胞质突中释放（图 4.5），结合于 G 细胞上的生长抑素 -2（ST-2）受体。主要在细胞间扩散并以旁分泌形式发挥作用，但也可以通过局部黏膜的血液循环而释放到全身发挥作用。生长抑素也作用于 ECL 细胞以抑制组胺释放。这些相互作用在图 4.5 中阐述。生长抑素同样也可以作用于胃底部的泌酸细胞而直接抑制胃酸的分泌。

胃底 D 细胞是"封闭型"APUD 细胞（见第 1 章），不受胃腔内酸度的影响。生长抑素可能在胃底部通过紧张性抑制来调控胃酸的分泌。而胃窦 D 细胞是"开放型"APUD 细胞，受胃腔内 H^+ 浓度变化的影响。进餐时，胃内酸性逐渐增加，由于生长抑素作用，壁细胞分泌下降；当胃酸被中和时，生长抑素释放受到抑制。

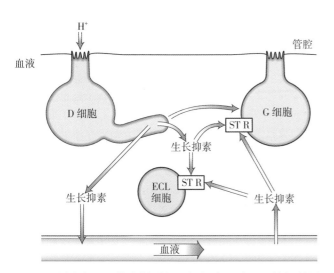

图 4.5 胃窦部 pH 值降低引起生长抑素释放，反馈抑制胃酸分泌的旁分泌和内分泌机制。STR，生长抑素受体

其他抑制因素

许多肽类可抑制胃酸分泌，当食糜通过十二指肠时 APUD 细胞可释放相关肽类（见下）。更重要的是，由脂肪刺激分泌的 CCK 可通过两种方式抑制胃酸分泌：

- 结合泌酸细胞和 ECL 细胞上的 CCK-B 受体，竞争性抑制通过促胃液素介导的胃酸释放。血中高水平的 CCK 可取代促胃液素而与其受体结合，但由于其作用弱于促胃液素，可能导致胃酸分泌减少。
- CCK 是促胃液素促酸分泌强有力的抑制剂，它可作用于 D 细胞的 CCK-B 受体促进生长抑素分泌，从而抑制胃酸的分泌。

十二指肠中的肠促胰液素也可对促胃液素释放及胃酸分泌产生较大影响。存在于十二指肠中的食物刺激可促进其释放，它是一个 27 肽蛋白质，结构与胰高血糖素类似。刺激肠促胰液素分泌最强烈的物质是十二指肠内的酸性物质。肠促胰液素可抑制 G 细胞分泌促胃液素以及泌酸细胞泌酸。其他抑制胃酸释放的肽类包括抑胃肽（GIP，43 肽蛋白质），由十二指肠或回肠中的脂肪刺激而释放；28 肽氨基酸血管活性肠肽（VIP），由黏膜下和肌间神经丛末梢释放入血。VIP 和 GIP 序列与肠促胰液素大体同源（14 个氨基酸），可作用于泌酸细胞和 G 细胞上与肠促胰液素相同的受体而抑制胃酸释放。以上激素受体被称为 VIP 受体。尽管这些多肽的主要作用是减少胃液分泌，但 APUD 细胞肿瘤，如 VIP 瘤，可增加胃肠运动而导致腹泻。表 4.2 总结了抑制泌酸的内源性多肽的作用，并阐述了其释放位点及可能的机制。

最后，胃黏膜合成的前列腺素可抑制泌酸，其功能为保护深层黏膜免受酸性物质的破坏（如下讨论）。

胃蛋白酶分泌的调节

胃蛋白酶是蛋白水解酶，仅消化胃肠道 15% 的膳食蛋白，其作用并非至关重要（见第 3 章），但由于其可以加重酸性物质诱导的胃及十二指肠溃疡，因此在临床上十分重要（病例 4.1 和 4.2：1）。

表 4.2　胃内抑制胃酸分泌的胃肠肽

胃肠肽	主要刺激物	定位	作用机制
生长抑素	酸	D 细胞（胃）	抑制 heritance 及促胃液素释放
CCK	脂肪	APUD 细胞（十二指肠）	生长抑素释放（CCK-B 受体）
			与促胃液素竞争（CCK-A 受体）
促胰液素	酸	肠神经系统	抑制促胃液素和胃酸释放
		APUD 细胞（十二指肠）	
GIP	脂肪	APUD 细胞	抑制促胃液素和胃酸释放
		肠神经系统	
VIP	胃扩张	肠神经系统	生长抑素

CCK，胆囊收缩素；GIP，抑胃肽；VIP，血管活性肠肽；Ach，乙酰胆碱

病例 4.1 和 4.2　　消化性溃疡和促胃液素瘤：1

黏膜溃疡

消化性溃疡可出现在胃和十二指肠，又以后者最常见。依部位不同，溃疡形成的机制亦不相同。在十二指肠，原发性损伤来源于胃酸的高度分泌；但在胃部，损伤主要因为保护性黏膜屏障的缺失。

十二指肠

十二指肠溃疡通常发生在十二指肠球部，在那里酸性食糜在与十二指肠碱性分泌液混合之前会与十二指肠黏膜接触。十二指肠并没有胃黏膜那样的保护机制。十二指肠溃疡患者常伴有高于正常基础分泌量的胃酸，以及对组胺刺激反应异常升高的最大分泌速率。

十二指肠溃疡患者胃黏膜壁细胞的数量可能是正常平均水平的两倍，并且胃蛋白酶原的分泌也较高。对于能够刺激胃酸分泌的促胃液素，这些患者的敏感性也通常升高。如果胃酸浓度较高，局部血管舒张能够使黏液和碳酸氢盐的产物得以维持。

最后的结局是，伴有异常升高的胃酸和胃蛋白酶的食糜进入十二指肠，那里的黏膜毫无保护，便会形成溃疡。

幽门螺杆菌具有较高的尿素酶活性，会增加尿素的铵离子产物。这就使细菌移居到了酸性环境。细菌还会释放参与炎症反应的细胞因子。幽门螺杆菌已被证实能够引起十二指肠溃疡的高胃酸分泌。它是通过抑制生长抑素的分泌做到的，后者能抑制胃酸分泌。生长抑素释放的抑制导致它对促胃液素释放抑制作用的解除，因而会增加促胃液素分泌的速率，进而刺激更多的胃酸生成。促胃液素刺激黏膜壁细胞和消化细胞增殖的滋养作用会加重这种情况，最后会导致胃酸和胃蛋白酶分泌的增加。

胃

胃溃疡最常见的发生部位是胃窦部，胃窦部泌酸黏膜与幽门黏膜相接，胃酸的作用部位缺乏类似胃体和胃底样黏膜屏障的保护机制。

保护性黏膜屏障的存在使得胃黏膜对胃酸的通透性很低。这种屏障作用部分是因为有黏蛋白存在，但是其他因素的作用，如充足的血流和生长因子（促进损伤细胞的更新），也很重要。然而需要注意的是，黏蛋白并不能形成连续的保护层，它的保护在很大程度上源于胃酸产生速率与食物填充速率的协调一致。消化性溃疡（图 4.4）的形成是因为黏膜屏障破坏后胃酸的作用，胃已无法保护自身及时更替损伤细胞。因此，胃溃疡通常不是因为胃酸分泌的速率增加，更多是因为黏膜抵抗损伤（可能由阿司匹林、乙醇、胆盐等物质引起）的能力受损所致。实际上，在一些消化性溃疡病患者中，胃酸分泌的速率可能低于正常。胃酸分泌速率下降部分因为氢离子渗漏进黏膜与钠离子进行了交换。氢离子聚积使细胞内 pH 值下降，会造成细胞损伤甚至死亡。氢离子也能损伤黏膜肥大细胞，促使其释放组胺，后者作用于黏膜毛细血管引起缺血和血管损伤，因而加重病情。

注意：促胃液素对胃肠道黏膜有营养作用，是胃黏膜的生长因子。Zollinger-Ellison 综合征中高水平的促胃液素可促进黏膜肥厚增生，皱襞会异常增厚，有时在医学成像如钡餐试验中可见。

溃疡经常伴有少量失血（隐血），在慢性溃疡患者可导致贫血。溃疡偶尔也会侵入大血管（通常为十二指肠球部周围的胃十二指肠动脉），造成危及生命的出血。

病例 4.1 和 4.2	消化性溃疡和促胃液素瘤：1（续）

除十二指肠溃疡，幽门螺杆菌也出现于胃溃疡。发病时，它可降解胃上皮屏障，进而穿透屏障并释放消化酶以消化胃壁。局部血管舒张最初使黏液和碳酸氢盐产物得以维持。胃酸进入黏膜可损伤肥大细胞，使其释放组胺增加并导致炎症。其他引起血流下降的因素（PAF、白三烯等）可能会生成。幽门螺杆菌也会通过上述机制增加胃酸的分泌。因此，虽然胃溃疡患者的胃酸分泌增加无法测量，但增加是事实存在，而这个病例的胃酸反流进入了受损的上皮组织。

胃蛋白酶在溃疡中的作用

在胃酸导致的溃疡中有胃蛋白酶存在。当它在酸中被激活时，能够消化食管、胃和十二指肠的受损黏膜。黏膜屏障破坏会使胃蛋白酶有机会消化柱状上皮并引发溃疡。这样，胃蛋白酶就加速（而非启动）了溃疡的形成。

促胃液素瘤

在卓 - 艾综合征（表 4.1）患者，胃酸和胃蛋白酶原的大量分泌会导致胃肠道上部广泛的溃疡。在这种疾病中，溃疡可发生于食管、胃和十二指肠。十二指肠的发生部位与单纯性十二指肠溃疡相同，即以十二指肠球部最典型。然而，由于留在胃内的食糜 pH 值很低而且胃蛋白酶含量很高，溃疡也可能发生在十二指肠的更远处。

胃蛋白酶原是胃蛋白酶的前体，由乙酰胆碱及其他胃肠激素刺激主细胞释放产生。图 4.6 阐释了参与其作用的多种促分泌剂、受体及第二信使系统。迷走神经及局部神经兴奋释放的乙酰胆碱可能是最强的刺激物。乙酰胆碱作用于主细胞膜上的胆碱能受体，H^+ 可触发局部胆碱能神经而反射性的兴奋主细胞。乙酰胆碱还可提高其他刺激因素对主细胞的作用。此外，H^+ 刺激十二指肠中肠促胰液素释放（见下），肠促胰液素可刺激胃蛋白酶原的分泌。H^+ 的这些作用部分是由于胃酸和胃蛋白酶分泌间的相互关系所致。促胃液素直接作用于 CCK 受体促进胃蛋白酶原分泌，但促胃液素促进胃蛋白酶分泌的最强作用主要是通过它的促酸分泌作用而间接产生。

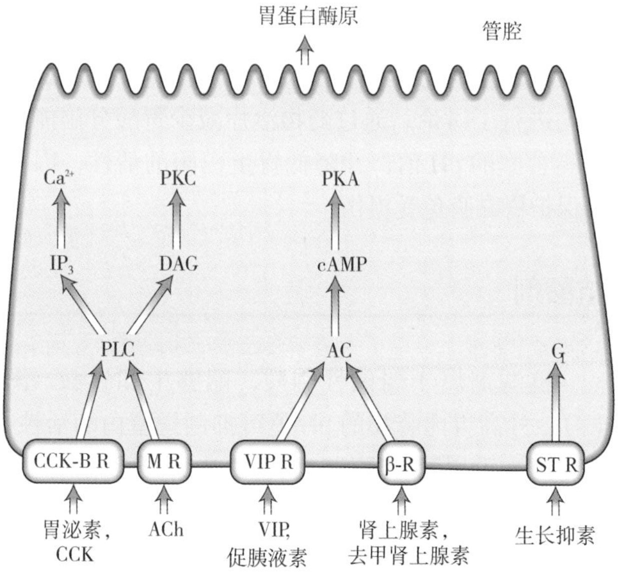

激动主细胞的胆碱能受体及 CCK 受体（CCK-A 和 CCK-B 受体）产生三磷酸肌醇和二酰甘油，这两种细胞内信使的相对重要性尚未阐明。主细胞上亦存在肠促胰液素、VIP、霍乱毒素及前列腺素受体，这些受体与腺苷酸环化酶 -cAMP 第二信使系统偶联而发挥作用。生长抑素可抑制主细胞腺苷酸环化酶产生，减少胃蛋白酶原分泌。

黏膜保护机制

黏膜屏障

胃及十二指肠黏膜可通过下列机制避免酸性物质的破坏：

图 4.6 主细胞分泌胃蛋白酶的机制
CCK，胆囊收缩素；ACh，乙酰胆碱；MR，胆碱受体；VIP，血管活性肠肽；R，受体；PKC，蛋白激酶 C；PKA，蛋白激酶 A；DAG，二酰甘油；AC，腺苷酸环化酶；IP3，三磷酸肌醇；β-R，β 肾上腺素受体；STR，生长抑素受体；G1，G 蛋白

- 分泌碱性液体。
- 黏液分泌。表面黏膜细胞受化学物质如乙醇的刺

激，或接触食物纤维素时可分泌黏液。黏液颈细胞也受促胃液素刺激而分泌黏液。
- 充足的血流。
- 存在促进损伤细胞修复的生长因子。
- 前列腺素可保持黏膜完整，减少胃酸分泌，增加碳酸氢盐和黏蛋白的产生，并增加血流，这些均可修复酸度过高导致的局部炎症反应。非甾体抗炎药（NSAIDs）可以抑制前列腺素的合成（见框4.2）。

在消化性溃疡中，这些保护机制相对不足。胃及十二指肠溃疡形成机制如病例4.1和4.2：1所述。

抑酸疗法

大量不同种类药物都可有效治疗消化性溃疡及相关疾病，如促胃液素瘤及胃酸反流病等。图4.8显示抑制胃酸分泌的不同药物在胃内的作用靶点。病例4.1和4.2：1中讨论了利用这类药物对消化性溃疡和促胃液素瘤进行的治疗。药物治疗减少胃酸分泌可提高食糜的pH值，因此降低胃蛋白酶活性，也能够保护黏膜免受胃蛋白酶损伤。

抗酸药

抗酸药呈弱碱性，可中和胃酸（图4.8），提高胃内容物的pH值，可抑制通过胃酸介导胃蛋白酶而导致的溃疡的发生。因此，抗酸药可用于胃酸分泌过多引起的胃痛。常用药物包括氢氧化镁，三硅酸镁，氢氧化铝。碳酸氢钠是速效抗酸药，但由于其在肠道内的吸收可能造成代谢性碱中毒，因而一般不用于消化性溃疡的长期治疗。由碳酸氢盐中释放的CO_2溶解在胃内食糜中，可能导致嗳气的产生。

H₂受体拮抗剂

组胺H_2受体拮抗剂可与组胺进行竞争性抑制，而作用于泌酸细胞的H_2受体，从而减少胃酸的分泌（图4.8）。这些药物通常可有效缓解消化性溃疡的

框4.2　非甾体类抗炎药与溃疡

服用非甾体抗炎药（NSAIDS）如阿司匹林（乙酰水杨酸）可导致胃黏膜溃疡，这是由于NSAIDS抑制环加氧酶活性而抑制了前列腺素的合成。前列腺素缺乏可能是消化性溃疡形成的促发因素。阿司匹林呈弱酸性，pH值低时主要以非解离形式存在，而非解离酸为脂溶性，较易透过胃的脂质膜而被吸收。由于前列腺素可抑制胃酸分泌，而阿司匹林抑制前列腺素合成则会增加胃酸分泌，这可造成一部分人发生溃疡。机制也可能涉及机体正常修复过程包括细胞更新被破坏，黏膜微小损伤的愈合能力受损。然而有趣的是，阿司匹林降低细胞更新的作用可避免结肠黏膜癌症的发生。

症状（病例4.1和4.2：2），抑制高达90%的胃酸分泌，促进溃疡愈合。药物有西咪替丁、雷尼替丁、法莫替丁和尼扎替丁。可广泛使用这些药物进行长期维持直至质子泵抑制剂和抗生素开始发挥疗效。

抑酸疗法

多种药物可有效治疗消化性溃疡或促胃液素瘤、胃酸反流等其他疾病。图4.8显示了不同药物在胃内抑制胃酸分泌的作用位点。使用这些药物对消化性溃疡和促胃液素瘤进行治疗在病例4.1和4.2：1中均进行了讨论。通过药物治疗减少胃酸分泌能够升高食糜的pH值，并降低胃蛋白酶的活性，因而可保护胃黏膜免受损伤。

抗酸剂

抗酸剂属于弱碱性物质，能够中和胃酸（图4.8）。升高胃内容物的pH值可抑制胃蛋白酶活性，后者可加重胃酸导致的黏膜表面溃疡。因此，抗酸剂可用来缓解胃酸过量分泌导致的胃部疼痛。常用的化合物包括氢氧化镁、三硅酸镁、氢氧化铝。碳酸氢钠是一种快速起效的抗酸剂，但因其在小肠吸收后可能引起代谢性碱中毒，因此，不能长期用于消化性溃疡的治疗。碳酸氢盐在胃内溶解后释放出CO_2，可能会造成嗳气（打嗝）。

| 病例 4.1 和 4.2 | 消化性溃疡和促胃液素瘤：2 |

治疗

药物治疗

许多不同种类的药物对治疗消化性溃疡是有效的。目前，抗酸药、H_2 受体阻断药、质子泵抑制剂和抗生素都能发挥作用。

抗酸药长期治疗能使十二指肠溃疡愈合，但对修复胃溃疡无效。

患者经常自主服用 H_2 受体阻断药，因为它们不需要处方且能有效控制症状。夜间服药最有效，因为此时空胃分泌高水平胃酸进入空十二指肠，可能是形成十二指肠溃疡的最重要因素。当胃中含有食物时，比如蛋白质，会与胃酸形成食糜，缓冲酸对胃黏膜的直接作用。这些药能抑制胃酸分泌高达 90% 并促进溃疡愈合，如果十二指肠溃疡患者停止治疗，溃疡可能会复发。

质子泵抑制剂（如奥美拉唑）能明显减少胃酸分泌，它们通常是控制消化性溃疡症状的首选药物，也能用于反流性食管炎和促胃液素瘤，但停药也能引起溃疡复发。

三联疗法

联用奥美拉唑（见下文）和抗生素已被证实对治疗甚至治愈十二指肠溃疡十分有效。实际上，"三联疗法"包括质子泵抑制剂、抗生素阿莫西林和甲硝唑与克拉霉素二者之一，效果显著。幽门螺杆菌能在治疗两周后被根除。

手术

使用 H_2 受体拮抗剂、质子泵抑制剂或抗生素治疗十二指肠或胃溃疡十分有效，但有时候手术也很必要。多数出血性溃疡需要内镜烧灼止血或注射。手术治疗消化性溃疡仅限于有并发症的患者，比如溃疡基底部血管出血（通常是经过十二指肠首段的胃十二指肠动脉），或者溃疡穿过胃侵蚀到腹膜腔，这会导致穿孔，十二指肠内容物漏入腹腔而引发腹膜炎。如果消化性溃疡发生穿孔，空气会漏入腹膜腔。患者直立时空气会移至膈下，通过胸部 X 线可检测到。

在有效治疗药物发现之前，手术是治疗慢性消化性溃疡的主要手段。它涉及迷走神经分离（迷走神经切断术）或胃窦切除术（切除胃窦部）。迷走神经切断术能够减少迷走神经在胃内对胃酸分泌的刺激，但这也会导致胃运动

和排空的障碍。要解决这个问题，幽门肌肉的分离手术（幽门成形术）也需要做。在 20 世纪 70 年代，保留胃窦肌肉功能的高选择性迷走神经切断术发展起来（图 4.7），这就规避了幽门成形术的需要。

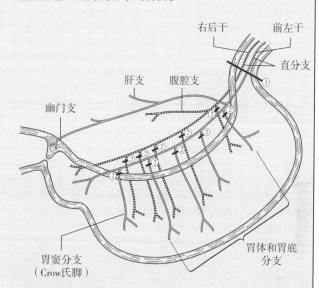

图 4.7　胃迷走神经支配情况。1. 迷走神经切断术中的迷走神经部位；2. 高选择性迷走神经切断术中的神经切除部位

有时候会用到更为极端的方法，即手术去除胃窦（胃窦切除术），目的是去除 G 细胞来减少促胃液素对胃酸分泌的刺激。因为促胃液素对于维持胃黏膜具有滋养作用，经历胃窦切除术的患者血中促促胃液素浓度偏低，会出现泌酸腺体黏膜萎缩。

促胃液素瘤

最初对卓 - 艾综合征治疗是使用质子泵抑制剂（如奥美拉唑）控制胃酸的过度产生，不仅能促进溃疡愈合还能减少腹泻。单独药物治疗就可使患者存活时间延长数年。一旦溃疡得到控制，再采用手术去除促促胃液素瘤即可完全治愈疾病。

但是，约有 25% 卓 - 艾综合征患者伴有 1 型多发性内分泌腺瘤（MEN1），会妨碍手术操作。

H_2 受体拮抗剂

组胺 H_2 受体拮抗剂可在壁细胞 H_2 受体竞争性抑制组胺的作用，因而减少胃酸分泌（图 4.8）。这些药物通常能有效缓解消化性溃疡的症状（病例 4.1 和病例 4.2：2）。这类药物抑制胃酸分泌可达 90%，并能促进溃疡的愈合。常用药物为西咪替丁、雷尼替丁、法莫替丁和尼扎替丁。这类药物曾被广泛使

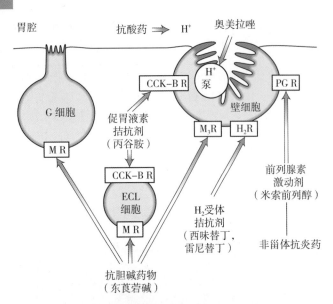

图 4.8 抑制或中和胃酸分泌的药物及其作用靶点
MR，毒蕈碱受体；H_2R，组胺 H_2 受体；CCK-BR，胆囊收缩素 -B 受体；PGR，前列腺素受体

用以维持长期疗效，直到质子泵抑制剂和抗生素的出现。

质子泵抑制剂

质子泵抑制剂可以阻断壁细胞上氢离子的转运，包括奥美拉唑和兰索拉唑（图4.8，病例4.1和4.2：2）。这些强有力的药物可阻断 H^+/K^+ ATP 酶质子泵，显著抑制基底细胞和刺激的胃酸分泌。奥美拉唑是一个强大的质子泵抑制剂、呈弱碱性，能够阻断质子泵的 H^+/K^+ ATP 酶活性。它在中性 pH 值下无活性，但在酸性环境下可被激活（pH 3.0 及以下）。这种情况仅在壁细胞小管中存在。因此，药物的作用被限制在胃肠道局部，避免了如氯离子转运的破坏等非必需不良反应的发生。其他氢离子转运抑制剂可在弱酸环境中被激活，所以，这种情况也在肺、胰腺、皮肤（汗腺）等脏器出现。

奥美拉唑的不良反应较少，但应注意它降低胃酸分泌的作用很强，会引起血清促胃液素水平的升高。因为胃酸是强有力的 G 细胞增殖抑制物，所以理论上促胃液素具有促有丝分裂的作用（可促进肿瘤生成）。正因为如此，长期使用奥美拉唑这样

的质子泵阻断剂会导致 G 细胞和 ECL 细胞的增殖。同理，如果奥美拉唑治疗过程中突然停药，可能会出现反跳性胃酸过多症。

毒蕈碱受体拮抗剂

抗胆碱药物可与壁细胞和 ECL 细胞的毒蕈碱 M_2 受体结合，拮抗迷走神经的刺激作用，从而减少胃酸的分泌（图 4.8）。大多数毒蕈碱 M_2 受体拮抗剂的作用比 H_2 受体拮抗剂或质子泵抑制剂弱，但对胃肠平滑肌具有很好的解痉作用。而且，毒蕈碱受体在胃肠道内外许多部位都存在。鉴于此，这些药物的副交感神经副作用（包括对心血管系统的作用）很常见。

然而，哌仑西平是一个相对特异性的 M_1 受体拮抗剂，可能会作用于副交感神经节的突触后神经，阻断其对壁细胞的刺激。

抗生素

过去几年来，大量证据表明胃黏膜慢性感染幽门螺杆菌可能会引起消化性溃疡。这类细菌在很多人的胃中存在，但只有少数会发展成消化性溃疡。原因不明。超过 80% 的胃或十二指肠溃疡患者存在幽门螺杆菌感染。它是一种螺旋状革兰氏阴性菌，能在胃的低 pH 值环境中生存，导致胃黏膜屏障的保护功能受损。幽门螺杆菌对很多抗生素敏感，而那些能够穿透黏膜下层到达微生物聚居部位的抗生素，如克拉霉素和甲硝唑效果最佳。利用抗生素摧毁幽门螺杆菌可预防溃疡复发，也就不必长期治疗了。

抗生素短期治疗结合质子泵抑制剂对症治疗是目前治疗消化性溃疡的标准方案（框 4.3）。

其他可能的药物治疗

胃肠黏膜合成的前列腺素对减少胃酸分泌也是有效的。尤其 PGE 和 PGI 给药后可以保护深层黏膜细胞免受损害。PGE1 和 PGE2 以及稳定的同系物（例如米索前列醇）也能抑制组胺介导的胃酸分泌

刺激（图 4.8）。实际上，它们已经被质子泵抑制剂所取代，用来防止长期使用非甾体抗炎药（如阿司匹林）引起的胃损伤（框 4.2）。

　　促胃液素的拮抗剂已经出现（图 4.8），如丙谷胺，但目前尚未用于临床。另外，生长抑素和肠肽激动剂（如促胰液素）理论上可用于消化性溃疡，但目前无稳定同系物。

胃运动的调节

　　在胃内，起搏细胞位于底部胃大弯的纵行肌。基础电节律（自主振荡膜电位）使起搏细胞产生动作电位，并传导至平滑肌层。因此，即使在静息状态下肌肉也会有收缩活动（见第 1 章）。控制平滑肌细胞膜电活动的因素可增加或降低平滑肌收缩的幅度和频率。

　　胃不同区域的电活动具有不同的图形和幅度。胃底部的膜电位相对稳定，而其他部位可记录到慢波。这种慢波在胃体部的幅度较小，但在靠近幽门部位会逐渐增大。不同部位慢波的频率保持恒定，约为每分钟 3 次，因为它们来源于相同的起搏细胞（见第 1 章）。在胃平滑肌存在动作电位生成及肌肉收缩的阈电位。当慢波期间的膜电位超过阈电位的时候，就会出现收缩（图 4.9）。去极化程度越高，

膜电位保持在阈电位之上的时间就越长，动作电位产生的就越多，张力变化就越大。

　　在胃窦部，动作电位表现为先是快速去极化期，然后是较长的平台期（图 4.9）。快速去极化期由钙离子通过电压门控通道进入细胞所致，平台期是由于钙离子和钠离子通过较慢的电压门控通道同时进入细胞。钙离子内流可导致肌肉收缩（见第 1 章）。在胃窦末端，动作电位尖峰出现在慢波的平台期，连续成串出现的动作电位可诱发胃窦强有力的收缩并造成胃的排空。

　　胃壁伸展或扩张可增加张力（肌源性反射，见第 1 章）。循环促胃液素水平升高或迷走神经刺激也可导致收缩力增加。这种作用是由于增加了慢波去极化反应的幅度和持续时间（图 4.9）。

　　胃部肾上腺素能交感神经刺激或血中 CCK、促胰液素及 GIP 水平升高（见下文），可导致膜超极化，动作电位减少，肌肉松弛（图 4.9）。交感神经在运动时可被激活，因此胃肠道活动会减少。在胃调节头期（见下文）的迷走神经嘌呤能纤维刺激也能抑制肌肉收缩。这些神经能释放使平滑肌细胞膜超极化的 ATP。表 4.3 摘录了影响平滑肌电位和肌张力的内源性因素的作用。

　　胃手术后，胃运动减弱，这种现象可归因于儿茶酚胺的释放（框 4.4）。

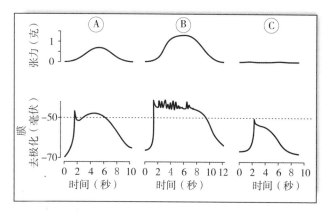

图 4.9　胃窦平滑肌收缩的调节
（A）无化学中介物时膜电位的电记录；（B、C）促胃液素和去甲肾上腺素分别对膜电位变化和收缩强度的影响

表 4.3 调节平滑肌张力的内源性因子

因子	部位	刺激物	受体
去极化（肌张力增高）			
牵张	胃	扩张	
ACh	神经	扩张，肽类	毒蕈碱
促胃液素	胃	肽类，扩张	CCK-B
超极化（肌张力下降）			
NA，肾上腺素	神经	应激（例如	β- 肾上腺素能
		运动）	
ATP	神经	咀嚼，品尝，嘌呤能	
		嗅等	
CCK	十二指肠	脂肪	CCK-A？
促胰液素	十二指肠	胃酸	VIP
VIP	肠道神经	扩张	VIP
GIP	十二指肠	脂肪	VIP

ACh，乙酰胆碱；NA，去甲肾上腺素；VIP，血管活性肠肽；GIP，抑胃肽；CCK，胆囊收缩素。

幽门括约肌的调节

　　胃和十二指肠的黏膜层与肌层是不连续的，这是因为幽门括约肌在十二指肠一侧存在环形的连接组织，但是幽门和十二指肠球的肠肌层丛是连续的。十二指肠的基本电节律比胃要快（大约每分钟 10 次）。因为受到来自胃和十二指肠基础电律的双重影响，十二指肠球的收缩并不规则。然而，胃窦和十二指肠的活性是协调的，当胃窦收缩时，十二指肠球便会松弛。幽门接受副交感神经（迷走神经）和交感神经的密集支配，交感神经可释放去甲肾上腺素，后者作用于肾上腺素能受体并引起括约肌收缩；迷走神经肽能纤维释放 VIP 则会引起括约肌松弛。施行非选择性迷走神经切除术后，则收缩反应无法逆转，胃出口可能被堵塞。有意思的是，迷走神经还有兴奋性（胆碱能）纤维存在，激活后也可引起括约肌的收缩反应。然而，当胃排空而括约肌松弛时，抑制性纤维的激活占主导地位。最后，CCK 在生理浓度下能引起幽门括约肌的收缩，也能

　　手术操作过后，胃肠运动被抑制，被称作术后肠麻痹，严重可导致急性胃扩张（图 4.10），这种情况可持续数天，可能是由于交感神经系统被激活，过度释放去甲肾上腺素（图 4.9）。这种患者胃窦活检组织行电生理学检查，记录的动作电位在复极化时有较短的平台期，导致产生的肌张力减弱，从而胃部扩张。因为幽门是关闭的，胃液积聚在了胃内。这种情况很容易通过经食管向胃内放置合适的管道（鼻饲管）而缓解，可使胃中的胃液和空气顺畅地排出。这种状况具有自限性，通常在 48 小时后可以解决。

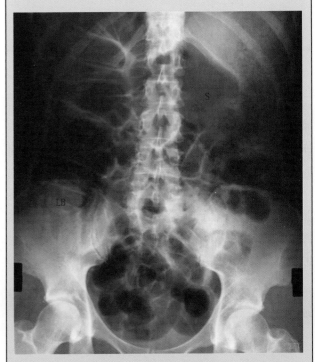

图 4.10　腹部 X 线平片显示大肠扩张环（LB）和包含食物残余并明显扩张的胃（S）

引起膀胱收缩。所以，CCK 可能是括约肌的生理性调节物之一。

食物对胃功能的调节

　　血糖水平可部分调节胃内的运动。饥饿时血糖浓度下降，胃平滑肌兴奋，于是蠕动性收缩活动增强，但这不是胃排空反应。这种收缩足以引起"饥饿性疼痛"，它是由于迷走神经对低血糖很敏感而

发放冲动。

即使胃是空的，也有少量胃酸分泌。基础速率约为最大速率的 10%，当然也并非一成不变，而是存在昼夜的变化：早上最低而晚上最高。

在用餐的时候，控制胃液分泌和胃排空运动的机制复杂且相互作用，共同调节胃的功能。进餐时胃功能的调节根据食物所在部位的不同，可分成三个主要时相：

1．头期：出现在食物到达胃之前。它是人接近（例如嗅、闻和视）或吃进食物的一种反应。
2．胃期：出现在食物到达胃内的反应中。

3．肠期：即食物存在于肠道内，主要是十二指肠和上部空肠。

实际上，在用餐的大多数时间，摄入的食物会同时存在于不同的部位。消化性溃疡的胃酸高分泌以及促胃液素瘤对胃肠道功能的影响在病例 4.1 和 4.2：3 中有所描述。

头期

分泌

在头期，对食物的想象、看见食物、闻到食物

病例 4.1 和 4.2　消化性溃疡和促胃液素瘤：3

对胃肠功能的影响
消化性溃疡
胃功能

胃内高酸度通常引起生长抑素的释放，后者抑制促胃液素释放以减少胃内胃酸的分泌。在消化性溃疡时，幽门螺杆菌抑制生长抑素的分泌，促胃液素的分泌速率便相应加快。这会刺激更多的胃酸生成。促胃液素具有刺激胃黏膜壁细胞和主细胞增殖的滋养作用，可加重引起胃酸和胃蛋白酶原分泌增加的情况。

十二指肠多余的胃酸会引起促胰液素的释放，后者可抑制胃酸分泌，但这种效应在消化性溃疡中常被高度的胃酸分泌所淹没。

促胃液素瘤
消化和吸收

在促胃液素瘤患者，腹泻是常见症状，这源于慢性促胃液素刺激带来的高分泌和强运动。这些患者也可罹患脂肪痢（粪便中含有脂肪）。正常情况下几乎所有摄入的中性脂肪会在小肠消化和吸收（见第 8 章），所以脂肪痢显示脂肪的吸收障碍。卓-艾综合征患者多余的胃酸生成会导致脂肪吸收不良，有以下两点原因：

1．胰脂肪酶（以及其他酶）在中性或弱碱性 pH 值具有活性，而在酸性 pH 值下反而失活，所以食物的消化被削弱了。
2．脂类消化后的单酰基甘油和长链脂肪酸产物以及脂溶性维生素（A、D、K 和 E）这些物质的有效吸收依赖于

微团形成（见第 8 章），而微团形成只能在中性或碱性 pH 值下发生，所以脂肪吸收还是减少的。

因此，在卓-艾综合征患者，多余的胃酸分泌会导致脂类和其他营养物质吸收功能受损。结果造成脂类吸收不良，健康神经所需的必要脂肪酸不足，以及维生素 A（夜视所需）、维生素 D（钙离子吸收和钙离子稳态所需，见第 8 章）、维生素 K（有效凝血所需）均不足。

恶性贫血

低 pH 值下维生素 B_{12} 在回肠的吸收很少，原因还不清楚。这样的结果是，卓-艾综合征患者可能会发生恶性贫血。

腹泻

腹泻是卓-艾综合征的主要症状，发生在约 65% 的病例中。原因有很多：

● 血中促胃液素浓度增加会引起胃、胰腺、肝和小肠的大量分泌，超过了小肠和结肠的吸收容量便引起腹泻。这可能是引起腹泻发生的主要机制。
● 消化功能受损和营养物吸收不良（见上文）会导致食糜大量聚集而形成高渗透压。在结肠，未消化营养物发酵并产生更多的渗透粒子。水便会从血液转移到肠腔中，顺着渗透梯度发生渗透性腹泻。
● 当促胃液素增加时，平滑肌收缩和血中高浓度会引起胃肠运动增加，这将减少肠转运时间并引起腹泻。

腹泻涉及的机制在第 7 章有更详细的阐述。

的气味或进食都可刺激胃酸和胃蛋白酶原的分泌。头期胃酸分泌调节的机制在图 4.11 有概述。情绪也会影响胃酸分泌。食物视觉和嗅觉的反应是一种条件反射，基于先前进食的经验可强化这种反应。视觉和嗅觉（接近食物）引起胃酸分泌这一现象首先是在胃造口术（造瘘）患者胃内容物取样中发现的。这些患者无法吞咽食物，只能通过永久性瘘管将食物直接放入胃中。后来发现情绪也能增加或减少胃酸分泌。这是由两位同名内科医生（都叫 Wolff）在研究胃造口术后关闭患者食管的时候发现的。他们证实，敌意和愤恨可以增加胃酸分泌，而抑郁可以减少分泌。

食物在口中的味觉和触觉也能诱发胃液的分泌（在食物到达胃之前），它是一种非条件反射。这是由内科医生 Janowics 在研究一位因无法吞咽食物而做胃造口术的患者中发现的。他发现，如果患者将食物放入口中并咀嚼它，胃液的分泌会增加。而且，患者享受食物时的分泌量明显高于勉强忍受的时候。对美味食物反应的分泌被称作"开胃液"。这就从生理学角度提示了美味佳肴的重要性。

头期分泌的胃液富含胃蛋白酶原，但也包括一些胃酸。胃蛋白酶原和胃酸的分泌是由于迷走神经冲动的发放。神经刺激既可通过壁细胞直接释放胃酸也可间接通过促胃液素释放胃酸（图 4.11）。进食反应引起的头期胃酸分泌不到总量的一半。迷走神经切除术（切掉迷走神经，见病例 4.1 和 4.2：1）可减少胃液分泌，这主要是因为迷走神经在头期的作用被阻断了。在头期胃酸分泌的时候，胃还是空的，没有多少蛋白质能在胃内缓冲胃酸，因此少量胃酸就能够引起 pH 值明显下降。这会导致反馈性调节机制开始启动，因而胃酸分泌可被抑制。胃蛋白酶原在头期的分泌既是源于迷走神经冲动对主细胞的直接刺激，也是由于促胃液素释放而刺激主细胞。

运动

胃平滑肌的运动在头期会减弱。对食物的视觉、嗅觉、味觉和触觉都能抑制胃排空，疼痛、抑郁、害怕和悲伤也能抑制胃排空。其机制可能是迷走神经抑制性嘌呤能纤维发放冲动。这些神经纤维的活性可使胃平滑肌松弛，并抑制胃排空。同时，在迷

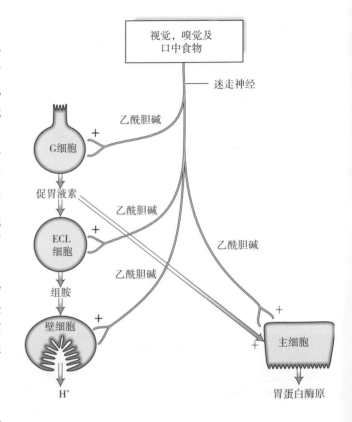

图 4.11 头期胃分泌功能的调节

走神经胆碱能纤维冲动的作用下，幽门括约肌会收缩。这种胃排空的延迟可使胃部贮存大量食物，以提供足够的时间来完成消化过程。有意思的是，侵犯和发怒能够增加胃运动，涉及的机制还不清楚。

胃期

分泌

通过胃造口术（造瘘）将食物直接放入胃中可引起胃酸和胃蛋白酶原的分泌增加。餐时胃期分泌的胃酸占总量的一半以上。胃期分泌的调节在图 4.12 中有所概述，分泌量取决于食物中化学物质的种类和数量。胃液分泌对食物中的化学物质以及食物引起的胃壁扩张比较敏感。蛋白质消化产物，尤其是肽类和氨基酸（特别是色氨酸和苯丙氨酸），咖啡因（存在于茶、咖啡、可口可乐中）以及酒精都能刺激胃液分泌。食物中的这些化学物质（或称

为"促分泌物")可被 APUD 细胞察觉，后者可充当化学感受器或"品尝"细胞。G 细胞可察觉肽类和氨基酸。另一种增加胃酸分泌的刺激因子——扩张可被黏膜中的压力感受器或神经末梢所察觉，但它并非一个像食物中的化学成分那样强有力的刺激因子。胃中低 pH 值可抑制胃酸分泌，但胃蛋白酶原的分泌会增加。D 细胞可感受氢离子。这一时期胃酸分泌的调节通过神经、体液和旁分泌机制协同完成。神经信号可由外源性的迷走神经和内源性的肠内神经丛共同主导。

运动

在胃期，胃排空的速率与胃内食物的量成正比，这是部分由于胃扩张的作用。食糜会刺激胃壁的压力感受器，进而触发内在神经丛冲动的发放。这也可能是由平滑肌牵张的直接作用所致（肌源性反射，见第 1 章）。扩张引起的反应也涉及迷走神经机制，但是在胃期（不同于头期），迷走神经冲动可增加肠蠕动和胃排空。在这个时候迷走神经的胆碱能神经纤维被激活。然而，过度扩张却抑制收缩反应（见第 1 章），可提供更长时间来完成消化过程。因肽类和氨基酸引起的促胃液素释放入血也能增强肠

蠕动。

胃排空是由胃窦部强烈的周期性收缩引发的，可被促胃液素和迷走神经的乙酰胆碱增强。当胃窦收缩时幽门括约肌松弛，这就会允许一部分食糜进入十二指肠。括约肌的松弛是由于迷走神经的肽能神经纤维冲动释放了 VIP。

肠期

胃功能在肠期是明显受到抑制的，包括胃液分泌和运动。在十二指肠阶段，食物由胰腺和肝的消化性分泌所混合。十二指肠内食物对胃排空的抑制可使十二指肠内容物在更多食物从胃到来之前得以处理。

分泌

虽然十二指肠内的食物对胃液分泌来说具有明显的抑制性，早期十二指肠的轻微扩张还是会刺激胃液分泌，这可能是由十二指肠壁 APUD 细胞释放促胃液素所致。然而，十二指肠适当的刺激会抑制胃液分泌。抑制性刺激因素包括十二指肠扩张、食糜中的脂肪和肽类、酸度增加以及高张性溶液。所有这些都会引起 APUD 细胞释放激素。这个时期的分泌调节在图 4.13 中有所概述。

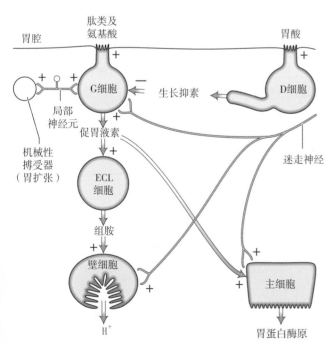

图 4.12 胃期胃分泌功能的调节

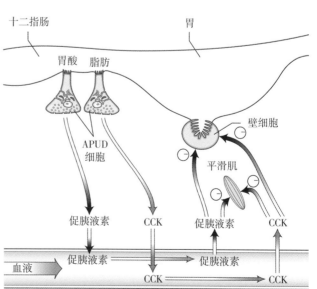

图 4.13 肠期胃功能的调节

十二指肠食糜中的酸会引起促胰液素释放，十二指肠食糜中的脂肪会引起 CCK 和 GIP 释放入血，这些激素都会抑制胃液的分泌（见上文）。这是一种反馈机制，可防止十二指肠内容物变得过酸。基于下列几点原因，这是很重要的。

- 在小肠发挥作用的消化酶需要中性或酸性 pH 值以达到最佳活性。
- 微团形成对小肠内脂肪的消化和吸收非常重要（见第 8 章），但它只在中性或弱碱性 pH 值中才能发生。
- 十二指肠是消化道溃疡形成的最常见部位，而胃酸是这一区域引起溃疡的首要原因。当十二指肠内容物的 pH 值降至 5.0 时，胃酸分泌开始下降，在 pH 值约等于 2.5 时胃酸分泌终止。

胃肠道 pH 值的调节有助于将血液 pH 值维持在正常范围内（见第 3 章）。酸碱平衡中胃酸高度分泌的作用在病例 4.1 和 4.2：4 中有所描述。

运动

胃内运动会受到十二指肠、回肠和结肠内食物的影响。十二指肠扩张可以通过两种机制抑制胃运动：

1. 一种涉及迷走神经纤维和未知神经递质的快速肠胃反射。
2. 一种有关十二指肠壁释放激素入血的较慢体液机制。这些激素总称为肠抑胃素，包括 CCK 和促胰液素（图 4.13）。

病例 4.1 和 4.2　　**消化性溃疡和促胃液素瘤：4**

酸碱平衡

消化性溃疡

胃内胃酸的分泌伴随着碳酸氢盐分泌入血，这会使血液偏碱（"碱潮"，见第 3 章）。当碱性的碳酸氢盐分泌（胰液、胆汁、肠液）时有酸分泌入血，正好可以中和。十二指肠溃疡时酸性分泌物增加，便会升高血 pH 值，呼吸和肾代偿机制以中和酸的时间会延长。然而，这些机制通常会使 pH 值维持在正常参数范围内。

促胃液素瘤

在卓 - 艾综合征患者，由于循环促胃液素水平很高，有多余的胃酸在分泌，这可导致明显的碱潮。促胃液素不仅刺激胃中胃酸分泌，还会刺激肝和胰腺导管细胞分泌碱性液体。而且，十二指肠中的胃酸通过促胰液素刺激碱性的胰液和胆汁分泌（见第 5 章和第 6 章），这通常会引起"酸潮"。然而在卓 - 艾综合征患者，因大量胃酸分泌加重的碱潮可能超过了这些稳态机制。呼吸和肾的机制可能不足以代偿这种作用，便会出现代谢性碱中毒。

当食物到达回肠后，胃排空可被延迟。这是一种由回肠壁机械性刺激感受器激活引发的神经反射，它可触发内在神经丛纤维的动作电位。有意思的是，当食物进入胃时回肠的运动便会加强。因此，回肠胃反射是双向作用的。

当食糜进入结肠时，也存在一种神经反射的反应。结肠扩张可激活压力感受器，进而触发内在神经发放冲动以延缓胃排空。

5

胰腺的外分泌功能

学习目标：

1. 描述胰腺的解剖学结构、组织学形态及其相关功能。
2. 描述胰腺外分泌功能的组件，并以此理解急、慢性胰腺炎和胰腺囊性纤维化的病理学状态。

概述

　　胰腺的外分泌部分泌胰液，主要促进消化，内分泌部分泌胰岛素和胰高血糖素等激素，这些激素对于调控体内的新陈代谢尤为重要，其详细的功能作用将在第9章中介绍。本章将主要关注胰腺的外分泌部及其分泌功能机制。

　　胰液通过胰管进入十二指肠，胰管与胆总管共同开口于十二指肠大乳头（图5.1）。胰液及胆汁进入十二指肠都受Oddi括约肌控制。不进食时，Oddi括约肌是收缩闭合的，而在进食时，括约肌松弛并允许胰液和胆汁进入小肠。Oddi括约肌的调控将在第7章中讨论。胰腺外分泌功能障碍可能是由于胰腺本身的疾病，或者是胰腺导管的堵塞，导致胰腺外分泌物无法到达十二指肠。导管的堵塞还有可能导致肝的胆汁流出障碍，并引起黄疸。

　　在小肠内，胰液、胆汁及小肠壁分泌的液体与来自胃的食糜混合在一起（详见图7.1）。胰液提供最重要的消化酶，此外，胰液中的碳酸氢盐还能为小肠内创造合适的中性或碱性pH值环境来帮助消化酶发挥催化营养底物的作用。在慢性胰腺炎（病例5.1：1）和胰腺囊性纤维化（病例5.2：1）疾病中，胰腺的组织结构均受到破坏，由此出现的一系列临床表现均可体现出胰腺在消化功能中的重要性。

解剖学和形态学

　　胰腺是一个细长的腺体，位于人体腹腔内。胰腺可以分为胰头、胰体、胰尾三个部分（图5.1）。胰头是胰腺比较宽大的部分，毗邻十二指肠的"C"形区域，二者之间有结缔组织紧密相连，且有共同的血液供应。胰体和胰尾部横跨人体中线，伸向脾门部。胰管（维尔松管）贯穿于胰腺的长轴到达十二指肠。胰液从此管经法特壶腹（肝胰壶腹）排入十二指肠。有一部分人还存在副胰管。由于来自于肝的胆汁流入胆总管也要通过胰头部的法特壶腹进入十二指肠，因此，胰头部位发生胰腺炎或胰腺癌时，往往会因为胆总管的阻塞而导致患者发生黄疸。

外分泌组织

　　胰腺的外分泌部与唾液腺相似，为复管泡状腺，形态似葡萄串（图5.3）。外分泌部就围绕在内分泌部胰岛周围，因此，当发生诸如慢性胰腺炎等破坏胰腺组织结构的疾病时，外分泌部及内分泌部的功能均受到损害。在胰腺表面有一薄层疏松结缔组织覆盖，并伸入胰腺实质，将胰腺分成许多小叶，使其表面形态不甚规则，而更大范围的结缔组织则围

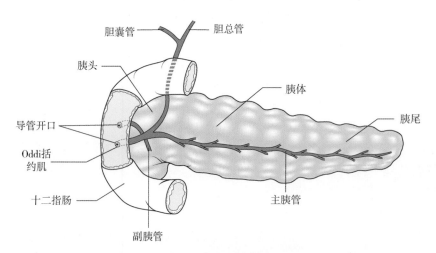

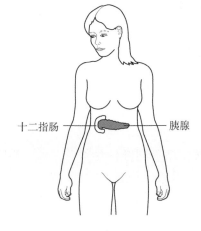

图5.1 胰腺解剖学形态

病例 5.1　　慢性胰腺炎：1

男性，40 岁，大量饮酒多年，因腹痛前往其家庭医生处就诊。患者在过去的一年内曾两次因反复发作的腹痛就诊，最初，为间断性疼痛，后发展为持续性疼痛。医生确定疼痛源于患者腹部，并且放射到背部。而且患者体重较上次就诊时明显减轻，并伴有轻度黄疸。于是安排患者住院检查。

患者接受了 X 线检查、血清学检查及尿液分析。收集患者 3 天的粪便，发现其量大、颜色浅，提示脂肪含量高（脂肪泻）。患者被告知第二天早晨禁食以便进行葡萄糖耐量实验（详见第 9 章）。

血液化验结果提示患者胆红素及碱性磷酸酶升高。葡萄糖耐量试验显示患者血糖水平异常升高持续时间长，尿液分析证实尿糖的存在，表明该患者患有糖尿病。初步诊断为慢性胰腺炎。患者遵医嘱通过哌替啶来控制疼痛，同时被建议禁酒，并定时定量进餐。通过图 5.2 慢性胰腺炎患者的腹部 CT 扫描图像可以清晰地看到肿胀的胰腺。仔细分析此病例，提出以下问题：

- 慢性胰腺炎的主要病变是什么？
- X 线检查的结果会是怎样的？
- 该患者发病的主要原因是什么？
- 慢性胰腺炎患者胰腺的外分泌及内分泌功能是如何受损的？
- 粪便脂肪含量高表明了什么？
- 葡萄糖耐受性试验的理论基础是什么？为什么该患者患有糖尿病？

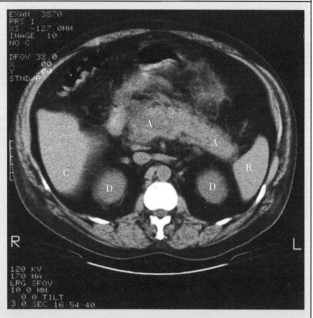

图 5.2　腹部 CT 扫描显示胰腺炎患者肿胀的胰腺位于腹壁后侧（A），脾（B），肝的下边界（C）及双侧肾（D）亦可看到

- 为什么该患者出现黄疸症状？
- 为什么该患者的血清胆红素及碱性磷酸酶升高？
- 本病主要的生理性后果是什么？如何治疗？

这些问题将在本章的学习中得到解决。

绕在贯穿于胰腺的主胰管、血管及神经纤维周围。在胰管周围还存在一些小黏液腺，分泌黏液进入胰管内。

内分泌组织

胰腺的内分泌部胰岛是由内分泌细胞组成的大小不等的球形细胞团，周围被腺泡围绕（图 5.3），胰岛在胰尾部数量最多。与所有的内分泌组织一样，胰岛同样分泌激素入血。胰岛的内分泌细胞主要包括 α 细胞（也称 A 细胞或甲细胞）、β 细胞（也称 B 细胞或乙细胞）、D 细胞（也称 δ 细胞或丁细胞）（建议这里可以统一用一种分类方式称呼）和 PP 细胞四种类型，分别分泌胰高血糖素、胰岛素、

生长抑素及胰多肽（详见第 9 章）。通过电镜观察细胞内的颗粒形态可以辨认出各种内分泌细胞的类型。胰岛细胞具有 APUD 细胞的一般特征（见第 1 章）。此外，胰岛内还存在一种小的透明样的细胞（＜5%），目前还无法明确其功能。

胰高血糖素和胰岛素分别由 α 细胞和 β 细胞分泌，局部入血并影响全身。生长抑素在局部以旁分泌的形式或经缝隙连接直接作用的方式抑制 α、β 和 PP 细胞的分泌活动以及腺泡和导管细胞外分泌部的分泌。胰多肽也以旁分泌的形式抑制胰液分泌活动。胰腺的动脉血供源于腹腔动脉分支及肠系膜上动脉。而胰 - 十二指肠动脉位于十二指肠与胰头部之间，这种极为紧密的结构关系意味着单纯摘除胰腺而保留十二指肠是非常危险的，因为这条主要

病例 5.2	囊性纤维化：1

一个患囊性纤维化的 12 岁男孩被带到门诊进行定期检查。囊性纤维化是一种常染色体隐性遗传性疾病。其主要的缺陷是编码囊性纤维化跨膜转导调节因子（CFTR）的基因突变。CFTR 主要调控分泌细胞胞膜上环磷酸腺苷（cAMP）依赖性的 Cl^- 通道，CFTR 基因的突变会引起呼吸道上皮细胞的 Cl^- 转运障碍，导致分泌物黏稠，影响呼吸道功能，同样的问题，也会出现在胰腺、生殖道及汗腺。男孩在出生后不久即被诊断为本病，其呼吸道和胰腺均受累。患者大便样本颜色浅，不成形，油性外观，送实验室检查以评估其胰腺功能。患者的胰腺外分泌功能不全，采用胰酶制剂和抗溃疡药雷尼替丁进行治疗。

学习上述资料后，分析下列问题：

- 胰腺遗传性缺陷疾病的表现是怎样的？
- 该病造成的胰腺功能异常有哪些？
- 为什么男孩的大便颜色浅？
- 男孩的粪便样本该做何种实验检测？
- 该患者体液的酸碱度水平会有异常吗？
- 为什么患者采用酶制剂进行治疗？如果口服酶制剂会出现什么问题？
- 为什么患者采用雷尼替丁进行治疗？

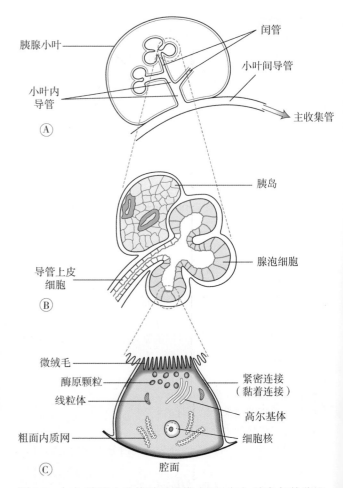

图 5.3 （A）胰腺小叶管道系统模式图；（B）胰岛与外分泌部的关系模式图；（C）腺泡细胞模式图

的供给动脉将不可避免地受到损伤。来自胰腺的血液经门静脉系统进入肝，这对于胰腺激素类物质转运至肝进行能量调控是非常重要的，我们将在第 9 章讨论该内容。腺泡和导管由单独的毛细血管床包围。一些供应胰岛的毛细血管通过衔接形成输出小动脉，然后再进入围绕腺泡的毛细血管网中。这种组织结构对于胰腺外分泌部的旁分泌调控很重要。

迷走神经胆碱能节前纤维进入胰腺，而位于胰腺组织内的节后胆碱能神经纤维的神经突触支配腺泡和胰岛细胞。来源于腹腔和肠系膜上丛的节后交感神经支配胰腺的血管以及腺泡和导管细胞。

外分泌部的组织学形态

图 5.3 展示了一个胰腺小叶的形态结构。每个胰腺的外分泌部均由终末腺泡及导管构成（图 5.4）。伸入腺泡起排流作用的小管称为闰管，这些闰管又汇合成小叶内导管。每个小叶的小叶内导管又汇入更大的小叶间导管，从而将小叶内的分泌物排入大的导管内，后者再汇合成一条主收集管（胰管）。

腺泡是主要由锥体上皮细胞构成的一个圆形结构（图 5.4）。腺泡细胞分泌多种胰液中的消化酶，它们具有分泌细胞共有的极化特征（图 5.3），细胞核位于细胞的基底部，胞质基底部区域含有较多的粗面内质网，用来产生消化酶，因此该区域具有较强的嗜碱性。小的线粒体分布于整个细胞。细胞的顶部则包含高尔基体和许多酶原颗粒，包括胰酶及其前体，因此顶部胞质嗜酸性较强。腺泡细胞的微绒毛从细胞的顶侧一直延伸到细胞的腔面。相邻的腺泡细胞通过细胞顶极紧密连接，被称为"黏着连接"。这些连接可以将腺泡腔内的液体与细胞间隙内的液体分开，后者填充于细胞的基底外侧面。这

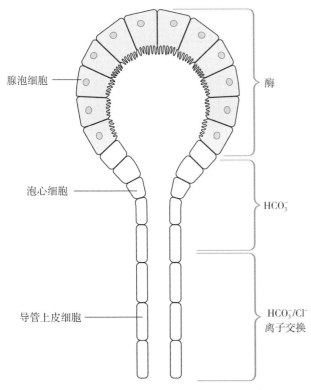

腺泡细胞

泡心细胞

导管上皮细胞

酶

HCO_3^-

HCO_3^-/Cl^-
离子交换

图 5-4 分泌部模式图，显示不同部位细胞的分泌成分各有不同

种紧密连接是无法使腺泡腔内的消化酶这种大分子渗透的，但允许水和离子在细胞间隙与腺泡腔之间进行交换。这种连接结构的破坏有可能是慢性胰腺炎的一个发病因素。相邻细胞之间的缝隙连接除了允许快速变化的细胞膜电位在细胞之间进行传送外，也允许一些分子量低于 1400 kDa（千道尔顿）的小分子在细胞之间进行交换。

闰管起始于腺泡，这是分泌腺的一大特色。位于腺泡闰管末端的苏木精 - 伊红染色较淡的细胞，称为泡心细胞（图 5.4），它们属于鳞状上皮细胞，核居中。泡心细胞位于腺泡外侧，位于腺泡腔内或腺泡细胞之间，连续排列构成一段短闰管。闰管内衬扁平的鳞状上皮。相邻的闰管上皮也像腺泡细胞一样靠紧密连接相连，从而将闰管管腔和细胞间隙隔离开并拒绝大分子在二者之间进行交换。它们也有缝隙连接，允许传输膜细胞之间的电位变化。这些闰管汇合成小叶内导管，内衬立方状或矮柱状上皮细胞。更大的导管包含有小叶间结缔组织细胞及 APUD 细胞。

胰液

进入十二指肠的胰液是两种类型分泌物的混合液：一种是腺泡细胞分泌的富含酶的分泌物，另一种是导管上皮细胞分泌的碱性含水分泌物。因此，如果邻近腺泡的导管被结扎，则会引起腺泡细胞的退化，胰液中的碱性分泌物成分基本上没有变化，而酶性分泌物则大大减少。如图 5.4 所示，碱性分泌物主要源自于泡心细胞、小叶内导管及小的小叶间导管的导管上皮细胞。

碱性分泌物

成分

导管起始部细胞分泌等渗的富含碳酸氢盐的液体，但酶的含量极微。这种分泌液在静止状态下可持续分泌，而用餐时可刺激其分泌增多，高达 14 倍。此液体中包含 Na^+、K^+、HCO_3^-、Mg^{2+}、Ca^{2+}、Cl^- 及其他离子，并与血浆中的离子溶度相似，因此，它与血浆的超滤液相似，但却因为 HCO_3^- 含量高而呈碱性。

功能

胰液到达十二指肠后，在小肠的平滑肌收缩活动的作用下，与食糜混合。胰腺碱性分泌液与其他碱性分泌物（胆汁和肠液）的功能就是在小肠内中和来自于胃部的酸性食糜。这种作用意义重大，其原因是：

● 胰酶需要在中性或弱碱性的 pH 环境下发挥其活性。
● 脂肪需形成微胶粒才能在小肠肠腔内吸收，而形成微胶粒的过程只能发生在中性或弱碱性的 pH 值条件下。
● 它可以保护小肠黏膜免受强酸的侵蚀，避免溃疡的形成。而消化性溃疡最常发生在十二指肠的第一段，是因为此处的酸性食糜还未与碱性胰液混合而得到中和。

细胞分泌机制

　　胰腺泡心细胞及起始部导管上皮细胞内 HCO_3^- 的产生机制如图 5.5 所示。最初的细胞内的步骤包括二氧化碳和水的反应。分泌的 H^+ 与灌注于腺体中的血液内的 HCO_3^- 发生反应，生成 CO_2，其中一些 CO_2 扩散到导管上皮细胞。胰液中超过 90% 的 HCO_3^- 源自于血液中的 CO_2。在细胞内，CO_2 与细胞内水分结合，在碳酸酐酶 II 的催化下形成碳酸，碳酸酐酶 II 主要存在于泡心细胞及起始部导管上皮细胞内。碳酸解离释放出 HCO_3^- 和 H^+，由于细胞内的 CO_2 被用于生成 HCO_3^-，所以此时细胞内的 CO_2 分压比血液中的低，因此分泌率越高，CO_2 扩散入细胞内的压力梯度就越大。

　　HCO_3^- 通过 Cl^-/HCO_3^- 交换透过管腔膜分泌到腔内，而 H^+ 分泌入血，每个 HCO_3^- 分泌入管腔的同时就有一个 H^+ 入血，因此，当 HCO_3^- 分泌时，流经胰腺的血液会瞬间变为酸性。入血的 H^+ 与血浆中的 HCO_3^- 结合生成 CO_2，以此来中和餐后的"碱潮"。因此，一旦患者出现胰瘘，则需严格监控患者 HCO_3^- 的丢失情况（框 5.1）。

　　泡心细胞与起始部导管上皮细胞的 HCO_3^-/Cl^- 交换机制，显然是依赖于导管管腔液中 Cl^- 的存在。Cl^- 从细胞进入管腔经由一个由环磷酸腺苷（cAMP）调控的氯离子电导通道，被称为囊性纤

维化跨膜转导调节因子（CFTR）。在囊性纤维化中（病例 5.2：1），CFTR 的缺陷会导致分泌过程受阻和胰腺功能的破坏。通用 CFTR 荧光蛋白抗体进行免疫组织化学研究发现 CFTR 蛋白定位于泡心细胞与起始部导管上皮细胞的顶端区域，与 HCO_3^-/Cl^- 交换器耦合。

　　CFTR 氯离子通道成簇的位于质膜的顶部，当腺体受到刺激（释放促胰液素或 cAMP 增加）时，成簇的离子通道解聚（图 5.5），则开放性通道数量增加。该离子通道通过两种方式进行调控：

1. 利用蛋白激酶 A 和磷酸酶实现分子蛋白的磷酸化和去磷酸化，作为离子通道的分子开关。

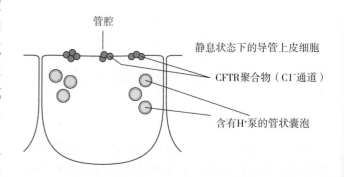

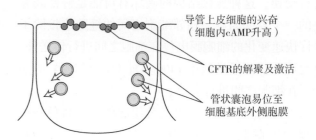

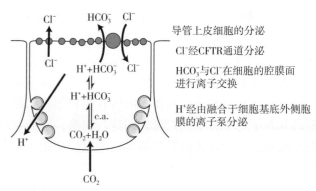

图 5.5　导管上皮细胞产生 HCO_3^- 和 H^+ 的细胞机制；c.a.，碳酸酐酶；CFTR，囊性纤维化跨膜转导调节因子

框 5.1　术后胰瘘

　　胰腺手术后，患者可通过瘘管（通常为细塑料管）将胰液排出体外。这可以保护肠道吻合口免受胰酶的破坏。在这种情况下，患者会因损失相当多的 HCO_3^- 而导致代谢性酸中毒，于是通过肾排泄 H^+ 和特定的呼吸机制（通过过度通气减少血液中的 CO_2 含量）进行代偿，具体机制将在呼吸系统和泌尿系统中进行讨论。

　　瘘管可从主胰管直接与皮肤沟通，在这种情况下，引流液中不会含有大量的活性酶。然而，如果瘘管从十二指肠沟通到皮肤，此时，引流液中的消化酶已被激活，会导致大量的表皮脱落和损坏，在瘘管闭合之前，这将导致相当多的护理问题。在这种情况下，可以使用生长抑素类的药物以减少胰液的分泌。

　　这些患者因为被限制经口进食，所以水和电解质的损失难以控制，此时静脉输液非常必要。

2．通过 ATP 和其他核苷酸的水解作用来激活离子通道。

图 5.5 显示了胰腺导管上皮细胞离子转运调控的主要特征。通过电子显微镜已经观察到，当细胞没有受到刺激时，在胞质顶端包含众多的管状囊泡。这些囊泡膜中含有质子泵，属于 ATP 酶。当细胞受到刺激时，管状囊泡易位至细胞基底外侧表面，囊泡膜和细胞基底侧质膜融合，质子泵便融合进质膜中，然后 H⁺ 便主动的泵入细胞外侧间隙的组织液中，并由此扩散到血浆中。电子显微镜的研究表明，分泌的刺激作用涉及细胞形状的变化，这与管状囊泡和细胞基底侧质膜融合后质膜的膨胀有关。膜的融合是一种主动的过程，所需能量来自于质子泵 ATP 酶催化的 ATP 的分解过程。

细胞中的 Cl⁻ 经由 CFTR 通道分泌入管腔中（图 5.5）。Na⁺ 和 K⁺ 顺着电化学梯度通过细胞之间的细胞旁路途径进入胰液。水沿着渗透梯度（由离子转运创建）或穿细胞或沿细胞旁横向流动。位于细胞外侧边界处的 Na⁺ / K⁺ ATP 酶泵将 Na⁺ 输送出细胞，由此保持较低的细胞内钠离子浓度和较高的细胞外浓度。位于细胞基底侧的 Na⁺ / H⁺ 离子交换机制可确保细胞内 pH 值的稳定，但这种机制可能在分泌过程中不会被激活。

在慢性胰腺炎中（病例 5.1：2），存在分泌机制的缺陷，而囊性纤维化中，存在 CFTR 的基因的

病例 5.1	慢性胰腺炎：2

病理及病因

慢性胰腺炎的主要病变是导管分泌碳酸氢盐和水的障碍，从而导致导管内胰液蛋白质浓度增高。蛋白质沉淀形成蛋白栓子，继而导致近端导管的扩张。导管堵塞形成高压引起疼痛。继发性压力的增高可能导致导管上皮及胰腺组织的破坏，引发胰腺及胰周组织的炎症和纤维化。由于胰岛细胞和腺泡的破坏，会马上引起胰腺功能不全。由于胰腺靠近腹腔神经丛，围绕这些自主神经的炎症则会导致慢性背痛。

慢性胰腺炎的特征是胰腺组织的渐进性损伤直至永久性破坏，通常都会引起胰腺外分泌和内分泌功能不全。然而，由于胰腺组织的巨大功能储备，胰腺功能的不足可能常处于亚临床状态或需要胰腺功能测试才能够发现。病理学显示胰腺内广泛纤维化，胰岛变小，数目减少，各级胰导管出现梗阻。蛋白质沉淀最初发生在小叶内和小叶间导管，形成蛋白栓子并钙化。同心层状的蛋白质沉淀物出现在各大胰管并最终钙化形成结石。有一种特殊的蛋白质，称为石蛋白，为胰液中的正常组分，其与 Ca²⁺ 离子具有高亲和性，是结石中的主要蛋白质。结石中含有碳酸氢钙或羟基磷灰石（磷酸钙和碳酸氢钙）。部分患者 X 线下可见胰腺区域的钙化灶、结石影（图 5.6）。慢性炎症可以蔓延到邻近器官，包括十二指肠、胆总管、胃窦部及横结肠。

近 80% 的慢性胰腺炎患者有过度饮酒史，而这种疾病的罕见的常染色体显性遗传性疾病的形式也已经被发现。该病的发病率很低，在英国大约有 30/100 000 的发病率。通常中年发病，男性较女性患者更常见，男女比例约为 3：1。大多数酗酒者在初次腹痛发作时已经存在胰腺组织结构和功能的永久性损害。

此外，尸检中发现，许多酗酒者生前没有胰腺疾病的任何症状，但胰腺形态学的变化却是非常明显的。目前还不清楚饮酒是如何导致慢性胰腺炎的，但它可以在胰腺分泌时促进蛋白质的沉淀。

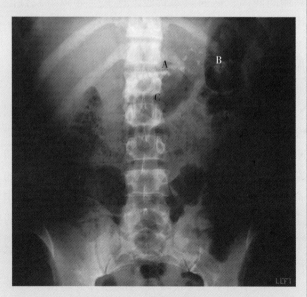

图 5.6 腹部 X 线显示一个因酗酒所导致的慢性胰腺炎患者胰管中的钙化性结石（A），左侧结肠的气体（B）和胃（C）

病例 5.2　　囊性纤维化：2

病理及诊断

在胰腺中，CFTR 受损导致氯离子分泌障碍及相关水分运输的减少，使得管道中的分泌物变得黏稠。富含蛋白质的栓子形成并阻塞近端小叶内导管，引起继发性胰腺损伤（与慢性胰腺炎的发病过程相似，见病例 5.1：2）。因此，消化酶无法到达十二指肠，患者的粪便样品检测显示脂肪含量高，胰凝乳蛋白酶或胰蛋白酶升高。超过 80% 的患者有胰腺功能障碍导致的脂肪泻，新生儿出现胎粪性肠梗阻（当胎粪在小肠里变硬并造成阻塞的病征）也是常见的（图 5.7）。

与上述过程相似，黏液亦可堵塞小支气管，导致反复发作的呼吸道感染，最终呼吸衰竭。这些支气管和胃肠道症状常常会提醒临床医生患儿有囊性纤维化的可能。通过 DNA 分析或汗液中检测出高浓度的 Na^+（> 60 mmol/L）即可确诊。后者是由于汗腺的分泌细胞氯离子转运缺陷，无法建立正常的渗透压梯度，导致水钠的运输障碍所致。

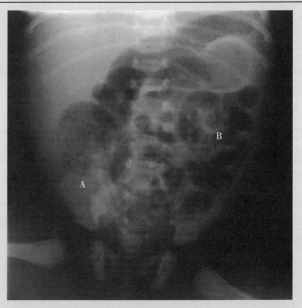

图 5.7　囊性纤维化患儿的腹部 X 线影响。在盲肠处可以看到胎粪阻塞肠道（A）；近端小肠扩张（B）并充满气体

遗传缺陷（病例 5.2：2）。因为水的输送是随着离子转运所形成的渗透梯度进行的，因此当离子分泌机制存在缺陷时，胰管内则形成含高浓度蛋白质的黏稠的液体，从而阻塞管腔，这又会导致继发性的胰腺损伤。

胰液成分的变化与流速的关系

进入十二指肠的胰液中的碳酸氢盐的浓度范围为 25 ~ 150 mM。胰液中的电解液成分随着胰液流速的变化而变化。图 5.8 显示了 HCO_3^- 和 Cl^- 浓度随流速的增加而变化。HCO_3^- 的浓度随着流速的增加而增加，而 Cl^- 的浓度则减少，二者之间存在着相反的关系，但二者离子浓度的总和在离子交换泵的作用下保持不变。随着 HCO_3^- 浓度的增加，胰液的碱性也越来越强。

胰液中离子成分的变化与流速有关是由于导管细胞膜上离子转运系统的存在。最原始的碱性胰液由胰导管起始部分泌，随着胰液进入小叶间导管及胰管，其中的离子成分也因为接触上述导管上皮细胞的离子转运系统而发生改变。当胰液流速高时，胰液接触导管上皮细胞时间较短，无法通过 HCO_3^-/Cl^- 交换或其他进程改变胰液的离子成分，因此高流速状态下的胰液较之低流速的胰液，其成分更类似于最原始的胰液。

胰酶

胰腺腺泡细胞释放的胰酶由多种参与食物消化的酶构成。其中许多酶分泌时为无活性的酶原。腺泡细胞存在酶原颗粒，它们起到存储或酶原蛋白的作用。腺泡细胞产生的酶原包括蛋白水解酶原、胰蛋白酶原、胰凝乳蛋白酶原、羧肽酶原、弹性蛋白酶原、核糖核酸酶原、脱氧核糖核酸酶原和前磷脂酶 A。而脂肪酶、α 淀粉酶分泌时均为活性酶。无活性酶原的释放可确保活化酶不发生胰腺组织的自身消化。

通过了解慢性胰腺炎和囊性纤维化的功能障碍和治疗方案，我们可以认识胰酶对于营养吸收的重要性（见病例 5.1：3 和 5.1：4，病例 5.2：3 和 5.2：4）。

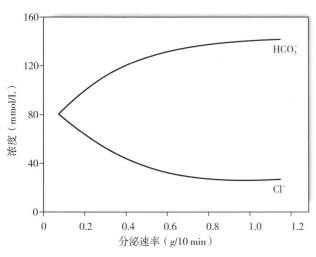

病例 5.1	慢性胰腺炎：3

功能损伤

慢性胰腺炎胰腺的外分泌及内分泌功能均受到损害。

胰腺分泌导管的堵塞和腺泡组织的缺失均可导致碱性胰液和酶分泌的减少。碱性分泌物的减少将导致：（1）小肠中酶的活性降低，引起吸收不良和体重减轻；（2）影响脂质微泡（对于脂质吸收是必要的）的形成，导致脂肪泻（大便中脂肪含量高）；（3）可能因为酸性升高导致十二指肠溃疡发生。

胰岛组织的破坏可以导致参与葡萄糖代谢调控的胰岛素和胰高血糖素的分泌减少。胰岛素通过增加组织对葡萄糖的摄取来降低血糖，而胰高血糖素通过刺激葡萄糖从肝释放来增加血液葡萄糖含量（见第9章）。因此，这两种激素对血糖浓度的调节具有相反的作用，尽管胰岛素的作用占主导地位。

通常在用餐时血糖浓度增高，胰腺释放胰岛素。葡萄糖耐量试验就是用来测定胰岛素对于摄取葡萄糖溶液后人体的反应（参见图9.4）。慢性胰腺炎早期，胰岛素应答损伤，即血液中升高了的葡萄糖浓度恢复到正常值的时间延长，许多患者最终发展为显性糖尿病。

慢性胰腺炎患者有可能发生慢性进行性黄疸。这是由于位于胰头部位的胆总管下段周围发生纤维化所导致的。纤维化可以阻止胆汁流入小肠，胆汁成分回流进入体循环造成血清胆红素的升高。当胆管各分支内衬细胞受损时，释放碱性磷酸酶，此时血清中的碱性磷酸酶水平也升高。

当慢性胰腺炎合并酒精性肝病时，很难确定黄疸是由于胰腺疾病还是肝硬化所致，因此，必要时需要肝活检来进行组织学评估。

病例 5.1	慢性胰腺炎：4

生理学影响、治疗及管理

吸收障碍和糖尿病的主要后果是营养不良和体重减轻。因为用餐时胃酸分泌会在血液中产生"碱潮"（见第3章），通常部分可以被碱性胰液分泌时产生的"酸潮"所中和，因此，碱性分泌物缺乏时可以导致碱中毒的发生。然而，这种碱中毒在慢性胰腺炎患者中通常可通过呼吸系统和肾机制进行代偿（详见本书呼吸系统和肾系统章节）。

无并发症的慢性胰腺炎通常选择非手术治疗。需要强调的是必须完全戒酒。缓解疼痛最初可以使用阿司匹林等非甾体抗炎药（NSAIDs）治疗，然后，必要时可使用阿片类药物。建议采用简单营养物质（氨基酸，葡萄糖，脂肪酸）的形式予以营养支持。可遵医嘱口服胰腺提取物替代胰酶。通常，提取物富含脂肪酶，因为这种酶的分泌比蛋白水解酶的分泌降低的更快。酶制剂与抗溃疡药（质子泵抑制剂）联合应用以减少胃酸的生产，避免酶因胃酸而失活。或者，酶以颗粒形式被封闭在一个 pH 依赖性聚合物内，颗粒外的保护涂层只在 pH 大于 6.0 的环境中才能溶解，即在十二指肠或空肠上段中溶解，而不是在胃中。

糖尿病的代谢性并发症在第9章中讨论。如果存在糖尿病，则采用胰岛素治疗。

病例 5.2	囊性纤维化：3

功能损伤

在囊性纤维化疾病中，胰腺的主要缺陷是缺乏氯离子的分泌，导致碳酸氢盐分泌障碍。胰酶的分泌最初并未受到影响，但是管道的堵塞会阻止它们进入小肠发挥作用。如果不进行治疗，患者消化和吸收功能均受到损害，导致营养不良。脂肪未被肠道吸收，出现在患者的大便中，使得大便颜色变浅，形成脂肪泻。

虽然碳酸氢盐的分泌功能受损，碱性或酸性消化液的分泌受到影响，但患者的酸碱状态可能不会存在异常。

在该疾病后期，胰腺结构破坏并可能引起胰岛素、胰高血糖素的缺乏，因为胰岛素是主要激素，因此有可能发展为糖尿病（与慢性胰腺炎相似，见病例 5.1：3）。

图 5.8 胰液中的 Cl^- 离子和 HCO_3^- 离子浓度与胰液分泌速度的关系

病例 5.2	囊性纤维化：4

治疗

目前还无法治愈这种疾病。有家族病史的夫妇通常需要进行遗传筛查。90%的患者可以生存到青少年，甚至可以生存到中年。肺或心—肺联合移植可以成功延长患者的生存时间和提高生活质量。基因工程为今后治愈该病带来了希望。然而，即使CFTR基因可以稳定地转染入分泌上皮细胞，还是需要进行重复治疗，因为这些细胞不断的脱落更新。如果CFTR基因可被转染入祖（干）细胞，那么这个问题终有一天会被克服。

虽然在大多数情况下，肺部疾病是主要问题，但为了保持机体的营养和生长发育，胰腺功能不全的治疗处理也是必要的。治疗通常是口服摄入胰酶制剂，摄入过程贯穿于整个进餐过程，以确保酶与食物的最佳混合。摄入剂量是根据脂肪泻中的脂肪含量来确定的。胰酶制剂通常包被肠溶衣，避免在胃酸的作用下降解，而在小肠的碱性环境中，肠溶衣更易于降解，酶得以释放。虽然如此，酶被胃酸降解仍然是一个突出的问题，因此可通过联合应用H_2受体拮抗剂如雷尼替丁或氢泵抑制剂如奥美拉唑可将此问题最小化。

酶及酶原分泌的细胞机制

腺泡细胞分泌的机制（图 5.9）的研究始于1970年代，并由帕拉德发现，他也因此获得了诺贝尔奖。酶或酶原均在细胞的粗面内质网中合成，然后释放到内质网小池。含有酶或酶原的芽泡从内质网小池膜断裂出来并结合在高尔基复合体上形成"浓缩小泡"。随后，浓缩小泡迁移向管腔膜。通过酶原染色，可以看到越靠近细胞表面，浓缩小泡越密集。含有酶原颗粒的囊泡与细胞膜融合后，囊泡破开以胞吐的形式释放其内容物。不同的酶被包被于每个酶原颗粒内，它们可以被一起释放，且比例保持不变，而酶原颗粒膜可被迅速地回收再利用。

胞吐作用与酶蛋白的合成和隔离不同，后者需要激素和神经递质的生理调控。胞吐作用是通过细胞内钙离子的增加引起的。细胞受到刺激后，通过细胞外Ca^{2+}流入或细胞内贮存Ca^{2+}的释放来提高细胞内的Ca^{2+}离子浓度。

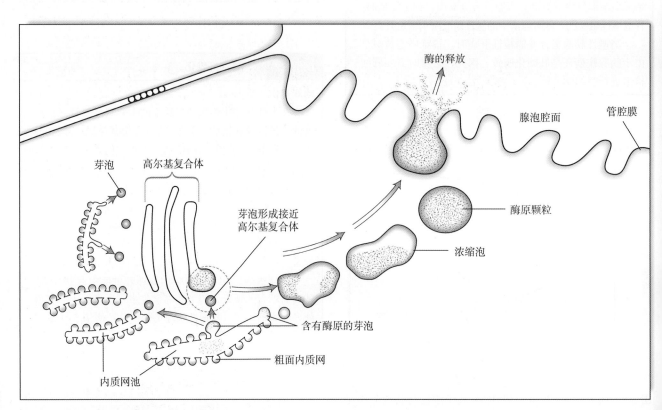

图 5.9 腺泡细胞分泌酶的机制示意图

胰腺的外分泌功能

酶原的活化

腺泡细胞分泌的酶原在十二指肠和空肠上段内被激活。肠激酶存在于小肠上皮细胞的刷状缘，在其催化作用下，胰蛋白酶原加上一个短肽即转化为胰蛋白酶。一旦已经形成少量活化的胰蛋白酶，便可以正反馈催化更多的胰蛋白酶原转化为胰蛋白酶。胰蛋白酶是一种功能强大的蛋白水解酶，可以使胰凝乳蛋白酶、弹性蛋白酶原和前磷脂酶 A 活化。因此一旦有少量的胰蛋白酶形成，即可引起催化的连锁反应（表 5.1）。

急性胰腺炎可以危及生命，胰腺导管中的活化酶会导致胰腺组织的破坏（框 5.2）。机体会通过各种机制来防止这种情况的发生：

- 胰腺分泌一种被称为 Kazal 抑制剂的多肽，通过络合作用抑制少量的进入胰腺导管的活化的胰蛋白酶。
- 还有一种胰酶 Y，可由痕量活化的胰蛋白酶激活而降解酶原，从而起到一定的保护作用。
- 胰腺分泌物的碱性 pH 值（8.0 ~ 9.5）以及较低的 Ca^{2+} 离子浓度会促进胰蛋白酶原的降解。

分泌的调控

胰腺腺泡和导管上皮细胞的外分泌功能是通过促胰液素、胆囊收缩素（CCK）、血管活性肠肽（VIP）、生长抑素以及神经递质等来调控的，其中生长抑素通过旁分泌作用或经缝隙连接直接作用抑制胰液的分泌。

激素调控

参与刺激分泌的主要激素是促胰液素和胆囊收缩素（CCK），前者刺激碱性液体的分泌，后者刺激酶的分泌。这些激素是由十二指肠黏膜内的 APUD 系细胞产生的（见第 1 章），目的是应对十二指肠食糜中的各种食物成分（见下文）。作为胰液中的两种组分，它们的分泌具有单独的调控机制，进入十二指肠的胰液的成分可以随着酶蛋白含量的变化而变化，而酶蛋白含量的变化可以从 1% ~ 10%。

胆囊收缩素和促胃液素竞争腺泡细胞上同一受体（图 5.12）。胆囊收缩素、促胃液素和乙酰胆碱均可通过以下途径增加酶蛋白的合成和分泌：

- 增加磷脂酰肌醇转换；
- 增加细胞内 Ca^{2+} 离子浓度。

促胰液素和血管活性肠肽可促进腺泡细胞内 cAMP 水平的升高（图 5.12），从而增强胆囊收缩素、促胃液素和乙酰胆碱的作用。因此，当这两种类型的激素协同作用时，对于酶的分泌促进作用更大。

生长抑素

生长抑素存在于胰岛的 D 细胞内，是胰腺分泌强有力的抑制剂。它以旁分泌或经缝隙连接直接作用的方式来抑制碱性分泌物、酶、胰岛素及胰高血糖素的分泌。另外，它还抑制一些胃肠激素的释放，包括胆囊收缩素、促胰液素和促胃液素。血液循环

表 5.1　酶原在小肠内的活化		
酶原		活化酶
胰蛋白酶原	肠激酶、胰蛋白酶　→	胰蛋白酶 + 多肽
胰凝乳蛋白酶原	胰蛋白酶　→	胰凝乳蛋白酶 + 多肽
羧肽酶原	胰蛋白酶　→	羧肽酶 + 多肽
前磷脂酶 A	胰蛋白酶　→	磷脂酶 A+ 多肽

框 5.2　急性胰腺炎

急性胰腺炎是一种胰腺组织被消化酶破坏的疾病。这种急性疾病的大多数患者（约75%）发病缓和，但在某些严重情况下，会导致患者血流动力学不稳定和多器官衰竭。急性胰腺炎的生理机制尚未完全了解，其疾病特点是胰腺导管的消化酶活化后导致胰腺组织的自身消化。

急性胰腺炎胰导管内活化的胰蛋白酶发挥蛋白水解作用，激活更多的胰蛋白酶原和其他蛋白水解酶原（胰凝乳蛋白酶原，弹性蛋白酶原、羧肽酶原和前磷脂酶 A）。

活性酶可以消化胰腺组织。当胰腺的表面上的腺泡壁被消化后，消化酶便泄漏到腹腔并引起广泛的腹膜炎。有5%的病例，患者血管被胰弹性蛋白酶水解，从而引起内部出血，并最终导致缺血（源于低血压）和贫血，称为出血坏死性胰腺炎，这种情况极为严重，死亡率高达80%。

目前还不清楚活化的消化酶是如何出现在急性胰腺炎的胰导管中的，但有一种可能是，小肠内含有活化酶的食糜反流进入了胰导管。这种情况通常与胆管结石的存在有关。可能是小的胆管结石嵌入壶腹部，阻止了 Oddi 括约肌的关闭，从而可以允许含有活性酶的十二指肠液反流进入胰管。酗酒、感染、胰腺肿瘤和某些药物的应用也会诱导急性胰腺炎的发生。

急性胰腺炎的诊断依赖于血液中检出高浓度的 α- 淀粉酶。这种酶连同其他酶一起，从裂解的胰腺细胞溢出入血。α- 淀粉酶因无法被肾小管完全重吸收，因此也可在尿中检出。腹部的超声检查（图 5.10）可以显示出胆道结石，CT 扫描（图 5.11）可对胰腺坏死的程度进行评估。

急性胰腺炎患者也可存在低钙血症。部分原因是富含蛋白质的液体由胰腺渗出，导致结合 Ca^{2+} 的白蛋白的丢失。由于血浆的渗出，也可导致血细胞比容的增加。

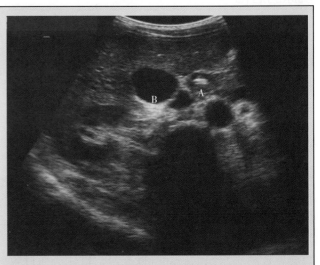

图 5.10　胆道系统超声扫描显示胆总管扩张，内见一钙化结石（A），邻近可见胆囊组织（B）

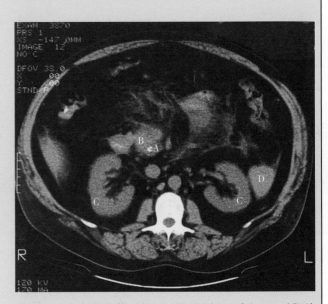

图 5.11　CT 扫描图像（与图 5.10 为同一患者），显示胆总管下段结石（A），肿胀的胰头（B）；周围可见肾（C）和脾（D）

中的生长抑素可能可以增强生长抑素的局部释放。它在人体内分布广泛，包括胃肠道中的不同部位。胰源性生长抑素以十四肽形式存在，即 S-14。这种激素的释放是由胆囊收缩素、促胃液素、促胰液素刺激的。生长抑素类似物如奥曲肽目前被临床上用于抑制胰酶的分泌（框 5.3）。

神经调控

胰腺分泌的神经调控是通过副交感神经和交感神经来完成的。迷走神经中胆碱能纤维的刺激能同时提高酶和碱性液体的分泌率。交感神经刺激抑制分泌主要是通过小动脉血管收缩，减少胰腺内的血

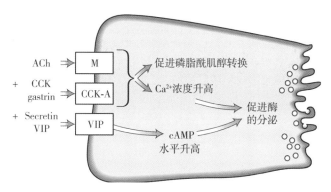

图 5.12 腺泡细胞的细胞调控机制。Ach，乙酰胆碱；CCK，胆囊收缩素；Gastrin，胃泌素；Secretin，促胰液素；VIP，血管活性肠肽；M，毒蕈碱型受体；PI，磷脂酰肌醇

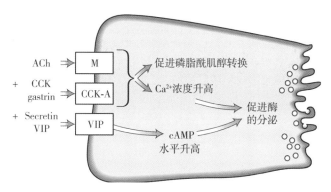

流来减少胰液的分泌。交感神经的刺激不但会降低胰液的分泌量还会降低酶的分泌量。

进餐时胰腺分泌的调控

用餐时胰液分泌的控制取决于食物的量和食物成分。摄取物出现在胃肠道不同的部位时，会以不同的方式调控胰液的分泌。在用餐时，胰液分泌的调控可根据食物或食糜的位置相应地分为三个阶段（见第 1 章）：

1. 头相：食物接近或存在于口腔内。
2. 胃相：此时，食物进入胃中。
3. 肠相：此时，食物进入十二指肠中。

头相

食物有关的形象、气味及其他感官刺激，可通过条件反射增加胰腺的分泌。而当食物存在于口中时，则通过非条件反射刺激分泌。因此，该阶段的神经调控是迷走神经中的胆碱能纤维的神经冲动介导的。此期分泌的胰液富含消化酶，含 HCO_3^- 却很少。

在迷走神经的刺激下，腺泡细胞分泌激肽释放酶，它催化产生缓激肽（一种血管扩张剂）。这将导致胰腺血流量增加，提高胰液的分泌量。参与这一作用的机制类似于唾液腺的分泌（见第 2 章）。

胃相

食物存在于胃中刺激胰液分泌是通过激素机制

框 5.3　生长抑素类似物

生长抑素类似物奥曲肽，在临床上用于抑制急性胰腺炎和胰腺术后患者胰酶的分泌。减少消化酶的分泌可使胰腺更安全地治愈损伤（无论是炎症或手术）。奥曲肽是一种八肽，含有生长抑素活性所必需的四肽序列。注射时，生长抑素本身具有较短的半衰期（< 4 分钟）。然而，经皮下注射的奥曲肽，则具有大约 100 分钟的半衰期，其作用相对持久。因此，在临床上生长抑素必须连续输注才有效，而如果采用奥曲肽这种类似物，每天只需 2 ~ 3 次给药即可有效。

调控的。胃壁中化学感受器和机械感受器的激活导致 G 细胞促胃液素的释放，进入局部血液循环。胆碱能神经的刺激也参与胃相的调控。在此期，富含消化酶和碱性成分的胰液的分泌增加。

肠相

肠相是胰液分泌活动中最重要的环节。十二指肠内的食物不但刺激碱性成分的分泌还刺激富酶组分的分泌。胰液中碱性成分的分泌主要是对十二指肠内容物中酸性物质的一种反应。酸性物质刺激肠壁上的 APUD 细胞释放促胰液素，然后该激素刺激胰腺导管上皮细胞分泌碱性液体。这种反馈机制有助于控制十二指肠内容物的 pH 值。

为了消化食物中的脂肪和蛋白多肽，在肠相中，富含消化酶的胰液被释放。脂肪和蛋白多肽可引起十二指肠壁中的胆囊收缩素释放入血。胆囊收缩素进而刺激胰腺腺泡细胞分泌消化酶。而十二指肠中的胰蛋白酶又可通过抑制胆囊收缩素的释放抑制酶的分泌。这又是另一种反馈机制，可以限制小肠内的消化酶的量，具有一定的保护作用。

促胰液素在酶的分泌过程中发挥激素允许作用：它本身不刺激酶的分泌，但它可以增强胆囊收缩素的作用。同样，胆囊收缩素对于促胰液素促进胰液碱性液体的分泌也发挥激素允许作用。虽然迷走神经的刺激主要促进富酶液的分泌，但如果切断迷走神经，由促胰液素引起的碱性分泌则会减少 50%，提示迷走神经刺激和促胰液素有部分功能重叠。因此，迷走神经机制可能会增强促胰液素的功能作用。

6

肝和胆管系统

学习目标：

1. 理解肝在消化、代谢废物和有毒物质排泄过程中的作用。
2. 理解胆道的结构与胆汁分泌和贮存的功能之间的关系。
3. 理解胆汁中重要成分的分泌机制以及肠肝循环过程。
4. 理解控制胆汁分泌的机制以及释放进入十二指肠的过程。

概述

肝的功能总体可以分为两大类：

1．与吸收物质和合成反应过程相关的功能。
2．吸收和分泌相关的功能。

本章节是讨论肝的分泌和吸收作用。有关肝吸收营养素和调控能量代谢的过程将在第9章讨论。

肝最重要的外分泌功能是：

- 提供胆酸和碱性液体用于脂肪的消化和吸收，中和肠管中的胃酸。
- 降解和结合代谢废物。
- 解毒作用。
- 排出胆汁中代谢废物和脱毒后的物质。
- 脱毒后的物质和无用的代谢产物可经过胆汁、或者胃肠道、或者通过肝进入血液经过肾的代谢排出体外。

肝有强大的贮存功能，甚至3/4的肝被去除，肝依然能保持内环境的平衡。肝疾病临床症状的出现意味肝功能已受到不同程度损伤。

肝囊和胆管内胆石形成是肝胆管系统功能紊乱的结果。本章节列举胆囊结石患者遇到的各种问题，以此来阐明肝的分泌和代谢等作用。本章第二个病例为摄入超剂量对乙酰氨基酚患者，用以强调肝在阳离子药物解毒中的重要作用。

肝胆系统功能概述

肝、胆囊和胆管的正常解剖结构见图6.1。肝不断将物质分泌到血液和胆汁中。胆汁是分泌液和排泄物质的混合物。在人类，胆汁在两餐间被贮存在胆囊内，并在胆囊内浓缩。进食时，胆汁从胆囊中被释放到胆囊管内，然后进入胆总管。胆汁在十二指肠水平进入小肠，其释放受Oddi括约肌控制。

胆囊壁被覆平滑肌细胞。在两餐之间胆囊平滑肌处于舒张状态，Oddi括约肌关闭，从而防止胆汁进入小肠。因此，胆汁在胆囊中存储和浓缩。胆囊

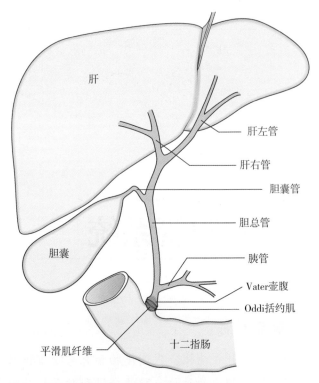

图6.1 肝、胆囊和胆管的正常解剖结构

收缩迫使胆汁进入胆总管。同时Oddi括约肌舒张，胆汁进入十二指肠。十二指肠内的食物是胆囊收缩主要刺激物。

肝的解剖和形态学

肝是人体最大的单体器官。在成人，它的重量约占身体重量的1/50；在婴儿，肝的重量占身体重量的比重更大。它包含左叶和右叶（图6.2A），成人肝右叶的大小是左叶的六倍。

肝由肝小叶构成（图6.2B）。在每个小叶中心是中央静脉，它汇入下腔静脉的属支——肝静脉内。肝细胞围绕中央静脉放射状分布。在小叶的周边有数个门管区。门管区内包含胆管、肝动脉和门静脉的分支。

肝有双重血液供应：肝动脉供应来自肺部含氧丰富的动脉血，肝门静脉供给从肠道吸收富含营养的血液（见第1章）。肝动脉的血供约占肝所有血供的20%，而门静脉的血供占总血供的80%。肝动脉血和门静脉血混合在一起进入肝血窦中。肝窦内的血液汇入中央静脉，并经肝静脉流入下腔静脉。

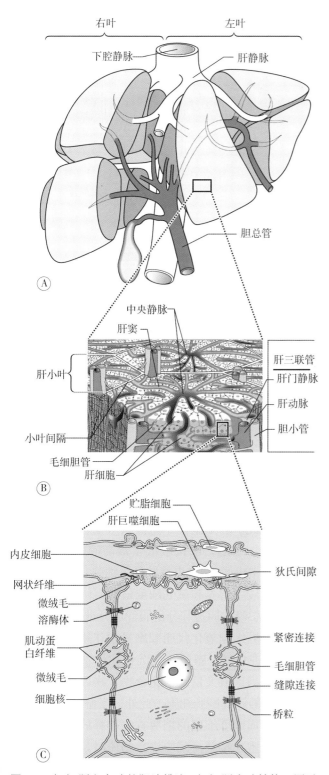

右叶　左叶

下腔静脉　肝静脉

胆总管

Ⓐ

中央静脉

肝窦

肝三联管

肝小叶

肝门静脉

肝动脉

小叶间隔

胆小管

毛细胆管

肝细胞

Ⓑ

贮脂细胞

肝巨噬细胞

内皮细胞

狄氏间隙

网状纤维

微绒毛

溶酶体

肌动蛋白纤维

紧密连接

毛细胆管

微绒毛

缝隙连接

细胞核

桥粒

Ⓒ

图 6.2 （A）肝左右叶的胆汁排流；（B）肝小叶结构，图示胆汁的排流系统和胆管的血液供应；（C）肝细胞的特点以及与周边细胞和血窦的关系

框 6.1　肝硬化

肝硬化时，瘢痕组织取代正常肝，阻塞正常门静脉血流进入肝，从而导致肝的蛋白质和其他分子合成减少，氧化能力下降。胆汁代谢、药物解毒、胆汁分泌等作用难以保证机体正常需要。

肝硬化有多种原因，包括：

- 慢性酒精中毒。肝硬化通常在酗酒后 10 年发生，这是西方国家肝硬化的首要原因。
- 慢性丙型、乙型和丁型肝炎。慢性丙型肝炎病毒可引起低级别肝损害，经过多年导致肝硬化。这是肝硬化的一个主要原因。它通常是通过血液传播，输血前常规检测丙型肝炎病毒是有帮助的。在第三世界国家中乙型肝炎病毒是肝硬化最常见的原因，而在发达国家相对少见。
- 自身免疫性疾病：免疫系统的攻击造成肝的炎症和组织损害可最终导致肝硬化。
- 遗传性的疾病包括 α1- 抗胰蛋白酶缺乏，血色素病，Wilson 病、半乳糖血症和糖原贮积症。
- 药物、毒素和感染：严重反应的处方药物，长时间接触环境毒素，寄生虫感染（血吸虫）均可导致肝硬化。

肝硬化症状包括疲劳、体重减轻、恶心、腹痛、皮肤蜘蛛状血管痣、下肢水肿和腹水，黄疸（见框 6.2），胆囊结石（见病 6.1：1-6），瘙痒（由于胆红素沉积在皮肤）和出血倾向（由于肝中合成凝血因子减少）。

肝硬化的治疗主要针对病因和并发症。肝的损伤是不可逆转的，但可以通过戒酒和停止滥用药物，控制感染和其他原因来延缓病变进展。当肝损害严重，肝功能衰竭时，移植手术是必要的。目前移植术后通过使用有效免疫抑制药物，可以使肝移植术后生存率超过 90%。

这种血流方向由门静脉内的压力相对高于肝静脉内的压力所决定。

肝硬化时，瘢痕组织取代了正常的肝组织。瘢痕组织不仅干扰肝细胞正常结构和再生，还阻断血液在该器官的正常流动。该病描述详见框 6.1。

肝表面被纤维结缔组织被膜（也称为 Glisson 被膜）包绕。薄的纤维间隔进入肝并将肝分割为叶和小叶。除"裸区"外，肝被膜均为腹膜所包绕。在"裸区"，肝直接与膈接触。

肝分泌系统始于微细小管即毛细胆管。毛细胆管为相邻肝细胞的细胞膜表面内陷形成（图 6.2C、

6.3）。每个肝细胞膜内陷形成了毛细胆管。胆汁在毛细胆管的流动方向与血液进入血窦的方向相反。胆汁经毛细胆管排入终端胆小管。这些胆管汇合后依次形成小叶内胆管、小叶间胆管和左、右肝管，最后在肝外汇合形成肝总管。

组织学

肝的主要细胞是肝细胞，它是上皮性实质细胞。肝细胞排列呈肝板结构并分支和吻合形成一个三维网格（图6.2）。肝板之间为肝血窦。肝类似于一种内分泌腺。相邻的肝血窦之间通常是只有一层肝细胞板。

肝血窦与毛细血管之间的区别在于，它们的直径更大，其内衬细胞并非典型的内皮细胞。肝窦周围基底膜不完整，这能够使血浆直接与肝细胞表面接触。从而有助于血液和肝细胞之间旺盛的物质交换（图6.2 C）。窦周隙含有网状纤维和胶原纤维。

一些间质细胞（被称为贮脂细胞）产生纤维。肝窦内包含两种主要细胞，分别是内皮细胞和肝巨噬（库普弗）细胞。它们位于纤细的网状纤维的网格上。血管内皮细胞具有小的细长的细胞核和显著减少的细胞质。细胞质可与相邻相同细胞或另一种类型细胞的胞质突起相互交错。胞质中含有少数几个细胞器和多量的吞饮小泡。它们还含有许多未闭的窗孔。库普弗细胞具有吞噬作用，常吞噬退化的红细胞、色素颗粒或含有铁的颗粒。它们具有大的细胞核和丰富的细胞质，并可经过血窦间相互迁移。当需要增加吞噬作用时它们的数量会增加，库普弗细胞可能由内皮细胞分化而来。

肝细胞

肝细胞呈多边形，细胞膜界限清楚，相邻肝细胞细胞膜紧密排列在一起（图6.2 C、图6.3）。肝细胞之间的质膜显示紧密连接、桥粒连接和缝隙连接。相邻细胞的细胞膜部分分离形成毛细胆管（图6.2 C）。

肝细胞的质膜在某些特定区域结构特殊。毗邻肝窦处，肝细胞和血窦之间分离，形成窦周隙（也称狄氏间隙），在此位置的肝细胞膜上有无数细长

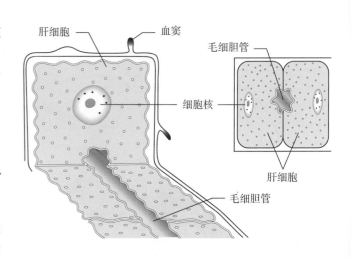

图6.3　肝早期分泌系统。插图：毛细胆管（截面）由相邻的肝细胞形成

微绒毛，细胞质内可见小囊泡和小空泡结构（图6.2 C）。微绒毛为吸收和分泌提供大的表面积。

肝细胞的细胞核形状和大小差异相当大，在某些情况下，细胞有双核，块状嗜碱性物质出现在所有肝细胞中。肝细胞的细胞质充满许多小的线粒体。所有肝细胞的结构大致类似，但肝细胞质从小叶外周到中央显示逐渐变化。这种差异与细胞功能活动的差异有关。肝细胞位于血液供应输入端，即"门静脉周围"细胞，能接触浓度最高的营养和氧气，而那些在中央区，"中央静脉旁"细胞，位于血流输出端，血液中营养和氧气浓度最低。门静脉周围细胞从血液中吸收胆盐和分泌胆汁成分进入毛细胆管，同时此处肝细胞氧化代谢和糖异生作用最活跃（图6.4）。在进食后，糖原首先沉积在汇管区周围肝细胞，只有当摄取大量碳水化合物食物后糖原才会储存在中央静脉周围肝细胞。此外，当血糖浓度下降，中央静脉周围肝细胞的糖原首先被释放。中央静脉周围肝细胞在接触血浆中废弃物质时，生物转化反应活动增强，并释放有潜在毒性的外源性和内源性物质。它们也更积极地参与糖酵解和生酮的反应。在一定条件下，脂肪可在肝细胞内沉积，它首先出现在中央区的肝细胞内。在进食后不同时间肝细胞胞质内的成分存在差异，同时通过对胞质的观察能辨别是否有脂肪或糖原沉积。

毛细胆管

毛细胆管的管腔直径大约为 0.75 μm，毛细胆管表面的微绒毛结构突向管腔，毛细胆管表面的微绒毛结构为胆汁分泌提供一个较大的表面积。毛细胆管周围的肝细胞膜为紧密连接结构（图 6.2C）。这种结构可以防止胆汁外漏，同时有利于血浆和毛细胆管通过细胞旁路进行物质交换。

毛细胆管参与运输物质至管腔。它具有收缩功能的结构，毛细胆管微绒毛内含有肌动蛋白纤维，同时在毛细胆管周围的肝细胞质内含有肌动蛋白和肌球蛋白纤维，毛细胆管的收缩是受细胞外 ATP 激发。毛细胆管的收缩作用类似平滑肌细胞，涉及肌动蛋白—肌球蛋白的相互作用。它们可将胆汁泵入胆管。毛细胆管收缩迟缓（缺乏收缩功能）可导致淤胆（即胆汁排出减少）。

毛细胆管通过肝小叶周边的细胆管或 Hering 管结构和胆管相互连接，此时形成毛细胆管的肝细胞逐渐被核深染、细胞器不发达的体积较小的细胞取代。这些细胞称为细胆管细胞，它们具有明显的基底膜，最后管腔与汇管区的胆管相互连通。

肝外胆管

肝外胆管被覆一层高柱状的黏液分泌细胞（图 6.5）。上皮细胞下方还有一层结缔组织，其中富含弹力纤维、黏液腺、血管和神经。胆总管周边有一层平滑肌细胞。这些平滑肌细胞在管腔上部区域较稀疏，但在十二指肠 Oddi 括约肌附近形成较厚一层，平滑肌纤维呈斜行和横行排列（见下文）。

胆汁

成分和功能

成人一天胆汁的分泌量为 250 ～ 1000 ml，与血浆等渗。它由两种不同细胞分泌：一种源于肝细胞，另一种源于胆管细胞（图 6.5）。两种细胞的分泌物在胆管腔中混合。

胆管细胞产生的分泌物

从胆管细胞释放的分泌物是富含碳酸氢盐的碱性液体，约占总胆汁量的 25%。它的功能第一是提供合适的 pH 值。一般需要一个中性或弱碱性的环境以形成微胶粒（见下文）。第二，它有助于（常与胰液及肠道分泌物一起）中和小肠食糜中的胃酸。它对于微胶粒形成和小肠中消化酶发挥作用都起到

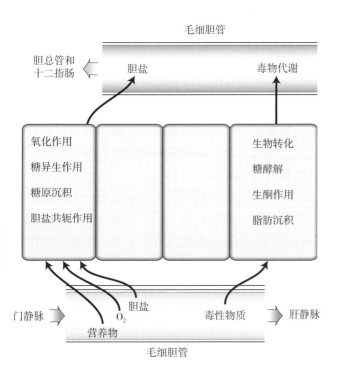

图 6.4　汇管区和中央静脉周围肝细胞的主要功能

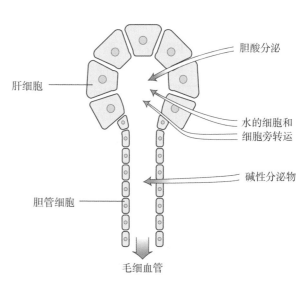

图 6.5　胆汁两种分泌成分的分泌部位

非常重要的作用（见第8章）。另外，中和十二指肠中的胃酸可以保护肠黏膜以防止溃疡。分泌物中包含 Na^+、K^+、Cl^- 和 HCO_3^- 离子，它的成分与碱性胰液很相似。在基础分泌率时，胆汁内的离子成分与血浆相似。然而受刺激后（通常在餐后）分泌量增大时，Cl^- 离子浓度降低，HCO_3^- 离子浓度增加。这是由于胆管细胞存在 Cl^- 的交换装置，HCO_3^- 离子可以被胆管细胞吸收，而 Cl^- 离子被释出来。此过程与胰腺导管细胞释放碱性胰液十分相似（见第五章）。在高分泌率时，胆汁没有足够的时间与胆管细胞充分接触和进行修饰，使 HCO_3^- 重吸收减少，导致胆汁碱性增强。因此，高分泌水平时，胆汁的碱性程度高于基础分泌水平。

碱性分泌物的量不直接由血液中胆盐的浓度决定，这有别于肝细胞产生的分泌物，因此它被称为"非胆酸依赖性"的胆汁成分。进食后，这种分泌物释放，同调控胰腺和十二指肠 Brunner 腺体释放的碱性液体因素一样，均由来自十二指肠壁的促胰液素释放入血进行调控。这主要是针对十二指肠内酸性液体产生的一种反应。促胰液素经过血液循环刺激这些细胞释放碱性分泌物。这种针对十二指肠酸性食糜反应后的释放机制提供调节肠道 pH 值的反馈环路。

肝细胞产生的分泌物

肝细胞分泌的胆汁进入毛细胆管中，它包含大量的无机单价、二价离子和各种有机物质（表6-1）。后者包括脂质、胆汁酸、卵磷脂、胆固醇，所有这些物质混合形成微胶粒。胆汁的分泌是一个清除机体胆固醇的主要途径。胆汁酸是有效消化和吸收膳食脂肪的必要条件。胆汁中还含有其他蛋白质，如白蛋白、聚合的免疫球蛋白 A（pIgA），可以保护胆管和上消化道免受感染和血浆来源的酶的损害。胆汁还包含胆色素，主要是与葡萄糖醛酸发生酯化后的胆红素。胆红素来源于血红蛋白分解产物。胆汁还包含许多从血液中吸收或肝代谢的产物。这些均是具有潜在毒性的内源性或外源性物质，例如类固醇激素、药物和环境毒素。它们都已经在肝中进行解毒和酯化作用。酯化的目的为了增加这些物质的极性，使其溶于水（见下文）。在不同分泌速

表 6.1	肝内胆汁和胆囊内胆汁不同物质浓度的比较	
电解质	肝内胆汁（mmol/L）	胆囊内胆汁（mmol/L）
HCO_3^-	28	10
Cl^-	100	25
K^+	5	12
Na^+	145	130
Ca^{2+}	5	23
有机分子		
胆色素	0.7	5.1
胆固醇	2.6	16.0
卵磷脂	0.5	3.9
胆盐	26.0	145.0

通过瘘管途径将导致胆囊内胆汁流失从而可迅速耗尽 K^+ 储备，除非替代疗法开始。

度时，胆汁仍然与血浆保持等渗状态。这意味着随着胆汁酸和肝代谢产物分泌量的增加，同时伴随着水的分泌量增加，从而导致胆汁总量的增加。这就是所谓的利胆作用。

胆脂

目前在胆汁中的主要脂质结构见图6.6。胆汁酸是胆固醇的衍生物，包含环戊烷多氢菲核团。一个、两个或三个醇基团结合到此核团上并在羧基官能团末端形成短的烃链（图6.6）。初级胆汁酸（胆酸和鹅去氧胆酸）由肝细胞合成。次级胆汁酸（去氧胆酸和石胆酸）在肠道内的细菌作用下由初级胆汁酸脱羟基形成（图6.6）。

胆汁酸通常在肝细胞中与氨基酸（大部分是甘氨酸或氨基乙磺酸）结合。在正常情况下，甘氨胆酸盐与牛磺胆酸盐的比例约为 3:1，但确切的比例取决于两个氨基酸的相对量。结合的初级和次级胆汁酸可被回肠重吸收（见第8章）。然而，小肠和大肠的细菌可以使结合的胆汁酸发生解离。一些非结合的胆汁酸通过被动扩散方式吸收。在肝新合成的胆汁酸和重吸收的非结合胆汁酸可在肝再次结合。胆汁中胆汁酸与 Na^+ 和 K^+ 离子结合形成胆汁酸盐。

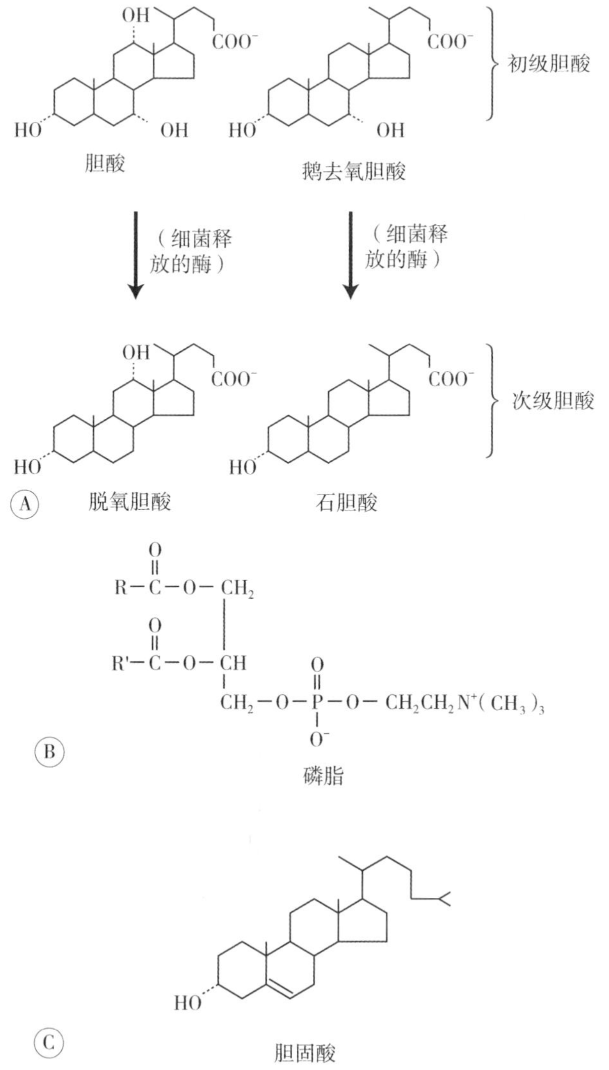

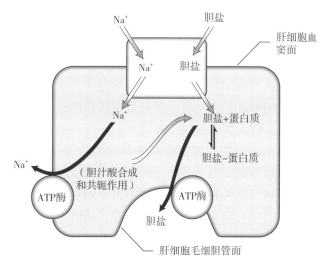

（细菌释放的酶）　（细菌释放的酶）

Ⓐ　脱氧胆酸　　　　石胆酸

Ⓑ　磷脂

Ⓒ　胆固酸

图 6.6 （A）初级胆酸和次级胆酸的结构以及肠道细菌的修饰；（B）磷脂的结构；（C）胆固醇的结构

图 6.7 肝细胞中胆酸的吸收与分泌

肝细胞逆着浓度梯度从血液摄取胆汁酸盐，这是一个主动的过程（图 6.7）。它的能量来源于 Na^+/K^+ ATP 酶，Na^+/K^+ ATP 酶既参与细胞内 Na^+ 泵出，同时也参与血窦面的 Na^+ 依赖胆汁酸盐联合转运体的转运过程。此过程是由化学电位驱动，Na^+ 转运体泵出 Na^+ 离子。胆汁酸的运输过程涉及多种特异性转运蛋白。不同的胆汁盐相互竞争，意味着它们具有共同的转运蛋白。胆汁酸盐与肝细胞内蛋白质结合，从而使胞内的游离胆汁酸盐浓度低。这些蛋白质可能参与胆汁酸经细胞的运输。

胆汁酸盐分泌到毛细胆管需要有相当大的化学

电位。毛细胆管的膜转运体是 Na^+ 非依赖的。能量可能部分源于约 40 mV 的膜电位（细胞内为负电位），但胆汁酸转运特异的 ATP 酶依赖的泵位于毛细胆管膜上，这是胆汁盐跨膜转运的主要机制（见图 6.7），它有别于位于肝血窦面的 Na^+ 电位驱动胆汁酸的转运体。

胆汁酸在胆汁中以微胶粒形式存在。肝胆汁可以成倍地浓缩，但依然以微胶粒的形式存在。胆汁酸具有强大的腐蚀性，以微胶粒形式存在可以降低它们的侵蚀和细胞毒性作用。

胆汁中的主要磷脂是磷脂酰胆碱（卵磷脂），它具有独特的脂肪酸模式：棕榈酸形成外酯键，油酸形成内酯键（图 6.6）。该磷脂直接来源于肝细胞膜的一个储藏池。胆汁中的胆固醇既可来源于储藏池，也可通过肝合成。胆汁中的胆固醇在很大程度上不被酯化。

肝细胞内的磷脂和胆固醇存在于胞质内小囊泡的膜上。这些小囊泡的膜可以与细胞膜融合。磷脂和胆固醇分泌率与胆盐分泌率呈线性相关。胆汁酸盐首先被分泌到毛细胆管。胆盐参与清除毛细胆管表面的其他脂类物质。胆固醇与磷脂的比例相当恒定（在人类中的比值约 0.3）。一些磷脂和胆固醇以小囊泡形式存在胆汁中，这些小囊泡可以和胆盐相互作用，然后慢慢转变为微胶粒。

微胶粒形成

胆汁酸盐是胆汁中微胶粒形成的必要条件。胆盐分子具有两亲性：一侧是疏水性分子，另一侧为胆汁酸的醇基、羧基官能团和肽键形成的亲水性分子（图6.8）。微胶粒包含有亲水的外壳和疏水的核心。最初形成的初级微胶粒由胆汁酸盐分子组成，胆汁酸盐朝向微胶粒核心的疏水侧与微胶粒壳的亲水侧。初级微胶粒可以分离出非常小的胆固醇。然而，它们可与磷脂形成混合微胶粒。磷酸卵磷脂也是一个具有双极性的分子。脂肪酰长链形成疏水结构域分布于微胶粒的核心区域，亲水的磷脂胆碱基团分布在微胶粒壳的区域（图6.8）。混合微胶粒比起初级微胶粒能结合更多的胆固醇。磷酸卵磷脂的出现有助于大的微胶粒的形成。胆固醇难以溶于水，因此它位于微胶粒的核心。所有微胶粒的净电荷是负的，它们互相排斥，从而防止聚结，并且能诱导稳定的悬浮体的形成。微胶粒表面带有负电荷，可结合阳离子，主要为 Na^+ 离子外壳。微胶粒呈圆盘状，其厚度接近脂质双分子层。

如果在微胶粒形成过程中胆酸的浓度太低，则胆固醇会沉淀导致胆石的形成（病例6.1：1-3）

胆汁酸盐的两个属性决定它们是否将参与微胶粒的形成：

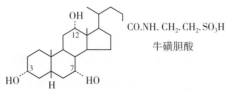

CO.NH. CH$_2$. CH$_2$. SO$_3$H
牛磺胆酸

3OH, 7OH, 12OH-Trihydroxy-5β-cholan-24oyl taurine
化学结构

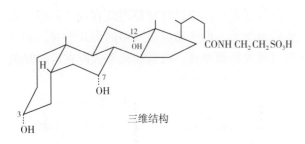

CONH CH$_2$ CH$_2$ SO$_3$H

三维结构

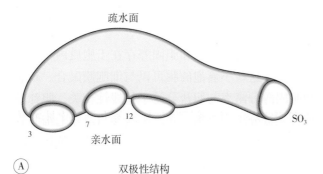

双极性结构

(A)

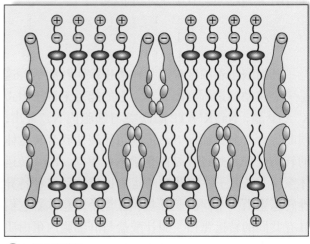

(B) 在水中的初级微胶粒

(C) 混合微胶粒

图 6.8 （A）结合胆汁酸的极向；（B）初级微胶粒，由胆汁酸盐构成，显示微胶粒中脂质的极向；（C）混合微胶粒，含有胆汁酸和磷脂，图示表面的负电荷和阳离子（主要是钠离子）的外壳

病例 6.1	胆石症：1

　　一个肥胖的中年女子向医生主诉她经历了几次突发性的上腹部阵痛。然而，医生检查后并没有发现任何异常的体征。询问时她说突发性阵痛开始于吃完饭后，疼痛逐渐增强并持续了几个小时。疼痛部位位于右上腹。并在最近的严重发作期间她的丈夫发现她的巩膜黄染。并且她发现尿的颜色变深，粪便颜色变白，并呈油脂样漂浮在抽水马桶中。医生怀疑患者患有胆石症。随后该临床诊断经超声检查证实，患者进行胆囊切除术（即手术切除胆囊）

　　根据病例提供的细节提出以下问题：

● 胆石症的患者超声下的改变是什么？如何解释患者疼痛的原因？

● 如何解释患者粪便的异常外观？通过此现象能解释患者消化功能出现哪些异常？

● 如何解释巩膜黄染？

● 胆囊切除术后，进入十二指肠的胆汁的成分与正常胆汁有何区别？胆囊切除术会对机体造成不良的影响吗？

● 胆石的构成是什么？胆石如何形成？

● 胆石症如何治疗？

　　本章将随后解释以上这些问题。

病例 6.1	胆石症：2

胆囊结石的检测方法和胆石症疼痛的原因

　　胆结石（胆道结石）是出现在胆囊或胆管的硬的团块（图 6.9），可分成两种类型：

1．胆固醇胆石；
2．胆色素胆石。

　　这两种结石均可出现钙化，但通常情况下不出现。胆固醇胆石通常较大（直径常大于 1 cm），一个人可出现多个胆石。餐后胆囊收缩使胆管瞬间阻塞引起疼痛。患者的疼痛是由于石头后方胆汁的压力造成。但是，大多数胆石症患者无症状，不需要治疗。充分钙化的胆石（约占所有胆结石的 20%）可以通过腹部平片进行检测。胆固醇性胆石可伴有钙化的壳，而胆色素结石主要是出现胆红素钙。纯的胆固醇结石由于能透过射线，因此并不能通过这种技术检测。超声检查技术简单、快速，通常被用于胆结石的检测（图 6.9）。胆囊结石的检测率超过 90%。它可以评估胆囊壁的厚度；胆囊壁厚度异常提示胆囊有病变，通常继

发于慢性炎症反应，但偶尔见于胆囊癌。

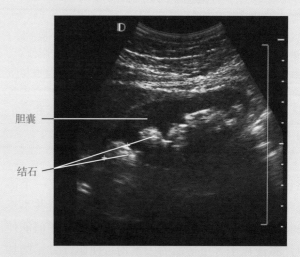

胆囊 ———

结石 ———

图 6.9　超声扫描显示一个肿胀的胆囊和腔内不透光的胆石

1．Krafft 点（克拉夫点），是特定胆汁酸形成微胶粒的最低温度。大多数胆汁酸的 Krafft 点远远低于体温，次级胆汁酸石胆酸具有高的 Krafft 点，在人体体温时无法形成微胶粒。

2．临界微胶粒浓度，是微胶粒形成所需胆汁酸的最低浓度。临界浓度通常远远低于胆汁中胆汁酸浓

度，从而易于形成微胶粒。微胶粒形成，也依赖磷脂浓度、离子强度和 pH 值的介质：中性或碱性条件是微胶粒形成的前提条件。来自导管细胞碱性分泌物在这方面具有重要的作用。

　　微胶粒形成确定胆汁分泌的量。每个微胶粒可

病例 6.1	胆石症：3

胆石：组成，形成和发生

许多化合物可以在胆汁中沉淀而形成结石，其中约 80% 为胆固醇和不同水平 Ca^{2+} 构成。其余由胆色素和 Ca^{2+} 盐构成。

胆固醇胆石

如果胆汁中胆汁酸或磷脂相对胆固醇的浓度下降，胆固醇无法形成微胶粒。胆汁中的胆固醇处于过饱和状态，则胆固醇沉淀出微晶体。这些微晶体凝聚形成结石。一些胆固醇结石纯粹由胆固醇组成，则这种石头往往较大、单个、淡黄色。较小的胆固醇结石也可以形成，这些结石往往是混合组成的，通常胆固醇含量超过 70%。它们也是淡黄色，通常是多个，有夹层，中央可见暗色的中央核，大小可变。胆固醇晶体沉积在中央核的周围。由于有机盐沉积使结石变硬。当胆汁中胆固醇与胆汁酸或与卵磷脂的比例增高时，则倾向形成胆固醇结石。这可能是由于高脂饮食引起高胆固醇分泌，或先天性高胆固醇血症，也可能由于回肠胆汁酸吸收不良引起胆汁酸分泌减少，或是卵磷脂分泌减少等。胆汁酸池在个体中的含量是相当恒定（见下文），但胆结石患者的胆汁酸池往往要比平均水平小得多。胆石形成可能发生在夜间，此时胆汁酸分泌进一步下降，并且胆汁酸在血液中的浓度较低（见下文）。高脂饮食，脂肪在肝中转变成胆固醇，导致胆固醇与胆汁酸盐或与卵磷脂的比例增高。有趣的是，胆结石在南美洲的妇女中多见，由于她们食用富含薯蓣皂苷元的豆子，薯蓣皂苷元可

以促进胆固醇的分泌。胆囊炎症时可以增加胆囊中胆酸盐和水的重吸收，从而促进胆固醇的沉淀。由于女性胆固醇：磷脂的比值比男性更高，因此女性胆囊结石发生率高于男性的 4 倍。遗传和种族因素似乎也很重要，发生于回肠的克罗恩病等疾病也可形成胆固醇结石（见第 8 章），这是由于胆盐的重吸收减少所致。

胆色素胆石

胆色素性胆石通常直径较小，暗褐色或黑色。通常是多个。它们包含 40% ～ 95% 色素和含量小于 20% 的胆固醇。它约占所有胆石的 20%。它的形成与溶血性贫血、烧伤或挤压损伤所引起的非结合胆红素增高有关。胆色素胆石在溶血性状态的患者（如镰状细胞贫血）中有很高的发病率。胆汁中游离胆红素处于过饱和状态时可沉淀析出。游离胆红素与钙结合形成不溶性的胆红素钙，这就形成了石头的核心。胆红素降解产物聚合在核心周围形成了色素性胆石。肝的结合能力缺陷时，也可能导致胆色素性胆石的形成。此外，细菌感染时产生葡萄糖醛酸酶，它能使与葡萄糖醛酸结合成酯类的胆红素游离出来。最近在东方国家（尤其是日本）出现一种高度钙化的色素性胆石性疾病。这是由能产生葡萄糖醛酸酶的寄生虫导致胆道感染引起的。卫生和营养有所改善其发病率将随之降低。然后由于饮食'西化'，胆固醇性胆结石的发病率增加。而胆色素性胆石倾向出现在胆汁淤积的肝硬化患者。

能包含 20 个左右的脂质分子，但它只构成一个渗透粒子。因此，胆汁成分的简单的化学分析并不反映其渗透压。胆汁与血浆保持渗透平衡，任何能使胆汁渗透粒子含量增加的因素均可使胆汁分泌增加（即利胆作用）。然而，当胆脂被分泌到胆汁中，微胶粒在胆脂的作用下使胆汁高度浓缩，并将伴随同等数量水溶性分子的分泌增加。

代谢物和药物的结合

胆汁中除了胆汁酸外，还含有大量阴离子（大多以结合形式存在）。它们的浓度可能是血浆中其前体浓度的 10 ～ 1000 倍，这提示存在主动转运机制用于去除血液中的前体物质，或向毛细胆管释放代谢物。这些阴离子有些是内源性的，如胆色素或

类固醇激素；有些是外源性的，如药物、毒素或它们的代谢物。这些有机阴离子在肝细胞中分两个阶段进行生物转化。图 6.10 显示生物转化反应的基本过程。第一阶段代谢使分子具有极性。它包括氧化、还原或水解。第一阶段最常见类型反应的是氧化。这些氧化反应依赖一种复杂的酶系统催化，被称为混合功能氧化酶系统，它存在于内质网中。在此系统中最重要的酶是细胞色素 P-450，它是一种血红素蛋白，作为电子传递链的一部分，催化第 1 阶段氧化反应过程中的羟基反应。

一些药物氧化反应涉及特定的酶。例如，乙醇氧化，由乙醇脱氢酶催化并和单胺氧化酶灭活许多具有生物活性的胺，包括肾上腺素和血清素。还原反应是不太常见，但一个重要的临床例子是抗凝药物华法林的灭活反应。

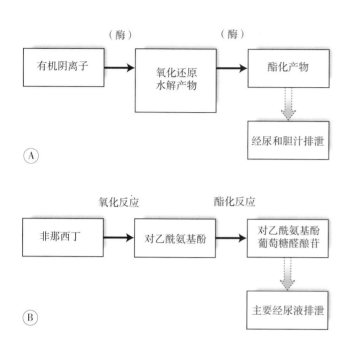

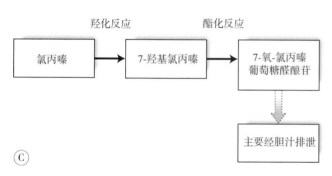

图 6.10　肝细胞中的阴离子的生物转化
（A）一般涉及两个阶段的计划；（B）一种药物（非那西丁）是在肝代谢，然后分泌到血液中，并经肾排出体外；（C）药物（氯丙嗪）是在肝代谢，经胆汁中排泄

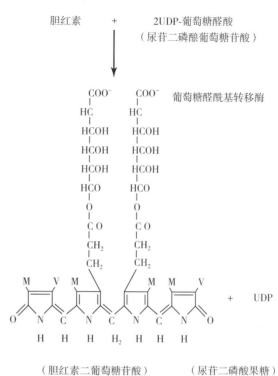

图 6.11　肝细胞内胆红素的酯化过程

这些转化反应需要通过阴离子转运子来处理毛细胆管侧细胞膜上的有机阴离子（见下文）。结合体比其前体通常更具有水溶性和更小的毒性，但是有一些代谢产物（如 7- 氧 - 氯丙嗪葡萄糖醛酸苷）毒性可能更强并损伤胆道系统，有的甚至具有致癌性（特别是在胆道系统的下部）。此外，某些结合的药物在结肠细菌的作用下亲水性减弱，它们可能在结肠内通过被动吸收然后循环到达肝（肝肠循环），在这种情况下这些代谢物质难以从体内排出，从而使它们的毒性增强。在肝硬化等肝疾病，肝细胞受到损害，导致肝代谢和分泌能力下降，从而延长药物的半衰期。

优先经胆汁分泌的影响因素

一些有机阴离子优先经过胆汁排泄，而一些则优先通过尿液排泄。两个重要的经过葡萄糖醛酸酯的药物处理过程如图 6.10 所示。其中一个是止痛药物非那西丁，转换为对乙酰氨基酚葡萄糖醛酸，并由肝分泌进入血液，主要由肾排出。另一个是抗精

第二阶段涉及更多强离子基团，它们可以在这些小分子上引入一个负电荷，或增加负电荷，使其更具有亲水性。阶段二最常见的反应涉及葡萄糖醛酸酯。这些葡萄糖酯化反应需要 UDP- 葡萄糖醛酸转移酶的催化（图 6.10）。类固醇激素、甲状腺激素、胆红素和许多药物在肝内均被转化为葡萄糖醛酸酯。胆红素双葡萄糖醛酸酯形成如下所述，说明详见图 6.11 所示。然而，在有谷胱甘肽存在时，许多化合物则被结合形成硫酸盐。其他化合物则与氨基酸或某些己糖结合。

神病药氯丙嗪，转换为 7- 氧 - 氯丙嗪葡萄糖醛酸酯，主要通过胆汁排泄。在人体内，分子量小于 500 Da 的小的有机阴离子可完全由肾排出，而大分子量阴离子则优先分泌到胆汁。与葡萄糖醛酸或谷胱甘肽结合分子量分别增加 176 Da 及 306 Da，可能因此增加阴离子经胆汁排泄的可能性。这种选择性经胆汁分泌的原因不明。但毛细胆管侧细胞膜的阴离子转运蛋白显示转运分子大小具有特异性（见下文）。另一种可能性是肝细胞之间的紧密连接形成"分子筛"假说，根据这个假说，所有的阴离子分泌到毛细胆管内，分子量小的阴离子可通过紧密连接回漏到血浆。

许多药物在高剂量时对肝具有毒性，其中之一是对乙酰氨基酚。病例 6.2：1 描述了过量服用这种药物的后果。它在血液中高浓度时具有毒性的原因在病例 6.2：2 中叙述，并且可能的治疗方法在病例 6.2：3 中描述。

有机离子的转运

转运到肝细胞

有机离子很大程度上是通过高亲和力与白蛋白结合进而在血液中运输，因此血浆中游离有机离子的浓度很低。然而，单一通过肝转运提取的物质数量通常大于溶解在溶液中。此机制尚不明确。肝实质细胞对胆汁源性阴离子的吸收涉及高亲和结合位点的膜载体蛋白。竞争性研究显示几种有机离子共享共同的膜载体蛋白。胆红素、磺胺类、水杨酸类药物和磺溴酞钠共享相同的载体。这个载体被称为有机阴离子转运蛋白（oatp）。通过这种机制运输阴离子需要耗能，同时需要抵抗巨大的浓度梯度。它涉及氯的逆向转运系统。

转运到胆汁

阴离子经过毛细胆管侧细胞膜转运到胆汁需要克服 100 倍的浓度梯度。胞内负电形成约 40 mV 膜电位差，仅能克服三倍浓度梯度来转运有机阴离子。在毛细胆管侧细胞膜至少有三个特定的 ATP 依赖的主动转运机制来运输有机离子（图 6.12）。ATP 依赖转运蛋白和膜电位依赖性转运体均有特定的蛋

一名年轻女性患者考试不及格后在床上被发现意识不清而送诊。卧室里发现一个对乙酰氨基酚的空瓶，考虑患者可能已吞服整瓶药片。抵达急诊室后即予洗胃处理。监测患者血对乙酰氨基酚浓度 12 小时，结果提示患者可能继发肝损伤。此后 20 小时，患者接受乙酰半胱氨酸静脉治疗。48 小时后，患者神志有所改善，但出现易激惹状态。2 天后患者出现呕吐、谵妄。病情再度加重时，患者出现黄疸，体检肝压痛，血浆转氨酶和凝血酶原水平急剧升高。这些结果提示患者并发急性重型肝炎，最佳存活机会只有肝移植。幸运的是正好有合适供体肝。肝移植术后，我们通过监测患者血胆红素水平、凝血酶原时间和血白蛋白水平判断恢复的程度。

在研究上述病史细节基础上，我们可引出下列问题：为什么高浓度的对乙酰氨基酚可造成肝损害？

- 为什么患者在看起来病情有所改善后又再次加重？
- 为什么在病情加重期患者出现黄疸？
- 如何解释患者的易激惹行为？
- 为什么患者的血凝血酶原和转氨酶水平异常升高？这一结果提示什么临床意义？
- 为什么给予患者乙酰半胱氨酸静脉给药治疗？
- 为什么必须实施肝移植手术？

白。膜电位依赖性转运蛋白是一种糖蛋白。ATP 依赖的转运蛋白之一负责运输胆汁酸，已在上文叙述。另一种被称为毛细胆管多种有机阴离子转运蛋白（cMOAT），它运输包括葡萄糖醛酸胆红素和各种外源性化学复合物。它不运输游离胆红素。黄疸突变（Tr-）大鼠显示高胆红素血症是缺乏此转运蛋白。一种类似的缺陷是出现在人类的 Dubin-Johnson 综合征，第三种转运蛋白实际上是一组磷酸糖蛋白（Pgps），它与 ATP 结合，被称为 P 转运蛋白。他们主要负责运输疏水性、中性化合物和有机阳离子进入胆汁。一种 P- 转运体，称为多耐药转运蛋白 3（mdr-3），可以将许多阳离子药物经过毛细胆管侧细胞膜进行跨膜转运，包括某些多肽与抗癌药物柔红霉素等。有趣的现象是在肝部分切除术后，P 转运体暂时性表达增强。

胆红素代谢

胆红素是橘红色的，主要在网状内皮系统中由

病例 6.2	对乙酰氨基酚过量 2

毒性

肝

对乙酰氨基酚止痛及退热效果较强，但其抗炎效果相比其他非甾体抗炎药（NSAID）较弱。仅口服给药。治疗剂量对乙酰氨基酚通常经肝代谢，可结合形成可溶性葡糖苷酸或硫酸盐衍生物并经尿排出。血中半衰期 2-4 小时。其可能通过阻断中枢神经系统特异的环加氧酶类似物如 COX-3 来发挥治疗效果，但该机制尚未得到证实。

高中毒剂量的对乙酰氨基酚可致恶心呕吐。剂量约达 10g 对乙酰氨基酚即可致中毒。肝损伤是由于结合酶饱和致药物被多功能 P450 氧化酶转化为 N-乙酰亚胺醌，后者可通过以下途径致细胞死亡：

- 减少细胞内谷胱甘肽致氧化应激。谷胱甘肽减少引起中间代谢物蓄积，亦可致肝细胞死亡。
- 与细胞蛋白质结合产生 N-乙酰亚胺醌复合物。
- 增加脂质过氧化及细胞膜渗透性。
- 氧化钙泵上 SH 簇致细胞内钙离子浓度持续升高并活化钙激活蛋白酶。

注意事项：为缓解头痛口服对乙酰氨基酚后应避免饮酒，因酒精可作为诱导酶增强对乙酰氨基酚毒性代谢产物的生成。也正因如此，正常安全剂量的对乙酰氨基酚在高血酒精浓度下可致肝损害，存在潜在肝疾病（如酗酒）时尤为危险。

对乙酰氨基酚代谢产物的肝毒性效应可在 24 小时后导致肝细胞明显损害。这正是患者病情呈现好转后再度加重的原因所在。患者病情加重后出现黄疸是因为肝功能受损无法从胆道排出胆红素。故胆红素在血中积蓄。因肝细胞广泛损害，而非结合胆红素通常在肝细胞结合，故血中胆红素主要为非结合胆红素。

患者血浆转氨酶显著升高及凝血酶原时间延长同样是肝损害的表现。转氨酶是由死亡肝细胞异常释放，肝细胞衰竭可导致凝血因子（如凝血酶原）形成减少。这些参数的检测有助于评估肝损害的程度并对其进展进行监测。

其他组织：

患者的躁动是由于肝坏死引发肝性脑病。肝性脑病的产生是肝解毒及排出能力下降致毒性产物在血中大量蓄积所致。毒性产物可透过血脑屏障并损害中枢神经系统。脑电图（EEG）可用以监测肝性脑病。

对乙酰氨基酚及其他 NSAID 还可致肾毒性及肾衰竭。这种情况主要发生在合并肾小球滤过下降（如心、肝疾病）的患者。肾毒性效应主要是因为非甾体抗炎药可抑制前列腺素（有血管扩张作用）合成，从而导致肾缺血。

病例 6.2	对乙酰氨基酚过量 3

治疗

药物

该患者静脉用乙酰半胱氨酸是因对乙酰氨基酚可结合形成硫酸盐及葡糖苷酸。这一硫酸化反应需谷胱甘肽的存在。乙酰半胱氨酸可增加肝谷胱甘肽合成，并促进对乙酰氨基酚结合为硫酸醋氨酚（可被排出体外）。不直接给予谷胱甘肽是因它不易穿透肝。如患者在摄入过量对乙酰氨基酚后早期（12 内）被发现，该治疗可能可以阻止肝损害。

注意：强化利尿及血液透析治疗对该患者可能无效，因对乙酰氨基酚及其代谢产物与组织结合紧密，故这些治疗无法增加其排出。

移植

尽管我们可观察到患者肝功能有所恢复，但一旦超过 80% 肝细胞不可逆损害，患者即无法恢复足够肝功能，该患者已呈现这一程度肝损害，故需行肝移植治疗。

可用凝血酶原时间、血浆白蛋白及胆红素浓度来评估及动态监测移植肝功能。凝血因子及白蛋白的产生可在移植后数小时内观察到。新肝具备功能后可阻止胆红素入血并将胆红素从胆道排泄，因此胆红素水平可逐渐下降。胆红素排泄过程可持续数周。故凝血酶原时间及白蛋白是移植后早期肝功能检测更为敏感的指标。

血红蛋白或肌红蛋白分解而来。图 6.13 显示胆红素从血红蛋白的血红素到卟啉基团的形成过程。一些中间产物如胆绿素，呈绿色，也常出现在胆汁，并且已存储中胆汁的胆红素再次氧化也形成胆绿素，胆汁倾向于变绿。（这些色素被结合到循环中的白蛋白中。）游离胆红素通过 Cl^- 转运体与 Cl^- 交换从血液进入肝细胞。在细胞内，它与称为配体（或 Y 和 Z 的蛋白质）的特定细胞蛋白质结合。然后通过葡

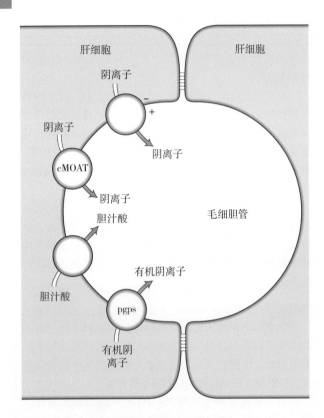

图 6.12 肝细胞毛细胆管有机离子转运蛋白

cMOAT，毛细胆管多脏器阴离子转运蛋白；pgps，P- 转运体转运有机阳离子进入胆汁中

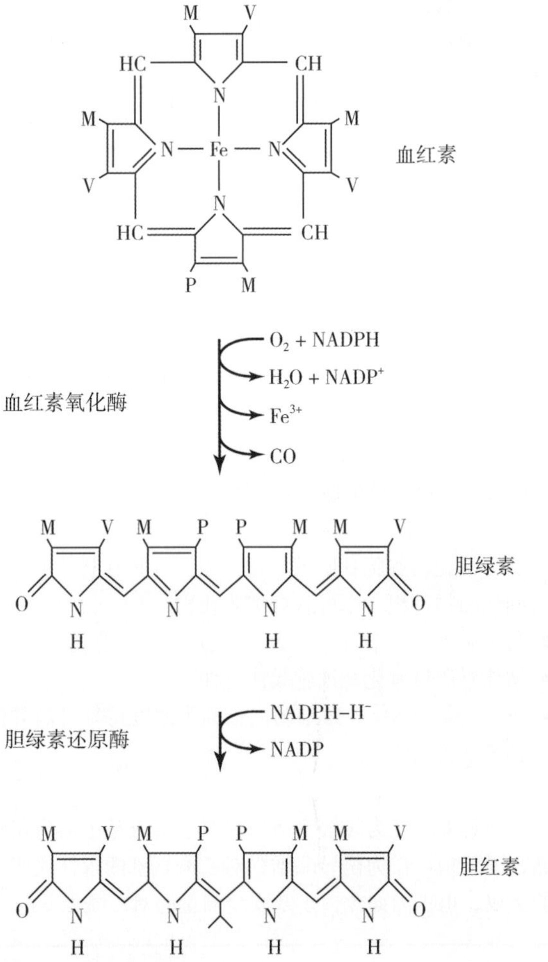

萄糖醛酰基转移酶的催化作用与葡萄糖醛酸结合形成胆红素血葡萄糖醛酰酯（图6.11）。

　　葡萄糖醛酸苷比游离胆红素更具有可溶性。胆红素二葡萄糖醛酸酯进入血液，可能经肾排泄，但大多数经过 cMOAT 转运系统分泌到胆汁。如果胆红素随后在胆道系统解离，则胆色素结石可能形成（见病例6.1：3）。

胆色素在胃肠道中的代谢结果

　　胆红素运输到肠道后，大多数结合胆红素经粪便排出。这是由于肠黏膜对结合的胆红素很难通透。然而，一些结合胆红素通过肠道内的细菌的作用可发生解离反应，在某种程度上形成游离胆红素，由于它比结合胆红素更具有脂溶性，因此它可通过被动扩散方式吸收入门静脉血液，然后到达肝（经过肝肠循环，见下文）。肠道细菌将胆红素转化为无

图 6.13 血红蛋白形成胆色素过程

M，甲酯；V，乙烯基；P、丙酰基；CO 是一氧化碳

色衍生物，称为尿胆素原，它也可经门静脉血液吸收。这些物质大多数经胆汁排出，但有些由尿排出。肠道中剩余的尿胆素原可转变为粪胆素原，它决定了粪便红褐色的颜色。图6.14概述胆红素的代谢过程。

　　体内的胆汁色素排泄障碍将导致胆红素在血浆中聚集（即高胆红素血症），导致黄疸。表现为皮肤、巩膜和黏膜的黄染。框6.2描述这种情况和原因。

胆汁中的蛋白质

　　胆汁中的大多数蛋白质为血浆蛋白质，尽管一些来自肝胆系统的细胞。血浆蛋白质主要在肝中合成然后分泌到血液中，但一些血浆蛋白质通常存在于胆汁，包括活性不变的酶和抗体。

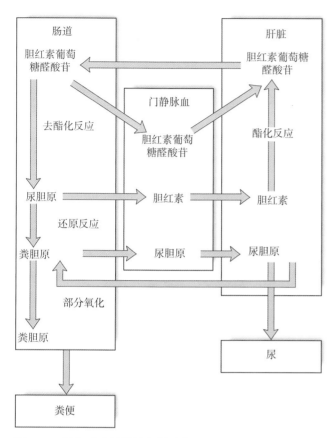

图 6.14 胆色素在肠道的代谢过程

当血浆胆红素浓度超过 34 μmol/L 时黄疸变得明显。根据引起病变发生的位置可以分为三种类型：

1. 肝前性（或溶血性）黄疸：红细胞过度溶血，使血红蛋白分解为胆红素的量超过肝排泄的能力。这种类型的黄疸最常见于各种类型的溶血性贫血。血浆中出现的胆红素很大程度上是游离，并没有被肝重吸收和发生结合反应。

2. 肝细胞性黄疸：肝本身功能的各种缺陷也能导致高胆红素血症。这些缺陷包括肝细胞摄取胆红素功能下降、细胞内相关蛋白缺陷从而影响胆红素的结合和排泄进入胆汁中。这种类型的黄疸最常见于急性肝炎。虽然原发性胆汁淤积是由于肝细胞的损害导致的非结合胆红素的蓄积，但是还有继发性胆汁淤积，继发性结合性胆红素在肝细胞内聚集而造成复杂情况。Crigler-Najjar 病是一种葡萄糖醛酰基转移酶缺陷性遗传性疾病，表现为血浆中非酯化胆红素浓度很高。受影响的个体可能会出现核黄疸（胆色素在脑组织中沉积）可能导致神经退行性变。光暴露可以降解胆红素，所以可以通过光照疗法治疗儿童出生后出现的这种疾病。Gilbert 综合征是另一种可以引起非酯化胆红素在血液中蓄积的疾病。在这种情况下，葡萄糖醛酰基转移酶活性减少约 70%。患者表现为间歇性的黄疸，通常不需要治疗。在这些疾病下，一些药物的结合通常亦会受到损害。新生儿和婴儿在出生的最初几个星期里形成结合胆红素的能力较弱，导致游离胆红素不容易排出体外，因此有些婴儿出生后不久出现黄疸，这种情况被称为新生儿生理性黄疸。光暴露可以用于减少这些婴儿体内过量的胆红素。

3. 肝后性（或阻塞性）黄疸：肝内或肝外胆管阻塞如胆结石，还有其他原因引起胆汁回流进入血液。这通常被称为肝后或阻塞性黄疸（见病例 6.1：4）。在这种病例中胆红素大部分已被酯化。

一些蛋白质表现出相对较低的胆汁：血浆浓度比率。肝细胞中的蛋白质运输存在两个非特异性通路：

- 细胞旁路通路。这条通路是负责分泌较小的蛋白质。
- 胞饮作用（膜囊泡化）伴随着吞饮小泡和胞吐作用的转运。这种转运途径与蛋白质分子大小无关。

也有一些蛋白质经受体偶联途径分泌。一个例子是免疫球蛋白（IgA）通过导管细胞的受体介导的囊泡运输方式来转运。这种蛋白质为胆道和肠道提供免疫保护。

细胞内的微管引导系统可以引导胞饮小泡到毛细胆管侧细胞膜，如果此系统发生问题，则胞饮小泡会被错误的引导到毛细胆管对侧的细胞膜，则这些分子会出现经过毛细胆管侧细胞膜过多分泌，胆汁酸盐可以促进一些细胞质膜源性的酶，如碱性磷酸酶，释放到胆汁中。这种酶在胆汁中没有已知的功能，但增高的血浆碱性磷酸酶可被用作肝疾病的

生化标志物。任何形式的胆汁淤积通常都可导致碱性磷酸酶升高，包括胆绞痛。

胆囊

解剖和组织学

为呈梨形的囊袋状结构。在人类，成人胆囊长约 8 cm，宽 4 cm，但它有相当大的容积。胆囊收缩

肝和胆管系统

阻塞性黄疸

巩膜黄染的患者是由于血液中酯化胆红素浓度高。胆汁贮存在肝胆系统中，当胆道阻塞时胆汁会回流入血液。因此，在这种情况下，血浆胆红素在肝细胞内发生酯化反应。在血液出现异常高浓度的酯化胆红素或胆汁的其他成分如碱性磷酸酶，表明肝胆管损伤。胆红素无法从体内排出在本质上不一定会引起特别损害。然而，黄疸出现时，胆汁反流或者肝细胞的分泌功能损害，其结果造成许多其他潜在有毒物质在血液中蓄积。这样可以导致患者心理损害和不适。患者的尿液颜色变深，这是由于血液中酯化的胆红素具有水溶性，因此可经肾排出。非酯化胆红素紧紧地与白蛋白结合。因此，在健康的个体，没有太多的胆红素经尿液排出体外。酯化的胆红素与白蛋白的结合能力较弱，当血液中出现高浓度酯化胆红素时，其中一部分经过肾小球过滤，只有少部分可经肾小管再吸收。因此胆红素葡萄糖醛酸苷通过肾排泄（即胆红素尿）反映了血液中酯化胆红素的存在。当胆管阻塞时，胆红素不能进入胃肠道。因此，粪便是苍白和白陶土色（无胆汁粪便）。

时它的黏膜表面可形成无数的褶皱（即皱襞）（图6.15）。但胆囊内充满胆汁时则皱襞变得低平。胆囊管运送胆汁到肝管（图 6.1）。胆囊壁由三层结构：黏膜、肌层和外膜组成（或浆膜，见图6.15）。黏膜上的皮由细胞核位于基部的高柱状细胞组成。细胞的顶部（即腔缘侧）有微绒毛，满足它们的吸收的功能。它们类似于小肠吸收细胞。上皮细胞的下方是固有层，有一层疏松结缔组织。周围黏膜有一层薄的平滑肌组织，即肌层。大多平滑肌纤维斜行分布，但一些呈环形分布，而另一些呈纵行分布。在平滑肌纤维之间的结缔组织内有许多弹性纤维存在。肌层外面是一层致密纤维结缔组织，即外膜层（或浆膜层），它们表面被覆腹膜。

在胆囊颈部，黏膜折叠形成螺旋形皱襞，周围包绕平滑肌组织，并且延伸进入胆囊管，即所谓螺旋瓣（图 6.15）。它的功能可能是阻止胆囊充盈和排空时突然变化。

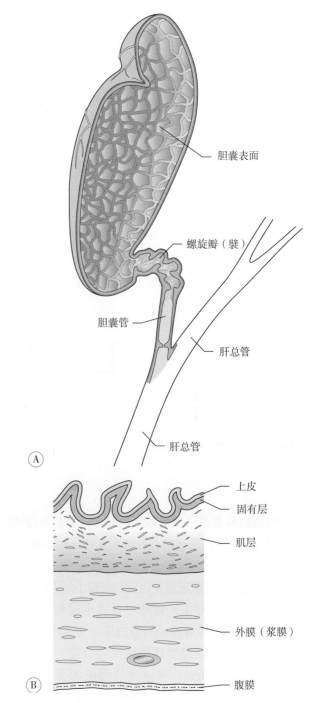

图 6.15　胆囊

（A）解剖学结构；（B）组织学结构；螺旋形阀改螺旋瓣（襞）

功能

胆囊的功能是储存和浓缩胆汁，在进食后胆汁释放到小肠。在人类，成人胆囊的容量是 30 ~ 60 ml。

胆囊胆汁是一种等渗液体，但其某些组分是高度浓缩（表 6.1）。血管内皮细胞通过与 K^+ 离子交换积极地从胆汁吸收 Na^+ 离子。Na^+ 离子被泵入上皮细胞之间间隙内。阴离子，主要是 Cl^- 离子和 HCO_3^- 离子经过电化学梯度被动吸收。由于 HCO_3^- 离子重吸收使胆囊中胆汁的碱性减弱。因而胆囊中胆汁 Na^+、Cl^- 和 HCO_3^- 的浓缩程度不如肝内胆汁。Na^+ 通过内皮细胞基底侧表面泵出，

使内皮细胞内保持低浓度，从而为 Na^+ 离子从顶端细胞膜进入细胞提供驱动力。在顶端细胞膜的运输是通过与 H^+ 离子的交换，并且部分与 Cl^- 离子同向转运。因此，水由于低渗透梯度而经胆囊被动转运。水和离子经过基底膜进入毛细血管中（图 6.16）。

表 6.1 对胆囊胆汁与肝内胆汁成分进行了比较。Ca^{2+} 离子在胆囊中也无明显被吸收，因此 Ca^{2+} 在胆囊胆汁浓缩。K^+ 离子也在胆汁中浓缩。有机成分也在胆囊胆汁高度浓缩，但胆囊胆汁与血浆处于等渗状态。肝胆汁中的胆色素是金黄色，而胆囊胆汁由于色素的浓缩几乎是黑色。胆红素、胆汁酸、卵磷脂、胆固醇在胆囊内胆汁较肝内胆汁有 5 ~ 10 倍以上浓缩。

作为胆道手术的并发症，胆总管与皮肤之间可形成瘘管，胆汁可能会从身体丢失。这会影响小肠中脂肪的吸收。大量 K^+ 离子丢失（胆囊胆汁中存在高浓度的 K^+ 离子）也可以发生，因此在临床上

对这种瘘患者需要用氯化钾进行替代治疗。

胆结石可以形成在胆囊或胆道中，造成胆汁进入十二指肠的通道梗阻。由于微胶粒对于脂肪的消化和吸收而言至关重要，因此可以导致脂肪吸收障碍（病例 6.1：5）。（有时可以通过胆汁酸口服给药治疗，见病例 6.1：6）。

胆囊收缩

在消化期间，胆囊显示肌肉张力和收缩。它在两餐间收缩间歇性将胆汁排泄进入十二指肠。胆囊收缩与小肠游走肌电复合波相吻合（见第 7 章）。这些快速的收缩可以引起胆汁混合，减少胆固醇晶体集聚和形成胆结石的可能性。

餐后高水平胆囊收缩素刺激胆囊收缩，十二指肠中的脂肪可以刺激胆囊收缩素的释放。它作用于胆囊平滑肌上的胆囊收缩素 A 受体。促胃液素是一种多肽，在肽类物质刺激胃窦时释放，它也可刺激胆囊收缩。此外，胃窦扩张也可通过神经反射刺激胆囊收缩。在胃排空前胃的机制优先参与胆汁释放。

血管活性肠肽（VIP）、胰多肽（PP）和胆囊交感神经刺激，均可导致胆囊松弛。十二指肠的胆汁酸也抑制胆囊收缩（反馈控制）。

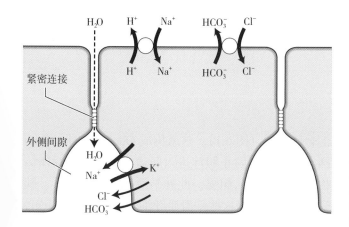

图 6.16　胆囊离子转运过程

病例 6.1	胆石症：5

脂肪吸收障碍

患者大便颜色变白是因为缺乏胆色素（见下文），而油腻的原因是由于异常大量的未被吸收脂肪。过量脂肪的排出被称为脂肪泻。脂肪造成粪便呈漂浮状，同时在结肠内细菌发酵后，使粪便散发异常的刺激气味。

胆汁酸对脂质消化和脂溶性维生素（维生素 A、D、E、K）的吸收起重要作用。因此，在胆总管胆结石，胆汁排流受阻使胆汁重度淤积，胆汁酸无法释放到十二指肠，脂肪吸收障碍。脂肪吸收障碍会导致胃肠胀气和腹泻。胆石病治疗之前脂肪吸收障碍持续时间相对较短，脂溶性维生素缺乏症并不常见，除了维生素 K 外，由于它在体内的储存量非常有限。缺乏维生素 K 会导致凝血异常。

限制饮食中脂肪可以减轻脂肪泻，但是维生素 K 补充非常必需，以防止凝血功能障碍。

治疗

外科治疗

胆囊切除并不会严重影响消化过程，因为肝内胆汁可直接流入十二指肠。大量未浓缩胆汁进入肠道，多余的液体可以被吸收，所以不会出现脱水。后果之一是胆汁酸迅速进入小肠，因此，可能会从体内高比例流失。然而，胆汁酸池量的减少通常可通过增加肝内合成加以纠正。

在此过程中，可以通过超声波用进行碎石，粉碎后的石头可随胆汁带入小肠然后排出体外。碎石技术还未广泛应用，因为它可能嵌顿在胆总管而导致梗阻性黄疸。（肾结石更常用碎石技术进行治疗。）

胆汁酸治疗法

碎石法治疗

一种非侵入性治疗胆结石的方法，涉及使用超声波的振动，即称为碎石。

可以通过口服胆汁给药法治疗胆结石。胆结石患者胆汁中胆固醇过饱和通常是由于胆汁酸容量减少。摄入的胆汁酸经回肠吸收入肝，然后分泌胆汁（图 6.19）。因此如果摄入大量胆汁酸，胆汁酸池容量扩大。这将使更多的胆固醇被保存在微胶粒中，而不会在胆汁中沉淀。胆汁酸在一段时间（通常为几个月）内慢慢溶解胆结石。鹅去氧胆酸（图 6.6）非常有效。熊去氧胆酸（保肝药）是鹅去氧胆酸的衍生物，在北极熊胆汁中相对富含，且作用更有效。这些特定的胆汁酸（有别与胆酸和脱氧胆酸）作用有效是因为它们能增加胆固醇封存在微胶粒，同时不会抑制胆汁酸的合成。熊去氧胆酸也能抑制胆固醇在肠道内的吸收，降低肝中的胆固醇的合成。这将导致血浆胆固醇水平降低。为此，熊去氧胆酸可被用于冠状动脉心脏病治疗。

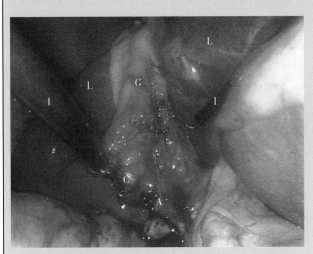

图 6.17　腹腔镜胆囊切除手术。胆囊（G）分为胆囊管（C）和胆囊动脉（A），与后面的肝（L）。（I）提拉暴露和分离胆囊的工具

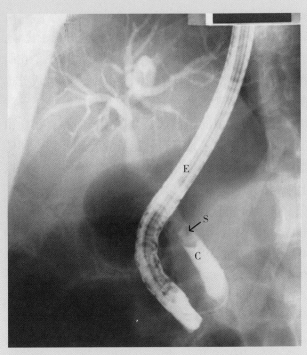

图 6.18　X 线显示内镜（E）已通过十二指肠。造影剂已逆行注入扩张的胆总管（C），其中可见胆石（S）

Oddi 括约肌

肝胆管和胰管共同穿过十二指肠壁，在十二指肠壁部分区域二者管腔汇合，管腔相对变大，这个区域被称为壶腹部。此管腔开口于十二指肠大乳头。环形平滑肌与壶腹部有关，同时与肝管和胰腺导管汇合区相关（图 6.1）。这就构成 Oddi 括约肌。Oddi 括约肌关闭可防止胆汁进入肠道。因而形成封闭结构，使胆汁流入胆囊。此外平滑肌纤维与胆管、胰管并行排列。当这些平滑肌纤维收缩，使导管缩短，管腔变大，从而增加消化液通过此区域的流动。括约肌松弛的主要刺激物是胆囊收缩素。因此当餐后，

血中胆囊收缩素水平增加，使胆囊收缩并使 Oddi 括约肌松弛，则胆汁进入十二指肠。因此餐后食物在胃肠道消化时，可通过此反应过程使胆汁排泄进入十二指肠。

胆汁的肠肝循环

结合的胆汁酸由肝分泌并释放进入十二指肠，最终经回肠重吸收进入门静脉。然后它们重新被肝吸收和再次分泌，此循环重复几遍。这就是所谓的胆汁酸肝肠循环。虽然胆囊收缩素可能有弱的刺激作用，肝细胞内的胆汁中胆汁酸依赖性片段的分泌在任何大的程度上不受来自胃肠道激素或神经冲动控制。增加胆汁酸盐分泌的正常刺激物是血液中的高胆盐浓度（图 6.19）。虽然胆汁酸盐大多是不断分泌，但当血液中浓度增加时，胆汁酸盐的分泌率增加。餐后胆汁酸被吸收时，门静脉血中的胆汁酸的浓度通常会增高。

胃肠道食物间接调控

- 在分泌的过程中，只有胆囊收缩和（Oddi）括约肌舒张时才有相当量的胆汁酸进入十二指肠，它们随后经回肠吸收进入门静脉血中并刺激胆酸分泌。
- 胆汁进入肠道与食糜混合时，通过释放胆囊收缩素到血中来刺激胆囊收缩和（Oddi）括约肌舒张。

在进食一顿饭时大部分的胆盐池可循环两次，一天循环 3 ~ 14 次。这取决于进食的次数和食物中脂肪的含量。食糜中的脂肪引可起胆囊收缩素释放，从而会刺激胆囊收缩和括约肌松弛。胆汁酸对脂肪的消化和吸收起非常重要的作用（见病例 6.1：5）。此控件构成了正反馈机制。经肠道的胆汁酸吸收使小的胆道结石可以通过口服胆汁酸获得成功治疗，因为它将经过肝分泌并增加胆汁的浓度从而溶解结石（见病例 6.1：6）。

总胆汁酸池（在成人大约 3.0 g）保持不变。在正常情况下胆汁酸合成速率通常很低，因为进入小肠的结合胆汁酸大多数被主动重吸收，回到肝（图

6.19）。通常只有很小的一部分约 10%，经粪便中流失。肝通过合成与流失等量的胆汁酸来保持胆汁酸池总量的恒定。血液中胆汁酸水平下降可以刺激肝重新合成胆汁酸。如果肠肝循环被阻断（例如回肠末端切除），使胆汁酸的合成速度无法弥补经粪便流失的胆汁酸，这将导致脂肪或脂溶性维生素的吸收障碍。最常见的原因是回肠末端克罗恩病。

肝胆系统在进食期间的调控

在正常成人，胆汁一天的分泌量在 250 ~ 1500 ml 之间。肝胆系统的几种不同功能受生理调控：胆管碱性液体的分泌，肝细胞的胆汁分泌，胆囊壁平滑肌的收缩释放存储的胆汁，Oddi 括约肌的舒张使胆汁进入十二指肠。在进食时根据摄取物质所在的位置将碱性胆汁分泌（同胃液和胰液分泌过程）调控分为三个阶段：

1. 头相，这是对食物或嘴里食物的反应。
2. 胃相，是对食物在胃中的反应。
3. 肠相，是对食物在十二指肠内的反应。

虽然胆汁酸依赖性片段大致是连续地分泌，但是胆囊通常只有在进食后才能有力地收缩。尽管胆汁酸是不断地分泌，但是它通常只在进食即需要时才会大量的进入胃肠道。

头相

第一时相是通过迷走神经纤维传导冲动。这是由于看见或闻到食物，嘴里的食物刺激味觉和触觉受体，在这一阶段胆管细胞释放碱性胆汁增加。这一期被认为有较弱的刺激胃酸分泌的作用。同时发生弱的胆囊收缩和 Oddi 括约舒张。

胃相

胃内食物中的肽、咖啡因或酒精，或者胃壁扩张，刺激迷走神经纤维，刺激幽门窦促胃液素释放增加。这些因素可以刺激胆管分泌碱性分泌物和引起胆囊收缩。

肝和胆管系统

肠相

肠相是三个阶段中控制碱性胆汁分泌和胆囊收缩的最重要阶段。它很大程度上是通过十二指肠壁释放肽激素和胆囊收缩素进入血液进行调控。促胰液素释放是对食糜中酸的反应。通过与胆管细胞上的受体结合刺激碱性胆汁的释放，胆囊收缩素可以放大此效应。

胆囊收缩素刺激胆囊收缩作用最强，而十二指肠中的脂肪是胆囊收缩素释放的最强刺激物：当食物中缺乏脂肪时，胆囊收缩作用较弱。胆囊收缩素也可刺激 Oddi 括约肌舒张，从而使胆汁流入十二指肠中。胆汁酸可通过抑制十二指肠释放胆囊收缩素，对胆囊收缩及括约肌舒张起负反馈调控作用。

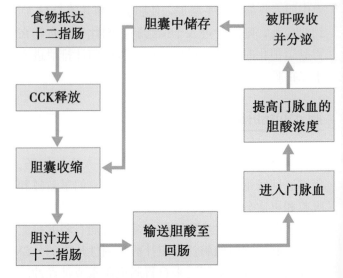

图 6.19 胆汁酸的肠肝循环

7

小 肠

学习目标：

1. 描述小肠的解剖结构及黏膜层的主要细胞类型。
2. 理解小肠内水和电解质分泌和吸收的过程。
3. 理解腹泻发生的机制、后果及治疗。
4. 描述小肠的运动及其调控。

概述

在人体，大部分消化和吸收的过程发生在小肠，胃中的消化过程是非必需的，而且只是初步的消化。胰液和来自肝的胆汁进入十二指肠（图7.1）。小肠全长都能分泌小肠液，其分泌腺体位于小肠壁内。在正常的个体，当食糜进入结肠时消化过程大体上就结束了。小肠正常来说还能够吸收95%进入胃肠道的水。小肠有相当大的功能储备，即使切除2/3的小肠也不会严重影响生活质量。

吸收是消化系统的核心过程，而且发生在胃肠道的所有其他生理过程都对它有促进作用。在这一章里，我们将要涉及水和单价离子的吸收。其他营养物质的消化和吸收将要单独讲解。我们还要考虑肠道的收缩活动如何将食物混合并推向回肠。

借由霍乱中遇到的问题本章阐述了肠道内水电解质吸收的重要性，感染霍乱的人会有大量的体液丢失（病例：7.1：1）。

肠期消化

当食糜从胃进入小肠，会引起位于十二指肠壁内的内分泌细胞（APUD细胞）分泌促胰液素和缩

胆囊素等激素并释放入血。促胰液素能够促进碱性的胰液，碱性的胆汁及碱性肠液的分泌。缩胆囊素促进富含消化酶的胰液分泌。同时它还能促进胆囊收缩，Oddi括约肌舒张，促进胆汁及胰液进入十二指肠（图7.1）。同时，这些激素抑制胃排空，使得小肠内容物在下一部分从胃来的食糜到来前能够被处理，同时防止肠道内食糜过酸。后者十分重要，因为激活胰酶和脂类吸收需要碱性或中性pH环境。

食糜也能刺激小肠平滑肌的收缩，这能够促进肠内容物混合并将内容物推向结肠。肠期消化的调控总结见表7.1。

胰液和来自肝的胆汁在小肠期进入十二指肠。

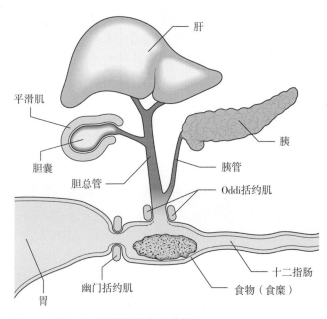

图7.1　参与十二指肠期消化的结构

肝

平滑肌

胆囊

胆总管

Oddi括约肌

幽门括约肌

胃

胰

胰管

十二指肠

食物（食糜）

病例7.1　　霍乱：1

一名老年男性被他的儿子带到医院，他们来自孟加拉国的偏远地区。患者面容憔悴。患者主诉以呕吐及腹胀为首发症状，目前患者表现为大量腹泻。值班医师查体发现患者皮肤失去弹性。患者脉搏勉强能够触及，但脉率较快（100 b.p.m.）。年轻男子亦有腹泻的症状，但症状相对较轻。医生怀疑两人皆为最近一次流行的霍乱的感染者。这种疫情在这一地区并不罕见，疾病源于被霍乱弧菌污染的食物及饮用水。对老年人给予了电解质液体静脉滴注，监测血浆及尿液中K^+和HCO_3^-浓度以及静脉应用四环素2日。对年轻人给予了一些含有氯化钠和葡萄糖混合物及清洁的饮用水。医院将盐和葡萄糖溶解于清洁的水中并在接下来的几天让患者大量饮用。并且患者口服四环素进行治疗。两名患者几天内均好转。

我们将要解决以下问题：

- 什么引起了霍乱？
- 为什么给患者应用四环素？
- 为什么检测患者血清及尿液中K^+和HCO_3^-浓度是必须的？
- 患者的酸碱平衡状况发生哪些变化？
- 呼吸和肾功将发生哪些变化从而应对酸碱平衡紊乱？
- 霍乱弧菌如何引起腹泻？
- 其他治疗方法能否中和隐窝细胞上毒素的作用？
- 对霍乱患者应用口服葡萄糖盐水及静点液体治疗的原理是什么？静脉滴注液体的成分可能是什么？
- 为什么老年患者脉搏浅而快？
- 当发生低血容量时心血管及肾功能将发生哪些调整？
- 肠动力学变化是否参与该病情？

表 7.1 肠期对分泌及运动的调控

	效应	激素
分泌		
十二指肠液（碱性）	刺激	促胰液素
胆汁（碱性）	刺激	促胰液素
胆汁（肝细胞）	无	
胰液（碱性）	刺激	缩胆囊素（CCK）
平滑肌		
胃	松弛	缩胆囊素，促胰液素
胆囊	收缩	缩胆囊素
Oddi 括约肌	松弛	缩胆囊素
小肠	收缩	多种激素

这一进入过程由胆囊收缩产生的压力和 Oddi 括约肌舒张控制。这些液体，连同肠壁分泌的液体，与来自胃的酸性食糜混合。

解剖和结构

在成年人，小肠是由大概 6 m 长直径 3.5 cm 的管状结构盘绕于腹部构成。它上起胃部，下接结肠（图 7.2）。前部长约 25 cm 为十二指肠。这部分由于没有肠系膜而区别于小肠的其他部分。与十二指肠相邻的小肠区域称为空肠，大约占小肠的 40%（2.5 m）。剩余的远端小肠部分称为回肠。正常情况下，肠壁内纵向平滑肌会有一定程度的收缩。当人体死亡之后，平滑肌会松弛，这时小肠能够达到将近 7.5 m。

十二指肠

十二指肠的一个最重要的作用是将食物与来自胰腺、肝及十二指肠壁的消化液混合。它呈一个圆弧状走行并止于一个急弯处，即十二指肠空肠曲。胰头位于这个圆弧内，并与十二指肠共同分享来自胰十二指肠动脉的血供（图 7.2）。大约位于十二指肠降部向下 2/3 长度处有两个乳头状凸起。十二指肠大乳头是位于经由肝胰管壶腹，胆汁和胰液注入

管道内，乳头的开放由括约肌控制（图 7.1）。副胰管见于大多数个体，开口于副乳头尖部。

十二指肠表面是皱曲的。这些褶皱被称为环形皱襞（环状褶）。它们大多呈新月形，当肠扩张时消失。小肠黏膜表面覆盖有小的凸起，称为绒毛。十二指肠内的绒毛呈舌形。

十二指肠黏膜内存在两种腺体。在绒毛基底部有管状的凹陷几乎可深达黏膜肌层，被称为小肠腺或利伯屈恩隐窝（crypts of Lieberkühn）（图 7.3）。十二指肠的黏膜下层包含螺旋状的混合型管状黏液腺称为十二指肠腺（布伦纳腺），这种腺体能够分泌一种在黏液中富含的碱性液体。这种腺体在十二指肠近端区域分布的相对更多。它们常常开口于肠腺的基底部。

空肠和回肠

空肠和回肠并不具有解剖学特征上的差异。空肠和回肠的结构基本上与十二指肠类似。然而，二者的区别在于逐渐减小的肠道直径、肠壁的厚度、黏膜皱襞的数量以及距离十二指肠的距离（图7.4）。在回肠末端皱襞完全消失。此外随着和十二指肠的距离增加，绒毛的数量逐渐减少，绒毛变得更小，更接近手指状。在回肠的黏膜层及黏膜下层存在大量的淋巴结，称为派尔集合淋巴结。回肠和

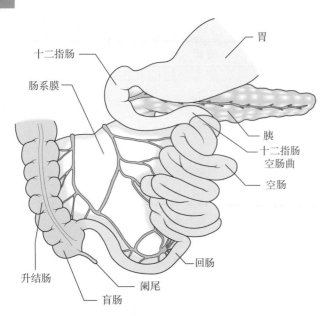

图中标注：十二指肠、肠系膜、升结肠、盲肠、阑尾、回肠、空肠、十二指肠空肠曲、胰、胃

图 7.2 小肠及相关结构的解剖学位置

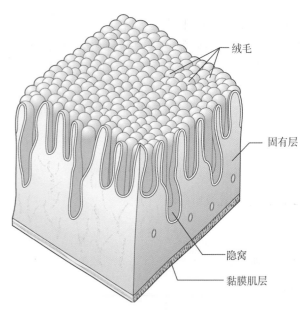

图中标注：绒毛、固有层、隐窝、黏膜肌层

图 7.3 小肠的黏膜下层结构，图示腺体与绒毛的关系

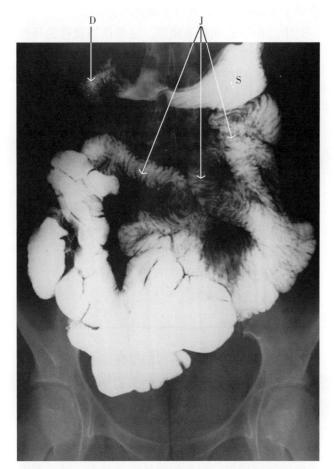

图 7.4 服用钡餐 2 h 后的小肠 X 线平片
空肠的黏膜轮廓清晰可见（J），显示出使肠道内表面积最大化的密集的黏膜皱襞。胃（S）和十二指肠（D）亦可见

大肠的连接处称为回盲部。它由一圈环形增厚的平滑肌组成，称为回盲括约肌（见第 10 章），能够减少来自结肠的反流。

空肠和回肠与肠系膜相连。系膜中包含动脉（肠系膜上动脉分支），静脉及淋巴引流管，这些管道周围由含有脂肪的结缔组织支持，系膜表面覆盖一层间皮。

血液供应

静息状况下，大约 10% 的心脏泵血流向肠道。空肠和回肠的血管源于肠系膜上动脉。大量来自黏膜下层中广泛的血管网的动脉分支为肠壁提供血液供应（图 7.5）。

神经、激素和局部旁分泌因子调控着小肠的血液循环。刺激交感神经（与动脉伴行）引起血管收缩，血流量减少，使小肠内的血液重新分配。这在低心输出量的情况下尤为重要，例如脑卒中，亦或在运动时骨骼肌需要额外的血液供应。在绒毛内的血管，血管收缩过程是相对短暂的。这是由具有舒张血管作用的代谢产物引起的，如腺苷，它能在发生血管收缩反应时得以积累。

进食后内脏血流量增加 50% ～ 300%（功能性

充血）。小肠壁的扩张及食糜中的物质刺激了血流的增加。其他的刺激物包括近端小肠内的碳水化合物和脂类的消化产物，末端回肠内的胆汁酸。促胃液素、胆囊收缩素、促胰液素以及组胺都有增加血流的能力，并且能够在一次进食后参与这一反应。

通过吸收细胞吸收的营养物质经门静脉被运往肝。

绒毛的逆流交换

绒毛内的血管组成了一个逆流交换系统，在这里溶解的物质通过净扩散（net diffusion）的方式从小静脉穿过动静脉之间的间隙进入小动脉，或从小动脉进入小静脉，扩散的方向取决于何处有更高的浓度。因此氧分压在升支动脉血中较高，因为其中的氧气摄取于毛细血管中的血液，然后氧气又从升支扩散至降至。这导致了绒毛尖部有比基底部更低的氧分压。尖部相对缺氧导致了上皮细胞从黏膜尖部脱落。当失血性休克发生时，灌注压降低以及平滑肌松弛度增加与之伴发，导致低氧血供。这会引起绒毛尖端严重缺氧。当低血容量性休克发生时会引起肠道溃疡，这一过程会发生于休克发生的数小时之内。这种急性溃疡见于严重烧伤的患者，特别是儿童，以及大出血之后，如主动脉瘤破裂。

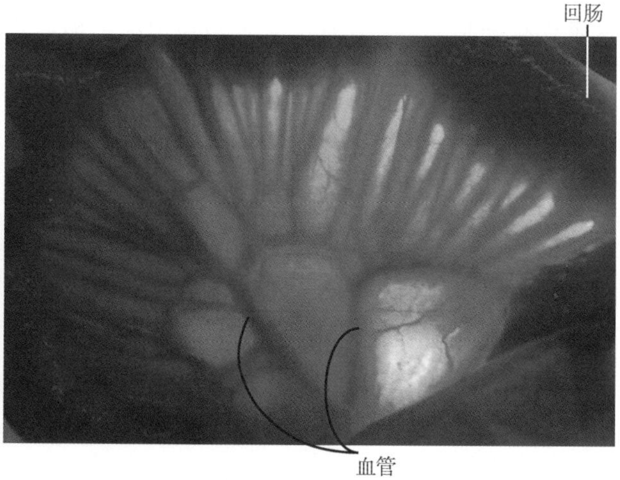

肠壁的结构

小肠壁具有如胃肠道的其他区域相同的基本结构（见第 1 章）。浆膜的下面是由两层平滑肌组成的外肌层，外层为纵行，内层为环形。迷走神经的节前副交感神经与肌间神经丛的终端神经节构成突触。节后神经刺激肌肉收缩和腺体分泌（见第 1 章）。主要产生于椎前神经节的交感神经节后纤维大多数直接支配目标效应细胞。黏膜下神经丛包含了一些迷走神经的副交感神经神经节，但来自于肠系膜上丛的交感神经节后纤维形成了外在神经的主要部分。

黏膜下层的下方是黏膜肌层，其中包括了带有弹性组织的两层薄肌。内部肌肉层由环形的处理纤维组成外层由纵向的处理纤维组成。黏膜肌层允许黏膜局限的运动。一小束肌肉从黏膜肌层延伸到上皮。有些纤维终止于上皮的基底膜。在固有层中，黏膜肌层的下方是一层结缔组织，它支撑上皮并含有胶原蛋白，网状纤维和一些弹性纤维。它还含有毛细血管和毛细淋巴管，它们靠近上皮表面，特别是在绒毛中（图7.6）。它还包含了许多淋巴结。淋巴细胞和浆细胞通过该层跨过上皮细胞膜。这些细胞保护组织抵抗跨越上皮细胞膜进入的细菌。浆细

回肠

血管

图 7.5 回肠血管弓示意图，图中显示肠系膜内多重动脉吻合

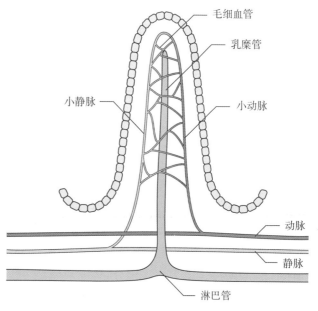

毛细血管

乳糜管

小静脉

小动脉

动脉

静脉

淋巴管

图 7.6 绒毛的结构特点

胞产生 IgA 免疫球蛋白。最内层是上皮，这将在下面说明。

绒毛

绒毛被视为吸收的单位。它的长度在 0.5 ～ 1.5 毫米之间变化，这取决于它在小肠中的位置。绒毛的结构见图 7.6。每个绒毛中含有毛细血管网络和盲端乳糜管（或淋巴管）。它被单层柱状上皮覆盖。大多数这些细胞具有许多胞质延伸，被称为管腔表面的微绒毛。小肠的微绒毛的表面被称为刷状缘。

组织学

小肠的黏膜是单层柱状上皮。存在四种类型的细胞：

1. 吸收细胞产生消化酶并且从食糜中吸收营养。
2. 杯状细胞产生黏液，润滑表面，保护小肠免于机械损伤。
3. 粒细胞（潘氏细胞）产生酶类，并保护肠道表面，抵抗细菌。
4. APUD 细胞合成肽类激素，调节胃肠道、肝和胰腺的分泌功能和运动功能。APUD 细胞的一般功能和结构在第一章中进行了描述。

四种类型的细胞源自利伯屈恩隐窝的未分化细胞。颗粒和内分泌细胞留在隐窝底部，但吸收和杯状细胞逐渐向上迁移绒毛侧，到达顶端。图 7.7 示出了细胞的类型和它们在黏膜的典型位置。迁移的细胞最终会从顶端脱落。从隐窝迁移到绒毛顶端的过程出现在人类的 3 ～ 6 天中。因而，大多数肠上皮细胞每隔几天就会被更新。柱状细胞在它们向绒毛的顶端迁移过程中成熟，并且它们的功能发生了改变。从在隐窝的基底柱状细胞逐渐过渡为绒毛状柱状细胞（图 7.7）；当它们上升到隐窝和绒毛壁时，其大小逐渐增大，其内含的游离核糖体减少，同时粗面内质网增加。

细胞类型

绒毛上皮细胞

覆盖绒毛约 90% 的细胞是吸收柱状细胞。其余大部分是杯状细胞，小于等于 0.5% 是内分泌细胞。吸收细胞具有丰富的细胞质和线粒体，但很少有核糖体。它们有一个厚厚的纹状缘和横向的回旋细胞膜。图 7.7 示出吸收细胞的结构合微绒毛的结构。绒毛的基底部柱状细胞中富含粗面内质网和在高尔基体，但在绒毛的顶端的细胞比较少见。柱状细胞产生由糖蛋白组成的细胞外被，但是在这方面绒毛基底的细胞比其他细胞活跃，因为它们具有发达的高尔基体。有些表达的糖蛋白是涉及营养物质消化的酶类，如二糖（见第 8 章）。它们在原位发挥作用，但从管腔脱落后仍然可以发挥作用。

隐窝上皮

隐窝的基底部含有大约数量相等的小柱状细胞和潘氏细胞。小柱状细胞有较少的细胞质，其中含有少量线粒体、粗面内质网和一个小高尔基体。然而，它们含有许多游离核糖体，这与它们活跃的蛋白质合成功能相一致。它们有光滑的侧面细胞膜，并且是相对未分化的。这些都是干细胞，可以分化成其他类型的细胞。

潘氏细胞是高度分化的，含有丰富的粗面内质网和高尔基体。它们合成的酶，如溶菌酶，以酶原颗粒储存，通过胞吐作用被释放到管腔。

在隐窝中也有包含几个黏液球的前杯状细胞。这是杯状细胞的前体细胞。它们可以分裂，但当它们迁移到绒毛，变成膨胀有黏液的时候，就失去了这种分裂能力。

内分泌细胞大约占隐窝中细胞的 1%。它们具有窄的顶端，和一个宽的基底区域，富含稠密的嗜银颗粒。这些细胞产生激素，如促胰液素，胆囊收缩素，生长抑素或内啡肽，其他产生 5- 羟色胺。

有一些小凹细胞，其特征在于细胞膜内陷伸入其细胞质（小窝）。它们有含有长束直微丝的长微绒毛，微丝延伸到细胞质中，并环绕顶端的区域。它们的作用是未知的。

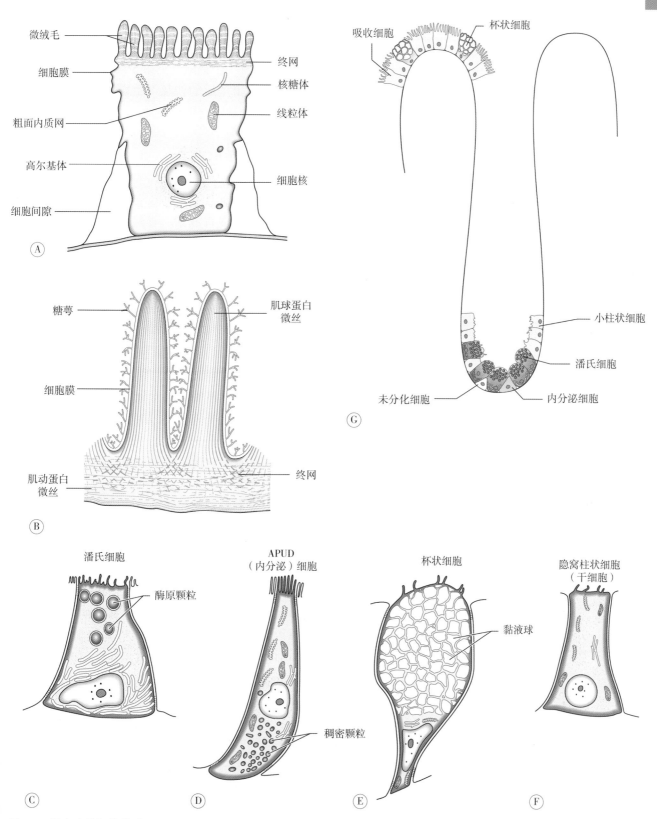

图 7.7 肠上皮的细胞类型
（A）吸收柱状细胞；（B）吸收细胞的微绒毛结构；（C）潘氏细胞；（D）内分泌细胞；（E）杯状细胞；（F）未分化的柱状细胞；（G）不同类型的细胞在隐窝和绒毛上皮的定位

小肠的分泌

含有电解质、黏液和水的碱性的肠液被分泌到整个小肠。分泌物精确的组成以及分泌功能的控制机制在不同区域各不相同。肠液是由利伯屈恩隐窝中未成熟细胞分泌的。所涉及的机制在图 7.8 中概述，其关键步骤是横跨细胞的基底外侧膜对 Cl^- 的主动运输。Cl^- 是通过一个能同时运输一个 Na^+，一个 K^+ 和 2 个 Cl^- 的协同转运蛋白来主动转运进细胞。对 Na^+ 的转运是顺电势梯度的，电势梯度驱动此转运的进行。K^+ 被同一细胞膜上的 K^+ 通道运回。这种 K^+ 的流出保持了跨细胞膜的电位差（胞质溶胶负极）。这种电势差是基底外侧膜的 Na^+ 流动的驱动力，同时还为跨管腔膜 Cl^- 运输提供驱动力。Cl^- 通过囊性纤维化跨膜传导调节因子（CFTR，见第五章）输送其到内腔，这是管腔膜上的一个生电的 Cl^- 通道。然后 Na^+ 顺由于 Cl^- 的流出而产生的电化学梯度被运送到细胞之间的内腔中。CFTR 通道的开放时间通过增加 cAMP 而延长，因此隐窝细胞的分泌物受能够上调 cAMP 的物质刺激，如血管活性肠肽（VIP）和前列腺素。钙离子动员剂，如乙酰胆碱，能加强这些物质的作用。霍乱毒素的作用机制也是通过增加细胞内的 cAMP。在这种情况下，它会导致大量的体液分泌（7.1：2）。在囊性纤维化 CFTR 通道有一个缺陷（见第 5 章）。囊性纤维化的首先表现为出生后的便秘（胎粪性肠梗阻），其与 CFTR 通道的缺陷直接相关。

小肠分泌功能的调节

激素，旁分泌因子和神经活动可以来调控小肠的分泌功能。促胃液素、神经降压肽、5-羟色胺、组胺、前列腺素以及许多其他激素和旁分泌因子可以直接刺激小肠上皮细胞。这些细胞受神经分泌细胞神经支配，上述神经分泌细胞主要是来自黏膜下神经丛的神经节，也来自肠肌间神经丛的神经节。黏膜下神经元释放乙酰胆碱、血管活性肠肽、P 物质和 5-羟色胺，以及可能的其他神经递质来刺激分泌。副交感神经支配肠神经丛中的神经元。它们通过释放乙酰胆碱使神经元分泌功能增强。副交感神经张力有助于基础分泌。由小肠腔内的扩张引发的反射和肠食糜中各种物质（葡萄糖、酸、胆汁盐、乙醇、霍乱毒素）可以刺激分泌。这些反射涉及固有神经和外来神经（副交感神经）。

去甲肾上腺素通过两种方式抑制分泌：它可以直接作用于上皮细胞（通过 α-肾上腺素能受体），作用于黏膜下神经丛的神经元来抑制能刺激上皮细胞分泌的神经。生长抑素作为一种抑制性神经递质通过体液作用于隐窝细胞。它是由肠道内促分泌的神经和支配隐窝细胞的神经纤维释放的。它通过降低上皮隐窝细胞内 cAMP 的水平来抑制分泌功能。生长抑素抑制分泌的作用已应用在使用奥曲肽进行治疗分泌腹泻，以此来减少源自小肠瘘管的体液流失（肠外瘘）。

吸收

大部分物质在近端小肠被吸收，大部分小肠的内容物通常在食糜到达空肠的中间时被吸收。然而，一些物质如维生素 B_{12} 和胆汁盐（见第 8 章）都在回肠被主动吸收。

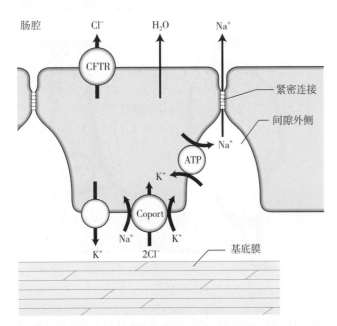

图 7.8 利伯屈恩隐窝的未成熟细胞分泌电解质和水的机制

病例 7.1 霍乱：2

病因，作用机制，电解质和酸碱平衡的变化

病因

霍乱弧菌存在于被污染的水和食物，其产生的毒素能引起体液和电解质大量的分泌。主要作用在小肠近端。在印度次大陆的流行通常发生在季风前的初夏。细菌藏在无症状携带者的胆囊中，其比例高达此区域人口的 5%。

应用抗生素治疗是有效的，如四环素或氯霉素，但其作为补液疗法的附属疗法（见下文）。例如，四环素的治疗减少了病程持续时间的 60%。

虽然抗霍乱疫苗已经研制出来，但这对于治疗流行病的作用是有限的，因为它需要 2～3 周才能发挥作用。

细菌通常被胃内的可以提供保护作用的胃膜破坏。胃酸缺乏或做过胃大部切除术的人，该疾病的易感性增加。

霍乱毒素的作用机制

过度分泌

分泌增加的 Cl^-、Na^+、水进入霍乱患者的李培昆腺窝。霍乱毒素是霍乱弧菌产生的 84 000 kDa 的蛋白质。它结合于主要存在于小肠近端的隐窝细胞刷状缘膜上的单唾液酸神经节苷脂（G_{M1}）受体分子。这导致了腺苷酸环化酶的活化，使细胞中 cAMP 增加。cAMP 的增加激活了刷状缘上氯离子 CFTR 通道，从而造成了 Cl^-、Na^+ 和水分泌增加的。霍乱患者有时每天会产生高达 20 L 的水样便。应用生长抑素类似物治疗，如奥曲肽，通过降低 cAMP 抵消了霍乱毒素的作用来抑制分泌。

壁间神经也参与了毒素的作用机制，因为使用阻断神经活性的物质能降低毒素的影响。但是，确切的神经参与的机制目前还不清楚。

过度运动

小肠的过度运动会导致水和电解液被迅速输送进入结肠。如此快的运送，导致结肠可能无法吸收它而使水和电解质随着粪便排出。这种机制也参与到某些疾病中比如这里所讲的霍乱，因为大量分泌的液体致使肠扩张，从而刺激了蠕动活动，从而推动了流体迅速通过肠。

电解质和酸碱平衡的变化

小肠的分泌物中含有大量的 $-HCO_3^-$，Na^+、Cl^- 离子。K^+ 能顺着由于水的吸收而建立的浓度梯度在吃饭过程中被吸收，（见下文）。然而，当管腔内 K^+ 的浓度降低到约 25 mmol/L 的时候，浓度梯度有利于分泌进入肠腔。这种情况的发生通过转运途径。腹泻时，就 K^+ 而言肠腔内容物被稀释，因而 K^+ 被输送到肠腔内。发生大量的 K^+ 的损失可以导致低钾血症。

由于 HCO_3^- 被分泌到肠腔，H^+ 被运送到血液，血液短暂性成为酸性。在小肠分泌的流体中过度流失 HCO_3^- 产生了严重的酸中毒。血液中短暂的酸性，通常通过碱潮中和，伴随胃中酸的分泌（见第 3 章）。如果胃肠道中有多碱性液体的损失而在血液中的酸度相应增加，并且不能被缓冲。这种代谢性酸中毒在短期内会通过增加呼吸的速率和深度得到部分代偿，使得 CO_2 从体内被呼出。长期的调整来源于肾小管对 HCO_3^- 的重吸收和分泌 H^+（见《呼吸系统》和《泌尿系统》）。

对于细胞生长和分裂，酶作用，细胞的兴奋性，肌肉收缩，酸碱平衡和容量调节都需要 K^+。低钾血症（降低血清 K^+ 浓度）使细胞膜超极化，并且降低神经元、心肌和骨骼肌的兴奋性。严重的低钾血症可引起麻痹，心律失常，降低尿液浓缩的能力，通常由于心搏骤停引起死亡。

小肠的表面积

跨小肠运送物质的速率和它的表面积成正比。小肠的表面积非常大。因此，这种器官适合于吸收。由于小肠有黏膜皱褶、绒毛和微绒毛，它的面积约为相同长度和直径的单层柱状上皮的 600 倍（图 7.9）。当表面积减少时，即可发生许多物质的吸收不良。比如以绒毛变平为特点的乳糜泄，小肠的表面积减少使得众多的营养物质吸收不良，包括蛋白质，最终导致营养不良（见第 8 章）。发生乳糜泄的儿童会出现体重减轻和腹泻，很难存活。

吸收的屏障

从肠腔中运送到血液有许多屏障：未搅拌层，管腔质膜，细胞的内部，基底质膜，细胞间隙，毛细血管的基底膜和毛细血管内皮的细胞膜或者淋巴管。肠细胞的管腔边界是许多物质吸收的有效的屏障，但一些吸收物质却是通过基底外侧边界或内皮细胞膜，涉及一些跨膜运输，例如跨内皮细胞膜，是通过简单的被动扩散。然而，对于跨越其他的运输，有特殊的机制存在，如主动运输，易化扩散或胞饮（内吞作用）。

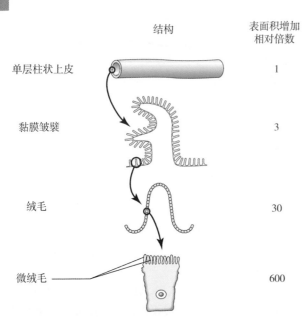

结构	表面积增加相对倍数
单层柱状上皮	1
黏膜皱襞	3
绒毛	30
微绒毛	600

图 7.9 小肠吸收的适应

一段小肠表面和相同长度、直径的单层柱状上皮的对比

小肠的电势差

小肠壁间存在电势差，相对于黏膜面，浆膜面是正极。由浓度梯度和电势差的净效应使带电离子发生转运（见第 1 章）。因此内腔阴离子可沿电化学梯度发生被动净转运。

电位差的大小因小肠长度不同而不同。电势的大小差取决于电解质的主动转运，尤其是 Na^+，它是逆电势梯度转运的（见下文）。葡萄糖可使电位差增加，刺激 Na^+ 主动转运。表 7.2 比较了在小肠内腔内存在和不存在葡萄糖时不同区域的电势差差异。

吸收途径

通过被动扩散物质的吸收速率取决于电离作用及其脂溶性。物质可以通过两种途径被吸收：水通道和脂质膜。

水通道

低分子直径的水溶性的物质可通过细胞膜上的水通道扩散。小肠上的水通道的孔径 30 ～ 40 nm 不等。液体运动使得小溶质分子随液体流动通过通道（溶剂拖曳）。因此，任何增加水的吸收的手段（例如激素的影响），都能使溶质的通过速度增加。可

表 7.2 小肠内腔内存在和不存在葡萄糖时不同区域的电势差差异

	电势差（Vm）		
	上段空肠	中段小肠	低段回肠
缺乏葡萄糖	2.9	4.7	3.8
含有葡萄糖	7.3	11.1	7.4

葡萄糖的存在使电势差上升，导致阴离子被动转运至细胞增多。

溶性小分子物质是通过这种途径被吸收的，如尿素、肌酐、某些单糖（甘露醇、木糖、岩藻糖）及离子等。

脂质膜

许多物质只能通过穿过细胞膜脂质层快速被吸收。细胞膜可视为一个嵌入蛋白质的脂质层。脂溶性物质溶解在脂质中，并迅速通过该膜扩散。通过这条通路脂溶性物质被传送，例如醇类和长链脂肪酸。

药物吸收

脂溶性药物

脂溶性的重要性见表 7.3，其中对一部分巴比妥类药物吸收率进行了比较。具有最高脂溶性化合物的吸收速度最快。从而在上述的列表中，己巴比妥是最大的脂溶性氯仿 / 水系数化合物，即使它具有最大的分子直径，其吸收速度也是巴比妥的 4 倍。

弱电解质药物

平衡时弱电解质以未解离的分子与游离离子形式存在。弱酸的平衡可以通过公式来表示：

$$HA \longleftrightarrow H^+ + A^-$$

其中的 HA 表示未解离弱酸，A^- 表示阴离子组分。未解离的分子是脂溶性的，但离子不是。因此，未解离分子迅速通过脂质膜。除去未解离的酸，平衡会导致更多的未离解分子形成。然后这些物质很快通过脂质膜扩散并被迅速吸收。传输速率将取决于未离解形式存在的比例及其溶解中溶液的 pK 值

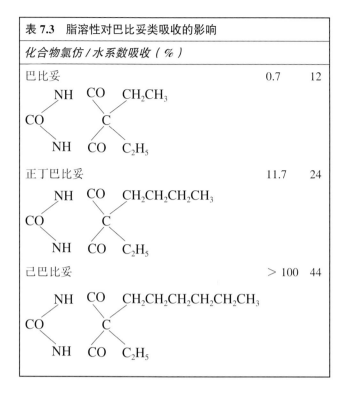

表7.3　脂溶性对巴比妥类吸收的影响		
化合物氯仿/水系数吸收（%）		
巴比妥	0.7	12
正丁巴比妥	11.7	24
己巴比妥	> 100	44

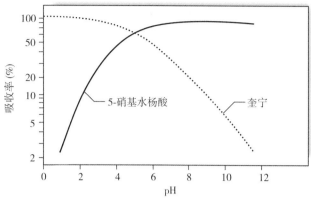

图7.10　pH对小肠内弱电解质药物吸收的影响
对弱酸的吸收，如5-硝基水杨酸（pKa 2.3），弱碱，如奎宁（pKa 8.4）

和pH值。因此，在未解离分子的比例增加的情况下，分子的吸收率会增高。许多药物都是弱电解质。作为弱酸，如果将溶液的pH降至低于pK值，吸收率可增加，因为平衡左移。而弱碱则相反，应具有高pKa值才使其吸收率增加。图7.10示出了两种药物：5-硝基水杨酸它是阿司匹林衍生物，一种弱酸，和奎宁，一种弱碱。在小肠上部，食糜的pH值趋于弱酸，有利于弱酸的吸收。此外，一些弱酸如阿司匹林等，在胃的酸性环境下易被吸收（见第3章）。

强电解质药

强酸（pKa值 < 3.0）和强碱（pKa值 > 10）均吸收不良。故临床上重要的药物，如肌松药，筒箭毒碱和六甲铵是强碱，则必须通过静脉内给药。然而，对于其他药物，如氨基苷类抗生素，吸收不良是其优势，可用于肠道手术前消毒且不会产生全身影响。

影响胃肠道吸收的药品

大多数情况下，药物中约75%将在1～3小时内被吸收，但其吸收速率可为局部因素而改变，包括肠道蠕动或内脏血液流动变化。

在许多疾病中，胃肠蠕动的减慢增加了其吸收所需的时间。过度蠕动则减少了其吸收同一物质的比例。一些药物如毒蕈碱拮抗剂，可以减缓胃肠蠕动，其他如甲氧氯普胺则可增加其蠕动。

药物的颗粒大小和制剂是影响其吸收率重要因素。胶囊或片剂可给予耐吸收涂层，使它们能够保持完好一段时间，从而延迟吸收。一个持续的吸收有时可以通过缓慢和快速混合释放胶囊中颗粒实现。

化学特性引起的吸收率减少如与牛奶中钙离子强力结合的能力等。液体石蜡的亲脂性可帮助延缓脂溶性维生素的吸收。

吸收进入血液或淋巴

一些物质仅通过被动扩散吸收。其他则通过被动和专门吸收机制：专门的机制以极快的速度吸收，被动扩散以缓慢的速度吸收（见第1章）。

被吸收进入血液或淋巴的物质可以跨肠细胞腔和基底外侧膜运输，如果它被输送到血液，它穿过毛细血管内皮细胞的膜。在许多情况下，一个给定的物质是通过不同的机制在每个膜运输。一个很好的例子是，钠的运输，是由载体介导的易化扩散跨刷状缘，通过主动运输跨基底外侧边界（见下文），并经由被动扩散穿过毛细血管内皮细胞膜。

一些物质被优先吸收到绒毛的毛细血管，部分进入乳糜（图7.6）。两种特性确定一个给定的物质是否被吸收到血液或淋巴液：大小，其脂溶性。大的分子，颗粒，和脂溶性物质被输送到淋巴。大多数脂质在输送到淋巴之前，封存于乳糜微粒中，在某些个体中某些完整蛋白质可以被微量吸收（见第8章）。大多数其他物质，也就是小的，水溶性物质，被吸收到血液中。跨越血管和淋巴管内皮细胞的运输总是被动的，出现顺浓度或电化学梯度。被吸收到淋巴的物质最终通过胸导管进入血液。特定物质被优先地吸收进入血液或淋巴，概述如下。

吸收入血

无论毛细血管和淋巴管都可自由渗透低分子量水溶性物质。然而，每个绒毛存在一个广泛的毛细血管网络，但只有一个乳糜管，因此相比进入淋巴，用于传输到血液有一个较大的表面积，以及更大的血量。此外，血流量比淋巴结流量要大得多（约500倍的速度）。这保证了快速除去运输的物质，通过快速流动的血液携带走，有助于保持一个运输的良好浓度梯度。因此，大多数（＞95%）的低分子量，水溶性的物质被吸收到血液中。

吸收入淋巴

毛细血管的内皮细胞中含有孔隙（窗孔）直径取值范围为 20～50 nm。它们也有基底膜。孔隙足够接纳大的分子，但是它们不能越过基底膜，因此，被从毛细血管排除。脂质以大蛋白组分结合的颗粒（乳糜微粒）被输送到侧面的地方，出于同样的原因其被排除在毛细血管外。

乳糜管的内皮细胞缺乏基底膜。它们不含有孔隙，但是，在显微镜观察下，相对于彼此内皮细胞在侧向边界可出现位移（好像相邻细胞之间可以发生运动）。可能因此相邻细胞之间有短暂的空隙形成。大分子或颗粒可能由细胞间空隙被传送到淋巴液。蠕动和绒毛的泵送作用（见下文）可能是由促进的间隙的形成，辅助吸收进入乳糜管。

小肠不同区域的水及电解质吸收

位于绒毛顶端的细胞专门用来转运水和离子，

而位于隐窝中的细胞产生净分泌的水和离子。然而，整段小肠各个部分的转运速率是不同的，由于近端小肠与远端小肠相比有着更大的小肠绒毛，而且每个单位区域内的刷状缘面积更大（见上）。因此，在空肠中的水和营养物质的流量大于回肠，除外存在特殊转运机制的部位。结肠中的表面区域小于小肠中的表面区域，因此结肠中的净转运量更小。离子和水的转运既能横穿整个细胞，又能够通过细胞间的紧密连接。近端小肠同远端小肠相比细胞间的紧密连接存在更多的空隙。这也导致空肠的通过细胞间隙的转运流量大于在回肠中的细胞间隙的转运流量。结果为大部分吸收发生在近端小肠。

水分的吸收

水在胃肠道的转运大部分是小肠在起作用。胃几乎对水是不通透的，但小肠对水是高度通透的。结肠对水是通透的，但通透性小于小肠。

小肠中水的转运既能够从肠腔流向血液，又能够从血液流向肠腔。净转运沿着浓度梯度，并且发生方向由浓度梯度决定。如果食糜渗透压高于血浆，水将会向肠腔分泌，如果食糜渗透压低于血浆，水将从肠腔进入血浆中。从胃进入十二指肠的食糜初始常常为高渗性。快速的胃排空，常常由手术引起，导致小肠内容物变得异常高渗。这会导致水流向肠腔。如果这一过程持续存在，将会导致严重的腹泻。

十二指肠食糜中复杂的营养物质不断被消化，导致其渗透压的进一步增加。水流向渗透压高的一侧，正常会使得十二指肠内容物与血浆的渗透压相同。

在空肠和回肠中，由于营养物质在这些区域被吸收，水会沿着浓度梯度从肠腔吸收入血。空肠中水分的吸收大于回肠。食糜穿过空肠和回肠仍然是等渗的，在这里水分的吸收依赖于其他物质的吸收。

小肠内渗透梯度主要决定于 Na^+ 的主动转运。Cl^- 的吸收是被动的，转运方向沿着由 Na^+ 吸收而产生的电化学梯度方向。此外其他离子的吸收，以 K^+ 为例，主要是以被动扩散的方式，依靠离子的浓度梯度而完成的，继而也会引起水分的吸收。另外，一些糖类以及氨基酸依靠与 Na^+ 的同向转运机制被吸收。因此，所有这些过程都是相互依赖的并且它们也将因此被一同考虑。图 7.11 显示为小肠跨膜转运异常而引起的后果。

钠离子、氯离子及钾离子的吸收

Na⁺ 的转运发生在小肠的整个部分。钠离子跨越小肠上皮的转运过程既有被动扩散过程，又存在主动的特异性机制。小肠的黏膜面与浆膜面相比带有明显的负电荷，有利于钠离子被动转运进入肠腔。这一电化学梯度主要是由 Cl⁻ 离子分泌入肠腔而产生的。Na⁺ 的被动转运主要是通过细胞旁途径而完成的。然而，Na⁺ 离子的渗透性沿着小肠逐渐降低，在十二指肠最高，在回肠最低，这是由于从十二指肠到回肠刷状缘的表面积逐渐减小，并且细胞间紧密连接缺失部位逐渐减少。

绝大部分的 Na⁺ 通过主动转运机制从肠腔转运至血液中。这一过程是一种跨细胞途径。这一过程常常在化学梯度缺失的条件下进行，因为进入小肠的食糜常常与血浆是等渗的，但转运明显是逆着所呈现的微弱的电化学梯度进行的。相关过程图示详见图 7.12。核心过程是 Na⁺ 离子主动转运至细胞外，这一过程依赖 Na⁺/K⁺ ATP 酶，同时将 K⁺ 离子泵入细胞内。这使得细胞内保持低 Na⁺ 的环境。由这一离子泵形成的 Na⁺ 离子的浓度梯度是 Na⁺ 离子从肠腔转运至血液的驱动力。穿越肠腔内细胞刷状缘的扩散过程是顺着浓度梯度进行的。然而，这一跨膜转运过程的速率比单纯被动扩散的速率更快。这是由于 Na⁺ 离子的转运是通过刷状缘膜上的载体蛋白而完成的。这些载体其中之一为 Na⁺ 离子依赖的葡萄糖转运体（SGLT，详见第 8 章）。这一载体只在肠腔中存在葡萄糖或半乳糖（与葡萄糖竞争）时起作用。转运体有一个葡萄糖结合位点和一个 Na⁺ 离子结合位点。两个结合位点必须同时被结合转运才能启动，之后 Na⁺ 离子和己糖分子通过这一共转运系统同时被转运至细胞内。（详见图 7.12 和第 8 章）当肠腔内 K⁺ 离子浓度过高时，Na⁺ 离子和葡萄糖分子的这一转运过程就会被抑制。这是由于 K⁺ 离子占据了 Na⁺ 离子的结合位点从而抑制了转运过程。在细胞内，K⁺ 离子的浓度较高，载体上的 Na⁺ 离子被 K⁺ 离子替换下来，这也许可以解释 Na⁺ 被释放入细胞质的原因。己糖的转运，包括葡萄糖，将在第 8 章中详细讲述。

中性氨基酸也会通过转运分子参与的共转运系统促进 Na⁺ 离子吸收。这一机制同样依靠 Na⁺ 离子的浓度梯度，这一浓度梯度由细胞侧边的 Na⁺/K⁺ ATP 酶操控（详见图 7.12 和第 8 章）。

Na⁺ 离子的经吸收率在十二指肠最高，由于葡萄糖和中性氨基酸转运体大多集中于这一区域。糖

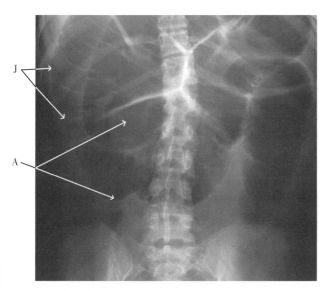

图 7.11 腹部 X 线平片显示小肠梗阻
空肠（J）极度扩张，可见液气（A）平面，由于跨膜转运的失调

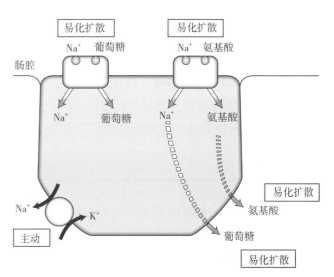

图 7.12 依赖 Na⁺/ 葡萄糖和 Na⁺/ 氨基酸共转运系统的 Na⁺ 的继发性主动转运过程，图为近端小肠的吸收细胞

和氨基酸对 Na^+ 离子吸收的促进作用在回肠相对较弱，由于此处转运体数目较少。

Na^+ 离子穿越外侧缘主动转运出细胞外增加了外侧空间的离子浓度。Cl^- 和其他单价阴离子顺着产生的电梯度方向转运，主要通过细胞旁途径，通过紧密连接，进入外侧间隙。这一过程发生在十二指肠，空肠和回肠中，但是通过这一途径发生的转运过程在十二指肠中所占的比例更大，因为在十二指肠中细胞间的紧密连接有着更多间隙。

离子在外侧间隙（the lateral spaces）的聚集产生了一个浓度梯度，水顺着浓度梯度转移，通过细胞旁途径，进入这一区域。这一间隙在一次进食后扩大由于饮食可以导致渗透压摩尔浓度的增加。水分从肠腔中转运出引起食糜的浓缩。这使得一些离子，如 K^+ 离子的浓度增加，进而形成离子的浓度梯度。这些离子于是被动的从细胞之间转运至外侧空间。因此，许多物质的转运最终依赖于 Na^+ 离子从上皮细胞的主动转出过程。

Na^+ 也可以通过与分泌入肠腔的 H^+ 离子交换的方式完成主动转运过程，通过 Na^+/H^+ 交换机制。这种阴离子交换机制主要发生于低位小肠及结肠。这是回肠内 Na^+ 离子的主要主动转运方式，此处葡萄糖和氨基酸的转运体少于空肠，结肠也是如此。然而，在回肠和盲肠吸收 Na^+ 离子时，它们抵抗电位差的能力比空肠更高。阴离子交换途径见图 7.13。分泌入肠腔的 H^+ 离子与 HCO_3^- 反应生成碳酸。HCO_3^- 的产生依赖于向细胞外的转运过程，即 Cl^-/HCO_3^- 交换机制，Cl^- 离子与 HCO_3^- 交换而被吸收。因此 Na^+ 和 Cl^- 的主动转运过程是偶联的。肠腔内形成的碳酸水解为 CO_2 和水。CO_2 是质溶的，以扩散的方式穿越细胞膜进入血液。以这种方式，H^+ 和 HCO_3^- 被有效的重吸收。

吸收的调节

多种因素参与调控绒毛尖端附近细胞对水和电解质的吸收。这些因素包括内分泌，旁分泌以及神经作用。糖皮质激素能够促进小肠和大肠对电解质和水的吸收，可能是通过增加上皮细胞基底外侧膜上 Na^+/K^+ ATP 泵的表达而引起的。阿片类药物（作

用于阿片 δ 受体）也会促进水和电解质的吸收。生长抑素促进回肠和结肠的水和电解质的吸收。去甲肾上腺素也会促进 $Na+$ 的吸收，可能是当其从交感神经元释放作用于肠神经丛后能够激活吸收细胞。吸收过程能够被炎症因子抑制，如由胃肠道免疫系统释放的组胺和前列腺素。

腹泻

腹泻在临床上定义为从胃肠道损失超过 500 ml/d 的液体和溶质。病因是传染性病原体，毒素，药物，食物，或焦虑。液体损失的机制可以在小肠或结肠发挥作用。

根据发病机制不同，腹泻能被分为四种类型：分泌性腹泻、由于离子运输缺陷引起的腹泻、渗透性腹泻和由于肠动力增加引起的腹泻。然而，腹泻时这些机制中的几种或者全部可能共存。

分泌性腹泻

在分泌性腹泻中，小肠的分泌物很多以至于结肠重吸收过多的水而容量不足。由细菌引起的食物中毒（如霍乱弧菌和大肠埃希菌）导致这种类型的腹泻。细菌产生的毒素与分泌型滤泡细胞膜受体结合以增加细胞内的 cAMP，这导致了分泌型滤泡细胞的大量分泌（见 7.1：2）。通过补液疗法治疗这

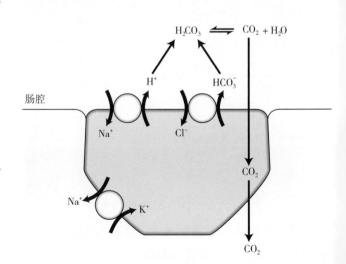

图 7.13　钠离子和氯离子在小肠中的主动运输分别通过 Na^+/H^+ 交换系统和 Cl^-/HCO_3^- 交换系统

种情况在 7.1：3 中被描述。在霍乱中大量分泌的液体可导致低容量血症（7.1：4）。

在病理情况下内在神经元的过度活化也可引起分泌性腹泻。有些神经元释放的 VIP 能增加细胞内的 cAMP。另有一些神经元释放的递质，如乙酰胆碱或 P 物质引起细胞内的 Ca^{2+} 增加，这也可以介导滤泡细胞的分泌过量。

离子运输缺陷性腹泻

Na^+ 的主动转运是水从管腔进入血液的渗透转运的主要决定性因素，Na^+ 转运的抑制剂的存在会抑制水的转运而引起腹泻。如果胆汁酸在回肠末端不被吸收，在结肠中它们会抑制 Na^+ 的吸收。此外，脂肪吸收不良导致在结肠内脂质发酵以产生抑制 Na^+ 吸收的毒素。炎症介质，如从胃免疫系统细胞释放的组胺和前列腺素抑制 Na^+ 的吸收可能与炎性肠病和克罗恩病的分泌性腹泻有关。然而，去甲肾上腺素能增加 Na^+ 吸收，并且在糖尿病患者中当交感神经神经退行性变时也存在，这时发生的腹泻机制是一个难题。

离子运输的缺陷也能导致不能吸收水分。在先天性高氯性腹泻中，例如 Cl^-/HCO_3^- 交换体是从刷状缘膜消失（见 7.2：1 和 7.2：2）。一个 Na^+/H^+ 交换体先天性的缺乏也有描述。在这些情况下有缺陷的交换体蛋白质在空肠，回肠和结肠中缺乏。在十二指肠和空肠中，葡萄糖和氨基酸的 co-port 机制促进钠和水的吸收，但这些转运蛋白在回肠或结肠中不存在。因此，在胃肠道远端区域的 Cl^- 运输的功能缺损导致了在这些先天性转运体缺陷中的腹泻。

渗透性腹泻

肠腔中存在的高渗性液体可引起渗透性腹泻。高浓度的盐，如 SO_4^{2-}，Mg^{2+} 和 PO_4^{3-} 只能在肠道内缓慢吸收。硫酸镁溶液通常用作轻泻剂。渗透压梯度的建立有利于水运输进入管腔。吸收障碍也可引起渗透性腹泻。如果在小肠中，通常所吸收的营养

病例 7.1　　霍乱：3

补液疗法

患有霍乱的患者用静脉注射液体和电解质治疗（1），或应用口服液，盐和糖治疗（2），这取决于他们症状的严重程度。

静脉补液

静脉注射的液体是水，水中存在浓度是等渗的等离子体的电解质。大量的体液丢失可导致脱水，低血容量，肾衰竭而死亡。特别注意的是，以 K^+ 和 HCO_3^- 这些离子交换过多的消耗能造成一个快速的危险的后果。

口服补液疗法

由 Na^+ 在小肠中的运输发现的共通道机制彻底改变了由霍乱弧菌或大肠埃希菌引起的食物中毒的治疗，这种食物中毒也可能出现过度的液体丢失和脱水。在共通道机制发现之前，大约 50% 因霍乱死亡的患者是由于细胞外液容量（ECF）的迅速下降。通过大量的盐溶液的治疗也仅仅是一种部分有效的治疗方案。用葡萄糖和普通盐溶液的口服补液疗法大大降低了死亡率。所用的溶液应是等渗或低渗的，因为高渗负荷将产生一个向管腔输送更多的水渗透梯度。黏膜的炎症和损伤通常不存在，并且消化和吸收的机制也不受影响。因此，葡萄糖可以被替换为蔗糖（蔗二糖），因为它能被消化成葡萄糖（和果糖）。用淀粉替代葡萄糖也可以，因为每个淀粉分子的消化会产生大量的葡萄糖消化产物，因此，它可随着不构成很大的渗透压负荷的稀释溶液被摄取。

病例 7.1　　霍乱：4

低血容量症：心血管和肾的调节

微弱脉率的原因

在低血容量状况下血容量减少，并且皮肤的静脉萎陷，导致了静脉回流的减少。这使得左心室舒张末期容积减小，并导致心输出量减少（请参阅附加的心血管系统的容积）。这是在临床上明显是一个低脉冲，并且外周静脉萎陷。压力感受器的刺激的减少导致了迷走神经张力下降和交感神经紧张增加，这将导致心率的增加，并增强了心肌的收缩力。交感神经激活的增多也导致了静脉收缩，从而增强了静脉回流。到肠黏膜的血流量的减少因氧气供应不足可以严重到引起组织坏死。

功能调节纠正减少的 ECF

主要的调节因素是那些由肾功能的变化所带来的。肾在 ECF 容量的减少时，通过减少尿输出量作为响应。该机制涉及在肾中的交感神经血管收缩，并分别因为醛固酮和抗利尿激素（ADH）的释放增加而保留钠离子和水。

物质由于任何原因不能被吸收，在管腔内的渗透压就会增大。此外，当这些营养素进入大肠后它们可以通过结肠细菌发酵，使得每个分子被降解为大量的物质，从而更进一步增加渗透压。水输送到管腔的容量对于结肠的重吸收可能过大，从而导致了腹泻。这种情况的一个例子就是乳糖酶缺乏，其中乳糖（牛奶糖）不能被消化。此糖进入结肠不变，但它可被结肠细菌发酵成更小的物质，这会导致渗透压的增加（见第 8 章）。

肠道运动过度性腹泻

肠运动过度存在的部分水和电解质可以太快的速率被输送到结肠以至于水在结肠中被吸收。肠运动过度的原因并不清楚，但在吸收不良的情况下，结肠细菌发酵可能未被吸收的营养物质，产生的毒素会增加肠蠕动。一个例子是脂质吸收障碍，其中脂质被发酵产生羟基化的脂肪酸可以增加结肠的肠蠕动（以及抑制钠的运输，见上文）。

腹泻的治疗在框 7.1 中概述。

病例 7.2	先天性高氯性腹泻：1

早产儿，出生时伴腹胀，出生后不久出现腹泻。婴儿尿布上液体的氯离子含量非常高达 95 mmol/L。患儿在出生后第一周出现脱水，血液分析提示低钠、低氯和低钾血症。后病情进展为代谢性碱中毒，粪便呈酸性。幸运的是，她很快就被诊断为先天性高氯型腹泻。在这种罕见的疾病中，Cl^-/HCO_3^- 交换体从空肠、回肠和结肠管腔细胞膜上消失。起病最初采用静脉电解质替代疗法，几个星期后改为口服电解质替代疗法（KCl 及 NaCl 的溶液）。

这种情况下，回顾病史可引出以下问题：

- 为什么异常高量的氯离子在粪便中丢失？
- 这个缺陷怎么导致腹泻？
- 液体丢失是由于小肠的交换体消失还是由于大肠的交换体消失，或两者兼而有之？
- 为什么碱中毒患儿的粪便是酸性的？
- 应用 KCl 及 NaCl 等进行口服替代疗法的依据是什么？
- 为什么口腔替换液不包括葡萄糖？

病例 7.2	先天性高氯性腹泻：2

缺陷和后果

在这种情况下，遗传缺陷是在小肠和结肠的刷状缘膜的 Cl^-/HCO_3^- 交换体消失。交换体运送 Cl^- 出管腔，换取 HCO_3^-（图 7.13）。在这种条件下 Na^+/H^+ 交换体是正常的，但最终管腔内容的酸度也会抑制 Na^+/H^+ 交换机制。

腹泻

当该交换体蛋白不存在时，穿过肠壁输送的 Cl^- 降低，并且在粪便中排出的 Cl^- 减少。管腔中存在的高浓度的电解质由于渗透（渗透压腹泻）使得水被输送到管腔。交换体在空肠中的缺乏的比其在回肠和结肠中的缺乏是不太重要的，这时因为 Na^+/葡萄糖和 Na^+/氨基酸共端口机制使得水被运输到在空肠的结果。这些共端口系统并不多存在于回肠和不存在于结肠中。因此，在回肠和结肠中的渗透压引起水的吸收不良。

治疗

给予患儿 NaCl 和 KCl 溶液处理的原因如下：血浆氯浓度因为缺少了 Cl^-/HCO_3^- 交换体而降低，Na^+ 含量因为运送 Na^+ 进入血液换取 H^+ 的 Na^+/H^+ 交换体的抑制随之降低。K^+ 的降低是因为 K^+ 沿着其浓度梯度运输到管腔中。如果水积聚在管腔中，如在腹泻时，这个浓度梯度将有利于 K^+ 运输入管腔，因此内容物变得更稀薄。

因此，给予口服替代疗法将纠正低钠血症（低血 Na^+ 浓度），低钾血症（低血 K^+ 浓度）和低氯血症（低血 Cl^- 浓度）。

在上部小肠中的 Na^+/葡萄糖共端口机制作用下的水的运输在此条件下不受影响，它可能运行良好。Cl^-/HCO_3^- 交换体和 Na^+/H^+ 交换体的缺陷主要在远端小肠和结肠中存在，给予葡萄糖溶液的治疗将没有任何意义。

代谢性碱中毒

不存在于先天性高氯性腹泻的交换体蛋白输送氯进入血液，以换取 HCO_3^- 被输送到管腔中。如果交换体不存在时，HCO_3^- 积存在血液中并引起碱中毒。Na^+/H^+ 交换系统运 Na^+ 进入血液，以换取 H^+ 进入管腔。这通常是被由输送到管腔以换取 Cl^- 的 HCO_3^- 中和，但是在这种情况下，Cl^-/HCO_3^- 交换体在细胞膜上不存在并且粪便中的 H^+ 会丢失。

框 7.1 腹泻的治疗

口服补液疗法

严重的急性腹泻，需要维持体液和电解质平衡，偶尔需要使用抗生素。体液和电解质平衡的维持是非常重要的。采用口服补液疗法（液体含有 NaCl 和葡萄糖）在7.1：3 中描述。这种治疗方法在幼儿腹泻中尤为重要，因为体液和电解质丢失能迅速成为幼儿生命的威胁。

抗生素

抗生素对于治疗肠炎引起的腹泻是非常有用的，例如由细菌和原生动物引起的阿米巴痢疾，伤寒和霍乱等疾病。温和型的细菌性和病毒性肠炎引起的腹泻一般未经处理就可以解决。弯曲杆菌腹泻是一种常见的引起腹泻的感染源（在发达国家），这种腹泻可以用红霉素进行治疗。然而，在世界上许多不发达地区肠炎通常是由病毒引起的。

抗动力药物

抗动力药物，包括阿片类，可待因和洛哌丁胺，可用于治疗腹泻。这些药物提高了肠道的伸缩性和节律性活动，但降低其推进运动。它们也在肠道中抑制分泌。它们通常不用于在感染性腹泻。

吸附剂

吸附剂，例如瓷土，粉笔和木炭还可用于减轻腹泻，但它们的作用机制并不完全清楚。它们可能通过吸附微生物和毒素，或通过以某种方式改变肠道菌群，或通过涂敷和保护肠黏膜起作用。

非甾体抗炎药

非甾体抗炎药的分泌减少或吸收增加也能减轻腹泻。非甾体抗炎药，例如阿司匹林和吲哚美辛是有效的。该机制可能是由于抑制前列腺素的合成。

小肠的运动

小肠的平滑肌执行两个主要功能。首先，它负责将来自于肝和胰腺的消化液与从胃部得到的食糜进行充分混合。其次，它负责移动内容物，通常是缓慢的，然而有时很快，沿着肠黏膜从结肠到胃之间进行分割。这确保一餐为下一餐腾出空间。然而，食物在小肠内每一处停留充足的时间是非常重要的，这有利于食物的混合，消化和吸收。

尽管平滑肌收缩的强度和频率在摄取食物后会增加，然而平滑肌收缩是自发的，甚至在禁食期。

在小肠的不同节段小肠蠕动的良好的空间和时间控制是神经和内分泌机制结合起来的。

运动的类型

自发性收缩

即使当空腹时，小肠平滑肌也表现出自发性运动。这种活动是紧张性的。平滑肌的自发性收缩的发生，不是由于弹性，激素或神经活动，而是由于震荡膜电位的不均匀振幅（见第 1 章）。伸缩性和节律性的内在机制可能由传递者如从神经附近释放的乙酰胆碱来调节。在十二指肠平滑肌中的这个慢波运动受到其在胃中的影响。有些纵行肌纤维从胃部穿过幽门括约肌区域到十二指肠（见第 4 章）。在十二指肠的收缩频率（大约 12 次 / 分钟）比在胃中更高。在十二指肠球部的肌肉每五次收缩由于胃窦部的收缩而增强，这是因为经由穿过括约肌的肌纤维的慢波传输的。这起到了防止十二指肠内容物回流到胃的作用。还有一种常见的自发性收缩，被称为移行性肌电复合运动（MMC，见下文），沿肠管向远端移行。MMC（见下文）的进展过程中释放的递质可负责于增强其他类型的自发性肌肉活动。此外儿茶酚胺类如来自交感神经释放的去甲肾上腺素，释放到血液的肾上腺素，在空腹时和紧张时，可以减少平滑肌的伸缩性。

移行性肌电复合运动（MMC）

在空腹的人体内平滑肌周期性收缩的平均频率约为 1.5 小时，这就是 MMCs。每个周期包括小肠的几个相邻节段的收缩，且持续时间大约为 10 分钟。这种收缩在相邻节段按顺序发生。实际上，它们首先发生在胃中，并通过近端小肠远离口腔向结肠移行（图 7.14）。在空腹状态下，周期性的清除肠道内的残留物（食品和分泌物）到结肠内。它也可能防止结肠内的细菌逆行迁入回肠。当一次清扫到达回肠末端，另一次清扫在十二指肠开始。进食后，MMCs 也会发生，但他们更频繁、更无序。据推测，它们可能协助清除肠腔内的消化物进入到结肠。

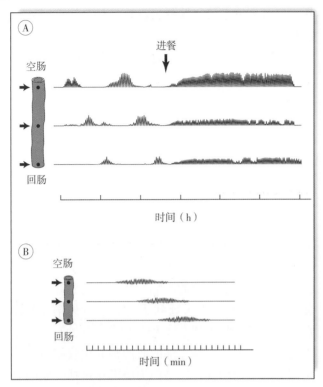

图 7.14 移行性肌电复合运动
（A）收缩活动；（B）电活动

进餐时的混合和推移

进食后，分节混合管腔内的内容物，同时肠蠕动使得食糜沿着小肠黏膜向结肠方向推进。

分节运动

分节运动包括位于小肠内间断的环形平滑肌收缩（图 7.15A）。这种收缩位置固定。这些环形平滑肌先松弛，接着相邻的节段收缩。总体效果是一个连续的节律的划分和细分肠内容物，这导致在管腔内的食糜彻底混合。当食糜进入十二指肠时，分节运动频率和强度增加。相比于在空肠或回肠（约 8 次收缩／分钟），它更频繁地发生在十二指肠（约 12 次收缩／分钟）中。这是应该的，因为在十二指肠中的混合的需求是最大的，在这里碱性的胰液和胆汁与从胃中得到的酸性的食糜混合来提供酶切和胶束形成所需的适当的中性或弱碱性条件。节律

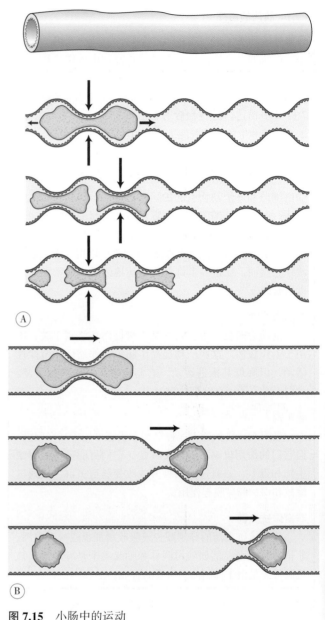

图 7.15 小肠中的运动
（A）分节运动；（B）蠕动

（手风琴状）往复运动也会发生，但可能只是分节运动的结果。在任一时刻，一组节段收缩之后需要一段休息时间。在空肠段发生的收缩，持续约 1 分钟，随后的一段时间收缩力减弱或消失，这种模式被称为微小节律。

环形平滑肌的收缩迫使食糜向前和向后运动，但由于分节运动在近侧区域发生的更频繁，相比于被推向胃部，食糜更容易被推向结肠。因此，尽管分节运动是负责混合食糜的，但是它也有助于使食

糜朝向结肠推进。

蠕动

肠蠕动包括在逆行的平滑肌相邻环的连续收缩，随后这些环形肌松弛，这造成了一种推动食糜进入结肠的收缩波（图7.15B）。在人体进食后，小肠的蠕动活动是低频率和低强度的。此外，每个波形的收缩传播大约只有10厘米。正是由于这个原因，手术切除肠的节段不妨碍推进作用。然而，也有强烈的偶然收缩波，被称为蠕动冲，其沿着小肠全程行进。无论是短波还是长波都使得食糜沿肠管向结肠运动。

黏膜肌层收缩

上述类型的蠕动发生的原因除了环行肌和纵行肌的收缩，也有部分黏膜肌层发生的不规则收缩。这种不规则收缩协助食糜的混合。另外绒毛也以不规则的方式收缩。绒毛收缩在近端小肠是最常见的。它们挤压绒毛中央的乳糜管，从而排空淋巴液并增强肠道的淋巴流动。

运动的控制

收缩活动已确定的基本模式可以归因于内在神经丛的神经回路。然而，小肠运动是由各种生理因素控制的，包括拉伸，壁间丛的内在神经，外在自主神经，旁分泌因子和激素循环。

神经控制

壁间丛内在神经的活化可以在缺少外在神经和激素的作用下，通过影响基本电节律控制分节运动和短蠕动波。然而，外在副交感和交感神经突出与内在神经都在神经丛中。外在神经介导远距离反射，并且外在神经与激素都调节内在神经的活性。副交感神经兴奋和交感神经抑制都能增强分节运动和蠕动。交感神经系统的兴奋，例如是由于在应激状态下肾上腺素释放进入循环，这也抑制了小肠运动。

交感神经兴奋还引起的胃肠血管的显著收缩（见第1章）。

除乙酰胆碱和儿茶酚胺外，许多递质可以影响肠蠕动。这些递质包括肽类，胺类和核苷酸。肽包括VIP，生长抑素，VIP，P物质和阿片类药物。从神经和APUD细胞释放的肽可以影响胃肠收缩。

MMC的开始和传播在很大程度上取决于肠道神经活动。如果肠神经元在一个特定的水平被阻断，MMC也传播不过去。

激素控制

许多肽激素是由控制运动的压力感受器和化学感受器激活的胃和小肠分泌的。促胃液素，其在胃中的肽作用下释放入血液，还有促胰液和CCK，分别受到肠道食糜中的酸和脂肪的作用而释放，如果注入血液的话，都能增加肠道蠕动。

促胃动素，即当肠道食糜变成碱性时从十二指肠壁和空肠壁释放到的血液的肽，如果注入血液的话，能增加肠道蠕动。这很可能是当食糜的酸被中和和食糜中的营养素已消化时，因为碱性果汁仍然在生产，所以食糜已经变得偏碱性了。促胃动素的血药浓度增加从而会导致食糜被移动。有趣的是促胃动素的血浆水平振动与MMC同相，这表明该激素可能参与启动MMC。支持这种可能性的事实是促胃动素的静脉内注射启动的MMCs与那些自然发生的MMCs非常相似。另一种观点认为，胃动素释放是MMC的结果，但有助于协调参与MMCs中。

当小肠中有食物是，另一种从小肠释放的肽激素是肠高血糖素。它响应于食糜中的葡萄糖和脂肪而释放。该激素能抑制肠蠕动，它的作用可能是在食糜朝向结肠运动时允许有足够的时间让食糜中的葡萄糖和脂肪被吸收。内源性阿片类药物可以抑制肠道蠕动，因此便秘是阿片类药物治疗缓解疼痛时最常见的副作用。

反射调控

由壁的扩张激活的压力感受器参与肠道蠕动的反射控制。小肠中的食物团块会引起其背后的平滑肌（向口方向）收缩，并且引起它前面的平滑肌舒张。此外，由食物导致部分肠壁膨胀过度会导致肠壁的其余部分松弛（肠 - 肠反射）。压力感受器可能在纵行肌层附近。这个反射的传入支和传出支涉及激活外源性自主神经，因此不存在于肠移植患者体内。

胃肠道以外的其他器官，如肾和性腺的创伤，会导致肠道蠕动的抑制（排便弛缓或麻痹性肠梗阻）。这种抑制作用少不了交感内脏神经活动的参与。中枢神经系统的不同区域在这样的条件下参与了控制肠道蠕动，其中包括小脑和垂体。然而，中枢神经系统的确切作用和所涉及的通路在很大程度上仍然是未知的。

胃回肠反射

当食物出现在胃中，回肠肠蠕动增加并且回盲括约肌松弛。这就是所谓的胃回肠反射。相反，回肠扩张抑制在胃中的胃运动（排空）（回肠胃反射）。这种胃回肠反射似乎主要是由于肠黏膜的外部神经控制的，但是促胃液素，受到胃中的食物刺激释放到血液中，可以增强这种反射。

回盲括约肌

回肠的最后一部分与结肠环形平滑肌隔开，称为回盲括约肌（见第 10 章）。成人体内它约 4 厘米长。括约肌的松弛和收缩控制着食物进入结肠的速率。它具有防止结肠内的细菌逆行迁入回肠的作用。回盲括约肌通常是密闭的，但在回肠最后一段发生蠕动时，响应与胃中的食物作用（回肠胃反射），回肠扩张引起括约肌的反射性松弛。这允许少量食糜进入大肠。运送食物的速度是适当的慢，这样能确保在下一部分食糜进入结肠之前，结肠中的食糜的盐和水的充分吸收。回盲括约肌的平滑肌松弛是由壁间丛神经的活动调节的。

影响肠能动性的药物

增加肠能动性的药物包括泻药，它通过加速胃肠道食糜的运动，和加强了分节运动但不增加蠕动的药物。泻药可用于治疗便秘。便秘的治疗在框 7.2 中讨论。

框 7.2　便秘的治疗

泻药（轻泻剂）可用于治疗便秘。泻药可以是刺激分泌和运动性的药物，也可以是引起相对渗透性腹泻的药物，还可以是改变粪便黏稠度的润滑药或者容积性泻剂。

分泌型轻泻药

分泌型轻泻药引起流体和电解质通过黏膜进入肠腔的分泌增加。这导致液体积聚和水样食糜迅速通过肠道。它们包括蓖麻油，其活性成分是蓖麻油酸。其他的有鼠李皮，芦荟，番泻叶和无花果糖浆，这些都是天然存在的蒽醌衍生物和酚酞，还有合成的试剂，比沙可啶和丹蒽醌。番泻叶和鼠李皮含有蒽的衍生物（如大黄素）结合到糖上形成苷类。由结肠中的细菌水解这些苷释放有活性的蒽衍生物。这些蒽衍生物被吸收并作用于肠肌丛。这刺激了肠分泌和肠运动。这些药物可以因平滑肌过度刺激引起腹部绞痛。长时间使用会产生依赖性，肠道正常功能丧失，甚至造成结肠失张力。

渗透性轻泻药

渗透性泻药是很难吸收的溶质，这种溶质能通过水沿着渗透压梯度进入管腔的运输造成食糜的体积增加。盐如 Epstom 盐（$MgSO_4$）或 $Mg(OH)_2$，是以这种方式起作用的，可用于治疗便秘。它们具有快速起效的通便作用，在给药的几个小时内就能起效。

渗透性腹泻的概念来自于碳水化合物在刷状缘处的吸收障碍性疾病，如乳糖酶缺乏。渗透性腹泻已经被制药业利用来开发乳果糖，乳果糖现在通常用于治疗便秘。乳果糖，是由果糖和半乳糖组成的二糖，不能在小肠消化。它被结肠中的细菌消化成它的单糖组成成分。然后发酵成乳酸和乙酸作为渗透性轻泻药。

润滑药

润滑药是不可吸收的物质，覆盖在粪便表面并润滑粪便。润滑药通过肠道加速其运动，以及软化直肠内容物。润滑药有二辛基磺基琥珀酸钠和液体石蜡等。液体石蜡可以干涉脂溶性维生素的吸收，因此现在很少使用。

容积性泻剂

容积性泻剂如糠麸和甲基纤维素，一般都是便秘的首选治疗方法，因为它们无副作用，价格低廉，并且可能是最可接受的且天然的替代品。它们由在肠内水合的不易消化的纤维素纤维组成。这减小了管腔内容物的黏度并增加其通过肠道的流动性。水合使它们肿胀，从而提供大的容积，由此激活排便反射（见第 10 章）。

增加运动性的药物

增加肠道动力的药物，包括毒蕈碱受体激动剂，如氯贝胆碱和胆碱酯酶抑制剂，如新斯的明。这样的药物，增强分节运动而不增强推进活动，可用于在胃肠道紊乱的运动障碍，如可以伴随肠道手术的麻痹性肠梗阻（回肠麻痹）。它们也可以用作止吐药（通过其在中枢神经系统上的活动，请参阅第3章），如放射诊断或十二指肠插管之前的步骤。多潘立酮，多巴胺 D_2 受体拮抗剂，还可以用于提高肠道动力。它可能是通过阻断 α_1 肾上腺素受体，而不是多巴胺受体，从而降低这些受体的交感神经兴奋的舒张作用来增强运动性。

8

消化与吸收

学习目标：

1. 解释符合营养素、维生素和矿物质的消化和吸收机制。
2. 理解肠道疾病吸收不良的后果。

消化与吸收

概述

大多数消化和吸收过程发生于小肠中。在第 7 章中我们讨论了关于水、单价离子和药物的运输过程。本章中我们将讨论复合营养素的消化，以及已消化物质、维生素和矿物质的吸收。

本章还将讨论营养物质与小肠疾病的因果关系。胃肠道中不同的区域会吸收不同的营养物质，而疾病的发生会减少被影响的区域对于某种营养物质的吸收。本章将通过腹腔疾病（病例 8.1：1、2 和 3，通常会影响近端小肠）和克罗恩病（病例 8.2：1、2 和 3，通常会影响回肠末端），来说明肠道对于物质吸收的一般原则，以及由于营养素在感染区域不能被正常吸收而出现的具体问题。

吸收

在小肠中，大多数的营养物质通过被动扩散被人体缓慢的吸收。然而，由于渗透机制，许多重要的营养物质可被快速地吸收（见第 1 章）。近端小肠，即十二指肠和空肠，是大多数这类特别的机制发生的区域，并且物质大多数在这些区域被吸收。图 8.1 显示了一些重要的营养物质被吸收的大致位置。二价阳离子，如二价钙离子和二价铁离子，主要在十二指肠和空肠内被吸收。己糖，包括葡萄糖、半乳糖和果糖，氨基酸、短肽（二肽或三肽）和一些水溶性维生素一样，在十二指肠和空肠内吸收。脂肪酸、单酰甘油、脂溶性维生素也在十二指肠和空肠内吸收。胆固醇可以在通过小肠中的任何区域内吸收。维生素 C 在近端小肠中吸收。维生素 B12 和胆酸盐主要在末端回肠中吸收。小肠和大肠中的任何区域都可以吸收水和单价离子。病例 8.1：2 和病例 8.2：2 中描述了由于腹腔疾病和克罗恩病患者自身吸收功能的缺失对于小肠不同区域的影响。

重要营养物质的吸收

碳水化合物

一个成人平均每日碳水化合物的摄入量是

一个 25 岁的女性向医生诉说她有腹泻，胃胀，体重明显减轻和后背疼痛等症状，而且总是感到虚弱和疲惫。问诊过程中，她还说自己的粪便量多，表面有油光，伴有臭味。

她回忆起自己在整个童年时期有持续腹泻的症状，但是该症状在青春期已经消失。一名消化科医师为她安排了血液和粪便的检查。粪便测试证实她患有脂肪痢。血液检测证实她患有缺铁性贫血，并且缺乏叶酸和 Ca^{2+}。她血液中的电解质浓度和凝血酶原凝集时间都在正常的范围内。专家怀疑她患有腹腔疾病，并且安排了一个十二指肠内镜检查（十二指肠的伸缩可视化）。在检测中，黏膜活检结果显示，在黏膜下层有压扁的绒毛和过多的浆细胞。进一步的血液测试测量了转谷氨酰胺抗体的浓度，结果显示抗体的滴度很高。根据以上检测结果，专家告知患者不能食用小麦、黑麦和大麦面粉（不包括燕麦粉），并且尽量保持营养均衡。规定她必须补充铁、叶酸和维生素 D。由于许多食品都含有面粉，因此这种饮食习惯不容易保持，但几个星期以后，患者的情况有了很大的改善。她的体重增加了，也不再总是感到疲惫。

读完这个病例后，我们可以解决以下几个问题：

- 在这种情况下缺少的基本营养物质是什么？
- 如果十二指肠和空肠是小肠所包含的一部分，哪种营养物质很可能不被吸收？导致缺铁性贫血的原因是什么，为什么要测定患者的凝血时间？在这种情况下，乳糖不耐受可能是一种并发症吗？为什么研究她血液中的转谷氨酰胺抗体含量？
- 患者目前为何患有脂肪痢？
- 什么原因导致了患者这些营养物质的缺失？
- 十二指肠中释放的胆囊收缩素和促胰液素是如何对消化系统的功能造成影响的？
- 腹腔疾病中最可能导致腹泻的原因是什么？
- 为什么测量患者血液中的电解质浓度？

250～800 g。人类从食物中摄取的碳水化合物大部分来源于土豆、面包、面条和米饭中的植物淀粉，小部分来源于肉类和肝中的糖原（动物淀粉）。这些多糖完全由 α-1,4- 糖苷键连接起来的 D- 葡萄糖亚基组成。人体内，超过 90% 的淀粉被消化和吸收。剩余的部分进入结肠，在结肠中其可能将被结肠内的细菌消耗掉。

病例 8.2 　　克罗恩病：1

　　一个 17 岁的少年向他的全科医师诉说他正忍受腹痛、腹泻、体重减轻的折磨并感到十分疲乏。医生检查后发现其腹胀，疼痛部位位于中部偏右下方。医生怀疑这是急性阑尾炎发作，将患者收住入院并安排了腹部手术治疗。外科手术观察发现阑尾并未发炎，然而有一部分较短的回肠末端区域出现红肿、增厚以及水肿，这些特征提示回肠末端区域患有克罗恩病，手术就此中止。术后，进一步取血液与粪便标本进行分析。患者经过几天的修养后允许出院，根据医嘱服用可待因止痛、服用地芬诺酯止泻以及服用口服类固醇进行消炎，并建议保证营养饮食。尽管急性炎症被消除，但在随后的几年里该少年饱受多次复发的痛苦。他需要补充铁离子并肌内注射维生素 B$_{12}$，同时已经出现脂肪痢。

　　最终该患者出现肠梗阻，尽管通过静脉肠外营养治疗 2 周后炎症逐渐消失，然而一旦恢复正常的营养摄入，炎症立即复发。接着该患者接受了一次急诊手术以切除受影响的回肠区域（引发肠梗阻的区域）。

　　术后患者的恢复状态良好，他可以进行正常饮食并恢复体重。之后的生活中，该患者患有胆结石并需要切除胆囊（胆囊切除术）。

　　通过对本实例细节的介绍，我们产生如下疑问：

- 克罗恩病的基本缺陷是什么？什么原因引发该病？胃肠道的哪些区域会受到该病的影响？
- 如何进行诊断？血液与粪便检测如何辅助诊断？
- 哪些原因可以解释体重下降以及体感疲乏这些症状？患病状态下哪些营养会吸收不良？为什么会产生腹泻与脂肪痢？为什么患者需要补充铁？为什么患者需要注射维生素 B$_{12}$？
- 为什么患者需要进行肠外营养治疗？静脉液可能的成分是什么？
- 诱发肠梗阻的原因是什么？
- 该患者后期出现胆结石的可能原因是什么？

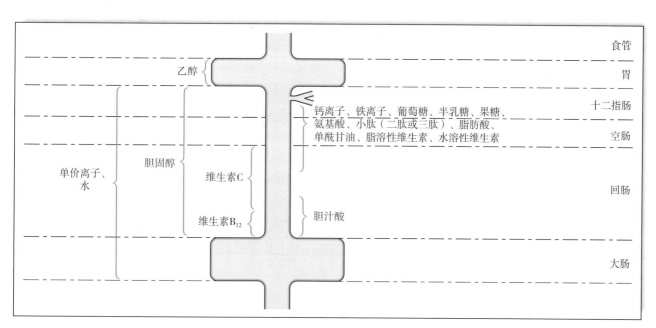

图 8.1　胃肠道吸收重要营养物质的位置

　　纤维素是出现在饮食中的另一种多糖，纤维素是由葡萄糖单体聚合而成的大分子聚合体。然而在人体或非反刍动物的消化系统中，纤维素不能被消化掉。因为组成纤维素的葡萄糖单体是由 β-1,4- 糖苷键联接起来的，该糖苷键无法被人体或非反刍动物消化道中的酶水解，所以纤维素被留到结肠中。然而，纤维素是一种重要的膳食纤维来源，大体积纤维性物质可以刺激肠蠕动防止便秘的发生（见第 10 章）。而在反刍动物消化系统中，纤维素被水解 β-1,4- 糖苷键的细菌纤维素酶水解产生可吸收的葡

| 病例 8.1 | 腹腔疾病：2 |

缺陷与治疗

腹腔疾病在北欧国家较为常见，大约每250人就有1人患有腹腔疾病（该病在非洲地区少见）。遗传与环境因素是诱因。

缺陷

该病起源于人体对小麦面粉中的一种成分 - 谷蛋白产生的不良反应。谷蛋白损伤肠上皮细胞，引发绒毛萎缩导致吸收不良。十二指肠和近端空肠通常比回肠受到更严重的影响。该损伤是由对谷胶蛋白（尤其是 α- 谷胶蛋白）的异常免疫引起的，这是一种 T 细胞介导的免疫疾病。98% 的患者中出现了病变组织在炎症过程中释放的谷氨酰胺转移酶抗体。损伤的机制尚不明确，但有证据表明谷氨酰胺转移酶参与谷胶蛋白脱氨基过程，产生了一个 CD4 阳性的 T 淋巴细胞识别位点；局部激活的淋巴细胞促进了细胞因子的产生并导致损伤。此外，谷氨酰胺转移酶抗体已经被证实其可能通过干扰酶类的作用来影响上皮细胞的分化。

诊断

血清中谷氨酰胺转移酶抗体浓度的检测是一种有效的腹腔疾病诊断技术。腹腔疾病的诊断也通常需要十二指肠组织活检，病变组织可表现出微绒毛扁平、小囊增生、淋巴细胞与浆细胞浸润以及细胞分化降低。图 8.2 展示了一名腹腔疾病患者空肠黏膜的一部分。其细胞无法通过小囊

中干细胞分裂进行及时更新，并且大量的细胞处于不成熟阶段，无法有效地吸收营养。

治疗

腹腔疾病的治疗包括采取无谷蛋白营养饮食。引起异常反应的谷胶蛋白存在于小麦、黑麦以及大麦中，但燕麦中不含有谷胶蛋白。因此，燕麦对腹腔疾病患者是安全的。

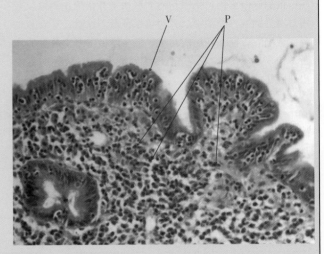

图 8.2 一名腹腔疾病患者空肠黏膜的一部分，V 处表示扁平的绒毛，P 处表示浆细胞

萄糖。

此外，在西方饮食中含有相当大数量的二糖，例如蔗糖、乳糖以及麦芽糖等，而饮食中最可能出现的一种游离单糖是经常被添加到"高能"饮料与食物中的葡萄糖。

膳食中的碳水化合物为肌肉、分泌活动以及代谢过程提供能量。不像由脂肪和蛋白质产生的卡路里，碳水化合物并不是一种"必需"的能量来源。然而，有些碳水化合物，例如肌醇，是饮食中"必需"的维生素成分，因为其不能由人体自身合成或者自身合成速度无法满足人体需要。

淀粉与糖原的结构

植物淀粉的分子质量在几千到 500 000 的范围内，其主要由两种成分组成：

1. 直链淀粉，由 α-1,4- 糖苷键联接的无支链葡萄糖聚合体（图 8.4A）。
2. 支链淀粉，含有支链，大约每 30 个葡萄糖残基就有一个支链的产生。主链的葡萄糖残基由 α-1,4- 糖苷键连接，支链由 α-1,6- 糖苷键连接（图 8.4B）。

糖原的结构和支链淀粉类似，但其分子质量通常情况下较支链淀粉更大，一般在 270 000 到 10 000 000 之间，并且糖原含有更多的支链结构，每 8 ～ 10 个葡萄糖残基就会产生一个支链。

碳水化合物的消化

在胃肠道中含有多种酶可以降解淀粉和糖原。这些酶包括由唾液腺和胰腺分泌的 α- 淀粉酶、异

缺陷、诊断与治疗

克罗恩病多发于西方世界的白种青少年人群。在英国，该病影响着 50/100 000 的人群。克罗恩病病因不明，但其可能是由多种因素引起的疾病，其与炎症疾病、包括麻疹病和假结核分枝杆菌等感染性病原体有着千丝万缕的联系。由于克罗恩病与关节炎、湿疹这样的自身免疫病有所联系，自身免疫病也被怀疑是该病的一个诱发因素。此外，因为克罗恩病在同卵双生双胞胎中共发概率很高，所以该病同时也和遗传因素有所关联。儿童罹患克罗恩病后会因营养不良导致生长迟缓及性发育延滞。

缺陷

克罗恩病是一种可累及自口腔到肛门整条胃肠道的异常炎症性疾病。但是，回肠末端是最常受到影响的位置（克罗恩病回肠炎，图 8.3）。在口腔中，可以发生颊黏膜以及舌上口腔溃疡。在肛门处，常会出现皮垂、肛裂以及瘘。克罗恩病常在缓解期复发。整体上来说，克罗恩病患者肠道出现红肿症状，正常组织区域通常位于于发病组织之间。因为炎症发生过程会影响到各层肠壁，病变组织发生大幅度增厚，这可能会导致肠梗阻。随着炎症的缓解，肠壁的二级瘢痕（纤维化）区域也构成阻塞。由于横向与纵向水肿的折叠，黏膜出现结状结构，这可能会导致炎症细胞浸润，以及肠膜淋巴结可能由于反应性增生而变大。并可能在淋巴结和肠道壁出现肉芽肿（由淋巴细胞包绕上皮巨噬细胞形成的聚合物）。

肠瘘的形成是克罗恩病的另一个特征。瘘可能在不同的肠道回路间（肠瘘）或肠道与皮肤间延展开来。肠瘘也会导致消化道出血，而这通常情况下是轻微、慢性的，但会导致缺铁性贫血。克罗恩病患者同时也增加了恶性肿瘤发病概率，尤其是在小肠与大肠区域的恶性肿瘤，这或许是与肠黏膜的长期炎症损伤有关。

诊断

克罗恩病的诊断相当困难，因为该病没有独特的病症，其常见病症都在其他疾病中有所体现。通常结合组织学、内镜以及放射学检测结果进行诊断。包括白细胞增多、沉降速率升高、血小板数量增多在内的诸多血液分析证据显示，克罗恩病是一个活跃的炎症过程。相关区域的放射学检测证据以及患者患病后的慢性缓解过程也有助于

诊断。然而，最终确诊需要肠道的组织学检查以及肉芽肿的鉴定。

治疗

克罗恩病患者的治疗包括：

- 对症治疗（腹泻、腹痛）
- 使用消炎药和免疫抑制剂
- 并发症的外科治疗（例如肠梗阻等）
- 患者营养状态的管理，包括饮食补充
- 必要时的肠外营养治疗

全静脉营养

在极端情况下可以用静脉营养注射疗法缓解肠道压力并进行自我修复。液体营养应该包含足量的氨基酸、葡萄糖和脂质，以维持患者对蛋白质、能量的日常需求，以及适量的电解质、维生素以及其他矿物质。对克罗恩病患者进行全静脉营养可以帮助患者保持正氮平衡、恢复体重和短期内缓解症状。

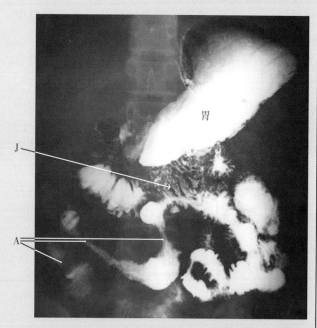

图 8.3 克罗恩氏回肠炎患者摄入钡 15 分钟后，回肠的 X 线图。A 处显示三段回肠明显收缩，J 处显示近端空肠也看到正常的黏膜褶皱

麦芽糖酶以及葡糖淀粉酶，这些酶是肠道吸收细胞的膜的组成成分。麦芽糖、蔗糖以及乳糖也能够被小肠刷状缘上的酶降解成组成它们的单糖成分（见下文）。

α- 淀粉酶

α- 淀粉酶切断直链淀粉中的 α-1,4- 糖苷键产生麦芽糖和葡萄糖，但它们对麦芽糖没有作用，麦芽糖是一种由 α-1,4- 糖苷键连接两分子葡萄糖的二

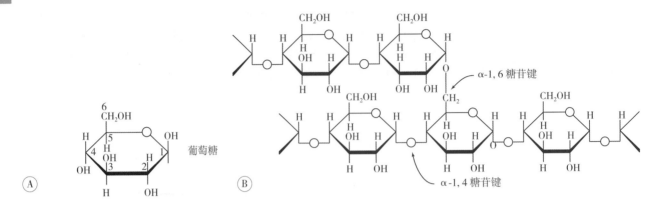

图 8.4 A：按照传统的碳原子编码序列表示的碳原子结构；B：支链淀粉的部分分子结构，分子之间由 α-1,4 和 α-1,6 糖苷键连接

糖。理论上 α-淀粉酶最终将会把溶液中的淀粉降解为麦芽糖和葡萄糖，麦芽糖和葡萄糖在淀粉链末端逐步被切下（图 8.5）。过程中，产生寡聚糖（糊精）。α-淀粉酶也攻击直链淀粉以及糖原中的 α-1,4-糖苷键，产生没有分支的寡聚糖以及有分支的寡聚糖，所以产生混合溶液（图 8.5）。

唾液淀粉酶开始消化淀粉，并在食物通过食管抵达胃部前长达半小时的时间里继续作用，当食物抵达胃部时，胃酸产生的低 pH 环境最终使唾液淀粉酶失活。唾液淀粉酶可以消化食物中高达 50% 的淀粉。当食物位于消化道中时，含有 α-淀粉酶的胰液被释放到十二指肠中。胰淀粉酶在小肠中继续消化淀粉和糖原，其比唾液淀粉酶含量更高。这两种来源的 α-淀粉酶具有相似的催化特性，尽管它们的

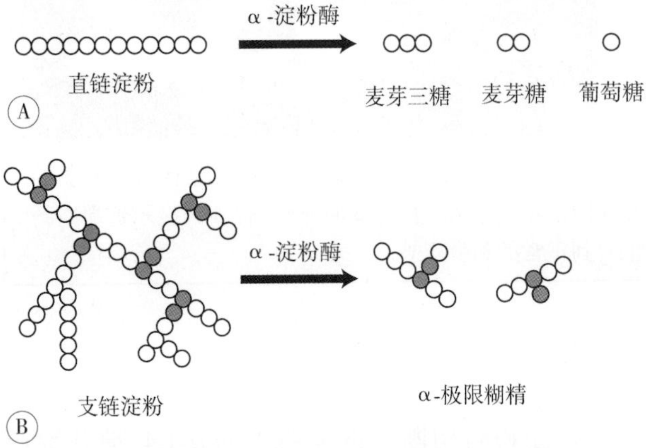

氨基酸组成具有差异性。它们最佳的活性都需要 Cl⁻的存在并且都只在中性或弱碱性 pH 环境下具有活性。

刷状缘酶的作用

肠道异麦芽糖酶（α-1,6-糖苷酶）切断联接有分支的多聚糖或者小肠淀粉酶作用产生的寡聚糖的 α-1,6-糖苷键。α-淀粉酶和 α-1,6-糖苷酶的共同作用可以降解直链淀粉和糖原并产生麦芽糖与葡萄糖的混合溶液，而刷状缘上的其他酶可以加速完成淀粉消化过程。葡糖淀粉酶可以降解小分子无分支寡聚糖，（异）麦芽糖酶可以降解（异）麦芽糖。在用餐过程中，这些酶都进入参有多聚糖、寡聚糖以及二糖混合物的食糜中。

可以消化二糖的酶包括：

- 麦芽糖酶，降解麦芽糖产生葡萄糖；
- 蔗糖酶，降解蔗糖产生葡萄糖和果糖；
- 乳糖酶，降解乳糖产生半乳糖和葡萄糖（图 8.6）。

蔗糖酶和异麦芽糖酶以单条多肽链的形式在细胞内被合成，并完整地插入到细胞膜内。胰蛋白酶在两个酶的活性中心之间切断多肽链，但它们在膜中以非共价键相连。当蔗糖酶被整合到人造膜中，它与蔗糖在膜的一面结合并在膜的另一面释放葡萄糖和果糖。这引起了人们的猜测，它们既是一种水解酶又是一种运输分子。其他的刷状缘酶没有这样

图 8.5 （A）直链淀粉和（B）支链淀粉被 α-淀粉酶降解
绿色圆圈表示由 α-1,6 糖苷键连接的葡萄糖分子亚单位

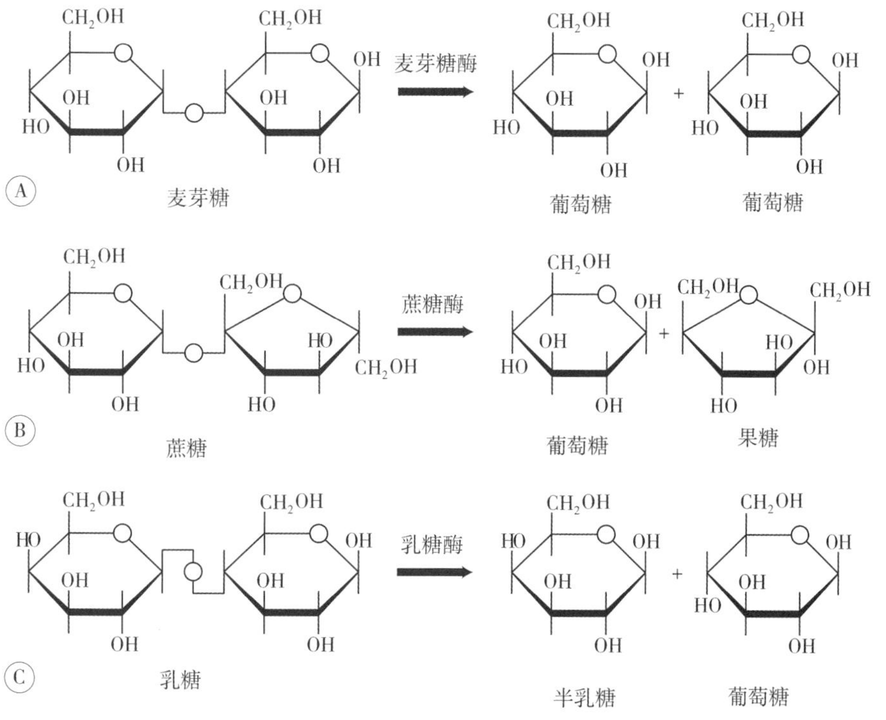

图 8.6 二糖被刷状缘酶降解为（A）麦芽糖；（B）蔗糖；（C）乳糖

的作用。这些二糖酶都存在于肠上皮细胞的刷状缘表面，这使得二糖的消化看上去是在膜本身上完成的。这是由以下的事实推断出来的，用一种二糖溶液给药后，在实验动物的内腔中只能检测到非常少量的葡萄糖，二糖分子过大无法通过膜上的空隙，而在血液中无法检测到葡萄糖。这看上去似乎刷状缘酶在膜上占据着类似己糖转移子的作用。单糖的释放发生在膜表面，接着这些单糖由相邻的载体分子转运到细胞内（图 8.7）。与刷状缘酶异常的疾病

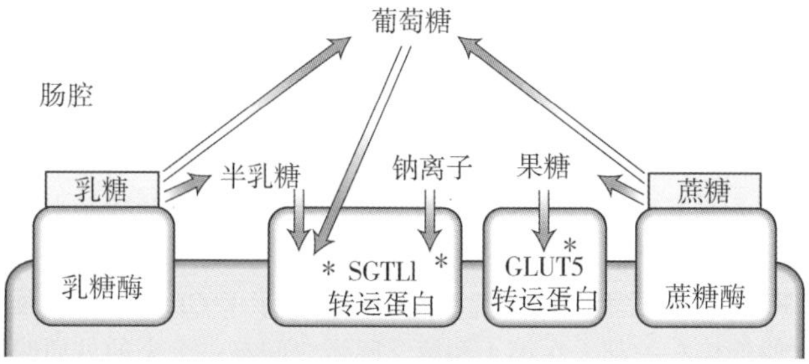

在框 8.1 中详细描述。以上这些缺陷可导致碳水化合物吸收不良以及腹泻。

二糖与寡聚糖于膜上被酶类降解，降解产物被转运到其他酶类的活性位点进行进一步降解，或者以单糖的形式传递给相应的转运蛋白。

单糖吸收

食源碳水化合物中的主要单糖包括己糖、D-葡萄糖、D-半乳糖以及 D-果糖，这些都是淀粉、蔗糖以及乳糖的消化产物。L-己糖与 D-己糖在胃肠道中都通过被动运输被缓慢吸收。然而，细胞膜对极性分子是相对不渗透的，因此这些糖通过被动运输转移到肠上皮细胞的过程相当缓慢。葡萄糖、半乳糖以及果糖通过十二指肠与空肠的饱和机制进行吸收，这一过程由位于成熟的肠上皮的刷状缘以及基底外侧膜上地膜相关转运蛋白完成。这些转运蛋白结合单糖并带着它们穿过细胞膜，将它们转运到横向空间的组织液中，在这里单糖被吸收进入临近的门静脉血中。

图 8.7 刷状缘上的二糖酶与六糖酶
刷状缘上的酶类残基位于接近六糖转运蛋白的位置

消化与吸收

框 8.1　碳水化合物吸收不良综合征：刷状缘疾病

　　刷状缘疾病是刷状缘膜蛋白活性缺失或活性降低等各种情况的统称，这类疾病通常是可遗传的。刷状缘疾病患者还可能出现肾近端小管重吸收异常。一些刷状缘疾病发病导致特定碳水化合物吸收障碍，未被吸收的碳水化合物进入结肠，这里部分碳水化合物被肠道微生物发酵代谢掉，而剩余的未被分解的碳水化合物和微生物发酵产物可以引起渗透性腹泻（见第 7 章）。碳水化合物吸收不良的临床症状包括腹胀、充气、腹鸣、恶心、痉挛、腹痛以及腹泻。某些情况下，口腔溃疡发病率升高。碳水化合物吸收不良可以通过口服疑似糖耐量试验以及血液、粪便中糖含量检测进行诊断。如果患者无法耐受，糖分将出现在粪便中，但糖分（或者正常消化产物）无法在血液中检测到。而后通过空肠活体检测是否膜上的酶或蛋白质载体缺失进行确诊。

刷状缘疾病包括以下特征：

- 乳糖酶缺乏。这是在青少年或青年中常见的刷状缘异常症状。乳糖酶是由饮入的牛奶中的乳糖等成分诱导产生的。乳糖酶缺乏通常在地中海区域和东方人群中

高发，这些地区的人在幼年期后很少饮用牛奶，导致人群胃肠道中乳糖酶缺乏。这些人在饮用牛奶后即会产生乳糖不耐受症状。有种罕见的先天性乳糖酶缺乏情况：患有该病的婴儿在饮用普通牛奶后会导致腹泻。该情况可以通过饮用蔗糖与果糖替代乳糖的人工处理的牛奶克服掉。乳糖酶缺乏患者在呼吸过程 H_2 消耗量明显增加：这是结肠细菌代谢未被吸收的乳糖的结果。

- 蔗糖 - 异麦芽糖酶缺失。患有这种遗传性刷状缘酶疾病的患者不能耐受蔗糖和异麦芽糖。

- 葡萄糖 / 半乳糖吸收不良。这种情况下，Na^+ 依赖的葡萄糖 / 半乳糖转移蛋白基因 SGLT1 存在缺陷。葡萄糖或半乳糖的摄入会引起刷状缘疾病症状。治疗手段包括减少含有葡萄糖与半乳糖（以及降解产生葡萄糖和半乳糖）的饮食。果糖的吸收通常通过 GLUT5 转运蛋白。

　　某些氨基酸的吸收障碍也属于刷状缘疾病，具体在框 8.2 中进行介绍。先天性空肠、回肠以及结肠 Cl^-/HCO_3^- 缺失（先天性高氯性腹泻）在第 7 章中详细介绍。

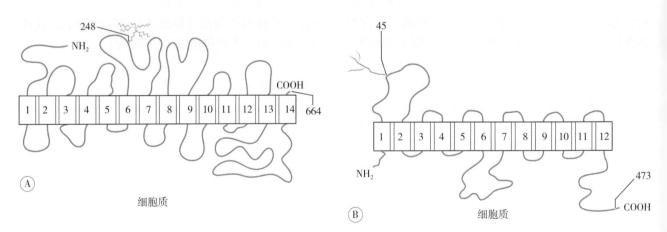

图 8.8　SGLT1 和 GLUT1 己糖转运子的结构

（A）一个人体 Na^+ 与葡萄糖转运子的模型，SGLT1. 这个转运子含有 664 个氨基酸残基，12 个疏水的跨膜结构域，这个结构域是由 21 个残基组成的一个 α 螺旋。在位于外周质膜表面膜跨度 5 至 6 之间的亲水环上第 248 个残基（天冬酰胺）上出现了 N 连接端糖基化，这可能是固定己糖分子的位置。在膜的第 11 个和第 12 个结构域之间有另外一个大的外周质膜亲水环。转运蛋白的 N 末端和 C 末端位于膜的细胞质侧。（B）一种 GLUT 1 转运蛋白的模型，这个模型显示了 GLUT1 转运蛋白含有 473 个氨基酸残基。共有 12 个疏水的跨膜结构域通过亲水段连接在一起。在第 1 和第 2 域之间有一个大的外质膜环，在第 45 个残基（天冬酰胺）上含有一个潜在的 N 末端甲基化位点，葡萄糖可能被固定在那里。在第 6 和第 7 次跨膜域之间有一个大的细胞质环，转运蛋白的 N 末端和 C 末端都位于膜的细胞质侧。促进转运子 GLUT1，GLUT2，GLUT3，GLUT4 和 GLUT5 在结构上都与这种蛋白质有关

戊糖的体积小于已糖，但它们吸收速度比葡萄糖、半乳糖和果糖更慢，这表明它们极有可能通过被动扩散吸收。

已糖转运子

哺乳动物细胞中含有两种已糖转运子：Na⁺/葡萄糖共转运子，参与葡萄糖次级主动转运，以及 Na⁺ 非依赖 Na⁺ 依赖促已糖转运子。Na⁺ 依赖的已糖转运子已鉴定的包括两种型别 SGLT1 和 SGLT2，但只有 SGLT1 存在于小肠中。促已糖转运子至少存在五种功能亚型，包括 GLUT1、GLUT2、GLUT3、GLUT4 以及 GLUT5。所有的哺乳动物细胞表达至少一种。目前，GLUT4 的研究最为详尽，GLUT4 是一种胰岛素敏感的葡萄糖转运子，存在于肌肉与脂肪组织中（见第 9 章）。GLUT1、GLUT2、GLUT5 都存在于肠上皮细胞。图 8.8 展示了 SGLT1 和 GLUT1 转运子的结构以及它们在膜中的构象。这两种分子表现出许多类似的特征。这些转运蛋白的特异性在表 8.1 中列出。这里我们详细描述了一种遗传刷状缘 SGLT1 缺陷疾病（见框 8.1）。

已糖转运

正如第七章中描述的，穿过肠上皮细胞质膜的葡萄糖吸收过程需要葡萄糖与 Na⁺ 依赖的共转运子 SGLT1 结合，而 SGLT1 只存在于成熟的肠上皮绒毛区域。半乳糖同样结合到这一转运子，但果糖并非如此。葡萄糖以及半乳糖是通过次级主动转运运输到上皮细胞。该过程所需能量由从空腔到细胞中与糖共转运的 Na⁺ 顺电离子浓度梯度提供的，Na⁺ 和糖都由 SGLT1 转运子运输到细胞中，这是肠上皮细胞吸收糖与 Na⁺ 的一个主要途径。所以，葡萄糖

的吸收会被肠道食糜中的 Na⁺ 促进。转运蛋白对葡萄糖的亲和力随空腔中 Na⁺ 浓度的增加而升高。Na⁺ 存在时，SGLT1 的 Km 值低于 0.5 mM；而 Na⁺ 缺失时，Km 值却高于 10 mM。图 8.9 为葡萄糖吸收的示意图。每个载体分子锚定两个 Na⁺ 和一个葡萄糖分子。细胞中的葡萄糖浓度可能高于细胞间隙，但是葡萄糖的转运与 Na⁺ 的转运耦联，使葡萄糖能够逆浓度转运进入细胞。

在刷状缘中果糖没有锚定到 SGLT1。它被输送到肠上皮细胞，通过 GLUT5（不转运葡萄糖，图 8.9）减小其浓度梯度。从遗传性葡萄糖—半乳糖吸收不良患者果糖吸收正常这一事实中可以推断，葡萄糖和果糖通过各自独立的通路进入肠上皮细胞（见框 8.1），这为治疗这种疾病提供了基本原理。GLUT5 只存在于成熟的肠细胞上、空肠绒毛的尖端和侧面。

一些葡萄糖被细胞所利用为其提供需求的能量，剩余的葡萄糖转运中，半乳糖和果糖由 GLUT2 转运体运载穿过基底膜，GLUT2 对葡萄糖具有较低

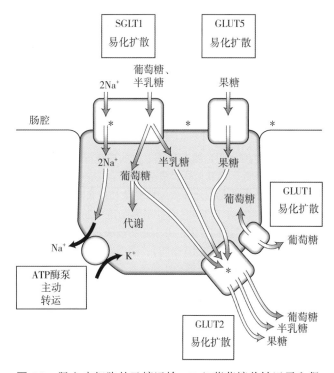

图 8.9 肠上皮细胞的己糖运输。Na⁺/葡萄糖共转运子和促 GLUT5 果糖膜转运子位于刷状缘膜，GLUT1、GLUT2 和 ATP 泵在基底外侧膜

表 8.1 上皮细胞已糖转运子的特异性

转运子	葡萄糖	半乳糖	果糖
SGLT1	+	+	-
GLUT1	+	+	-
GLUT2	+	+	+
GLUT5	-	-	+

的亲和力（Km 23 mmol/L）。这种低亲和力转运蛋白的存在使葡萄糖通过基底外侧膜转运的速率随着葡萄糖浓度的增加而成比例地提高，其变化从5 mmol/L（正常值）到 20 mmol/L。GLUT1 也存在于肠细胞，但其功能还不清楚，它是一种高亲和转运体，即使在正常血液浓度其功能与 Vmax 接近。它可能在基底外侧边界参与葡萄糖的释放。然而，在其他组织中，如肾小管，它存在于基底膜，它的功能似乎是为细胞提供能源，是血液的代谢能量。因此，其在肠上皮细胞的功能可能是在禁食期间，不能从肠道吸收葡萄糖时，从血液吸收中葡萄糖供给新陈代谢所需。不同转运载体在肠上皮细胞位置示在图 8 中。

碳水化合物的吸收不良是腹腔疾病的一个特征，它涉及近端小肠黏膜的损害（见病例 8.1：3）

己糖吸收的生理调节

己糖的肠运输可以通过饮食来调节。饮食中高含量的葡萄糖或果糖导致基底膜上的 GLUT2 转运的上调，并增强了己糖转运进入血液。因而肠细胞的吸收能力可以部分调节血糖水平。

葡萄糖转运到血液中，也可以通过血糖浓度来调节。葡萄糖转运穿过刷状缘膜，但不是基底外侧膜，是由于低血糖的刺激。其机理可能涉及循环胰高血糖素浓度的升高，循环胰高血糖素在细胞中刺激 cAMP 的形成。这种激素在饥饿期间释放到血液中（见第 9 章）。

奇怪的是，在糖尿病中，慢性高血糖（高血糖）也刺激肠道葡萄糖的转运。部分原因是由肠细胞数量的增加引起吸收表面积的增加。然而糖尿病中胰高血糖素水平也高，这可能会在饥饿时以相同的机制来刺激葡萄糖的转运。此外，在糖尿病高血糖还有基底膜 GLUT2 转运的上调。

蛋白质

在西半球，饮食中平均蛋白质的量超过了所需的营养平衡。成年人膳食蛋白质的需求是 30 ～ 50 g。蛋白质是人体必需的，主要作用是供应人体不能合成或合成不够快的 8 种必需氨基酸，并且取代尿中丢失的氮。除了摄入的蛋白质，每天10 ～ 30 g 的蛋白质（酶，黏蛋白等）分泌到消化道，另外还有 25 g 左右来源于已脱落入管腔的上皮细胞，大多数这种蛋白质被消化和吸收。每天有10 ～ 20 g 来源于细胞碎片和结肠的微生物的蛋白质，通过粪便被排出。

病例 8.1	腹腔疾病：3

吸收障碍及其影响
吸收障碍

在腹腔疾病中，绒毛和肠上皮的损坏导致脂肪吸收的表面积降低，而其他营养成分在近端小肠中正常吸收。如果 APUD 细胞的损坏导致缩胆囊肽和促胰液素的不足，吸收不良会加剧。因为它们控制胃肠道中的主要的消化液－－胰液和胆汁的分泌，由于脂肪吸收不良，患者中会存在脂肪痢（粪便中含有脂肪）。铁的吸收位置也在近端小肠，铁的吸收不良会导致缺铁性贫血。

己糖、氨基酸、脂肪、脂溶性维生素、叶酸和钙离子的吸收也可能会受损，因为它们全部是在近端小肠吸收。

影响

吸收障碍在这种状况下如果不进行治疗，会有如下后果：

● 消瘦乏力，由于燃料如碳水化合物和脂肪吸收不良，以及合成反应需要氨基酸吸收不良。

● 贫血和疲劳，由于铁和叶酸吸收不良。

● 软骨病，由于维生素 D 和钙吸收障碍，和钙离子形成障碍，脂肪酸皂阻止了它们的吸收。

● 因为维生素 K 缺乏症，从鼻子，胃肠道，阴道，输尿管出血时，凝血时间增加，而失血将加剧缺铁性贫血。

腹泻

测定患者血液电解质浓度因为腹泻可以导致电解质的严重损失（见第 7 章）。在这种情况下腹泻是由于：

● 高浓度的营养素未被吸收的食糜而引起渗透性腹泻

● 大量的脂肪被释放进入结肠，导致脂肪经结肠细菌转变成羟基化的脂肪酸，这些脂肪酸可以作为泻药。

乳糖酶缺乏导致的牛奶不耐受，这种酶存在于近端小肠的刷状缘肠上皮细胞（见框 8.1）。

消化

蛋白质是由多达 20 种不同的氨基酸通过肽键（见图 8.10）连接在一起所组成的高分子量物质。在成人中，大多数蛋白质在消化道中降解为小肽和氨基酸。这是由多种蛋白水解酶来完成的。这些蛋白水解酶可以分成两类，内肽酶和外肽酶。内肽酶，在肽链的中间裂解肽键，初期产物主要是大的多肽，多肽随后降解为寡肽；外肽酶在肽链的末端裂解肽键，逐个水解氨基酸，羧肽酶作用于 C 末端，氨肽酶作用于 N 末端。也存在一些专门作用于二肽和三肽的酶，这些酶的共同作用将蛋白质消化为短肽和氨基酸。

胃内消化

胃蛋白酶是由胃分泌的一种肽链内切酶，胃先分泌出胃蛋白酶的无活性前体—胃蛋白酶原，胃蛋白酶原经胃液激活，转变成胃蛋白酶（参见第 3 章）。胃蛋白酶能特异地水解芳香族氨基酸所形成的肽键，负责消化饮食中约 15% 的蛋白质。蛋白质消化不会由于胃蛋白酶缺乏而受损，因为其他的蛋白酶有同样的功能。

小肠内消化

胰液中含有三种内肽酶（图 8.11）

1. 胰蛋白酶，裂解肽链中由碱性氨基酸提供肽键的羧酸基团。
2. 胰凝乳蛋白酶，裂解肽链中由芳香族提供肽键的羧酸基团。
3. 弹性蛋白酶，降解弹性蛋白。

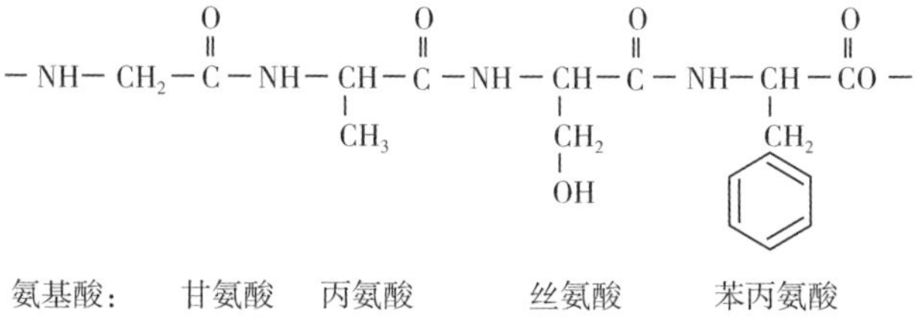

胰液中还包含两个羧基肽酶（A 和 B）。羧肽酶 A 对 C 端氨基酸碱性的肽链具有最高的结合特异性，如赖氨酸或精氨酸。胰腺酶最初分泌是无活性前体，在十二指肠被转化为具有活性的酶（见通道 5）。它们最适 pH 均为微碱性的。至少 50% 摄取的蛋白质是在十二指肠消化的。

一些肽酶存在于刷状缘或肠上皮细胞质中。它们是空肠中最丰富的酶。当与食糜中的蛋白质相接触时，这些酶的活性位点面向肠腔和它们原位。肠肽酶也作用在细胞腔中，它们作为已从绒毛前端脱落下来的瓦解细胞的组成部分时。一种刷状缘酶是亮氨酸氨肽酶，其他的是降解的小分子肽如四肽寡肽。还有一种二肽基氨肽酶从蛋白质的 N- 末端去除二肽。

蛋白水解消化的产物是二肽，三肽，四肽和某些氨基酸。二肽，三肽和氨基酸被输送入上皮细胞。二肽和三肽被内皮细胞质中的二肽酶和三肽酶降解为氨基酸。关系如图 8.11。

图 8.10 氨基酸：甘氨酸 丙氨酸 丝氨酸 苯丙氨酸

图 8.10 一段肽链上的三个肽键

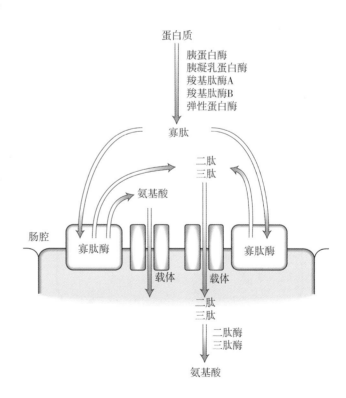

图 8.11 蛋白质和肽的消化以及二肽，三肽和氨基酸在肠上皮细胞的吸收

蛋白质产物的吸收

在消化道存在小分子肽和氨基酸的吸收机制，而且在一些成年人中微量的完整蛋白质也可被吸收。

氨基酸

氨基酸通过被动扩散，易化扩散或主动运输的方式横跨肠细胞膜进入血液（图8.12）。相对疏水的氨基酸，如色氨酸，在很大程度上是通过被动扩散输送的。唯一的氨基酸 L- 异构体是通过促进扩散和主动吸收运输的。它们在空肠和回肠被吸收。氨基酸的载体系统位于刷状缘和基底外侧边缘（表8.2）。刷状缘膜中至少存在7种特定的运输系统，基底膜中至少存在三个。大部分氨基酸都是依赖于主动机制而逆浓度梯度转运的。每个载体都是由一组氨基酸共享的。那些共享相同转运机制的氨基酸相互竞争载体蛋白上的结合位点。表8.2显示已鉴定的转运子在膜上的位置。通过氨基酸转运子缺陷患者的研究发现了这种关系。这些疾病如框8.2中所述。

在刷状缘的已知氨基酸运输系统中，五种依靠钠离子的共转运，它的运转方式与 SGLT1 葡萄糖转运的方式类似（见上文和第7章）。钠离子通过钠离子泵穿过基底膜产生浓度和电梯度，有利于钠离子转运进入细胞。这为刷状缘共转运提供了运作的驱动力。因此，这些是继发性的主动转运机制。刷状缘中其他两个转运系统不需要管腔中钠离子的存在。这些转运体的特点在表8.2中。

三种位于基底外侧边缘的转运系统，共同负责中性和碱性氨基酸通过易化扩散的方式进入侧隙（见图8.12）。这些转运蛋白存在于许多不同类型的细胞中。酸性氨基酸如谷氨酸和天冬氨酸是被肠细胞作为能量底物利用，并且不会由特定载体机制运送出细胞。基底外侧膜还表达载体，在侧隙运送氨基酸从细胞外液体进入肠细胞，在细胞中它们被用于蛋白质的合成。这些系统需要细胞间流体中钠离子的存在。氨基酸的吸收不良是腹泻的特征，这是由于黏膜受损和从上皮细胞转运系统缺失所造成的（见病例8.1：3）。

小肽的吸收

蛋白质消化产物二肽和三肽通过继发性主动转

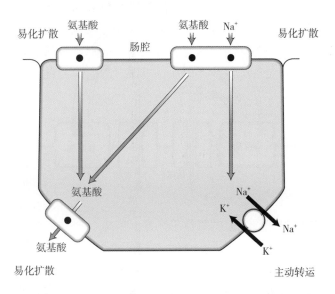

图 8.12 在肠上皮细胞的刷状缘及基底外侧边缘的氨基酸载体机制

表 8.2 肠上皮细胞中氨基酸吸收载体

位置	载体	Na$^+$ 依赖性	氨基酸特异性
刷状缘	B	是	中性的
刷状缘	B$^{0, +}$	是	中性的、碱性的和胱氨酸
刷状缘	Imino	是	亚氨基的（脯氨酸、羟脯氨酸）
刷状缘	X$_{AG}$	是	酸性的
刷状缘	β	是	β，主要是牛磺酸
刷状缘	b$^{0, +}$	否	中性的、碱性的和胱氨酸
刷状缘	y$^+$	否	碱性的
基底外侧边缘	Asc	否	小中性的
基底外侧边缘	y$^+$	否	碱性的
基底外侧边缘	L	否	大的、疏水中性的

框 8.2　氨基酸吸收障碍疾病

　　最早从稀有氨基酸吸收障碍疾病的研究中，发现了不同氨基酸运输系统的存在。在这些常染色体隐性遗传疾病，一组氨基酸吸收不良或不被吸收，而不属于该组的氨基酸被很好地吸收。在这些条件下，有一个特定氨基酸转运蛋白缺失或缺乏。该缺陷通常是同时存在于小肠和肾近端小管，而不能输送的氨基酸可出现在尿液中。

　　这些疾病包括：

● Hartnup 病。在这种疾病中，中性氨基酸的运输是有缺陷的，中性氨基酸出现在尿中。在这种情况下，在钠依赖性中性氨基酸 B 转运系统有缺陷。有这种情况的孩子显示出皮肤的变化，小脑共济失调和精神障碍。

● 胱氨酸尿。在这种疾病中，可能是在任一钠依赖性或非钠依赖性转运系统缺陷，这两个转运系统运输碱性氨基酸（精氨酸、赖氨酸、鸟氨酸）和胱氨酸（见表 8.2）。在胱氨酸尿症，这些氨基酸出现在尿中。这种情况下有肾结石的发展趋势，这可能是因为二肽胱氨酸是难溶的。

● 家族亚氨基甘氨酸尿症。在这种情况下，亚氨基传输系统是有缺陷的，导致亚氨基酸，脯氨酸和羟脯氨酸的吸收受损。

　　在上述疾病中，不能由氨基酸转运蛋白吸收的氨基酸仍然可以作为小肽的组成部分被吸收。因此，包含该不能被吸收的游离氨基酸的二肽和三肽可以在饮食中提供。这也解释了为什么氨基酸可以出现在尿中（如类似的缺陷而导致在肾小管），尽管它们的游离分子不能被吸收。

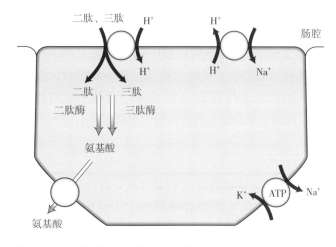

图 8.13　小肽在肠中的转运和代谢

运进入肠细胞。该系统的驱动力是氢离子通过泵穿过刷状缘送进入肠腔建立的电化学梯度。小肽通过氢离子依赖的共转运跨越刷状缘（图 8.13）。此转运特异于包含 L- 氨基酸的肽，并且对于由三个以上氨基酸组成的肽的亲和力非常低。大多数小肽转运到细胞内，被胞内二肽酶和三肽酶水解（图 8.13）。相对于氨基酸，二肽和三肽的吸收速度更快。因此，相对于游离的氨基酸，作为二肽或三肽的组分可以更快的速率被从肠道食糜中吸收。

蛋白质的吸收

　　一些成年人可以吸收微量的完整蛋白质。进入循环的外源蛋白抗原可能会引起抗体的形成，此后进入的同一蛋白可能会引起过敏症状。新生啮齿动物可以吸收完整蛋白质，但目前还不清楚其人类婴儿是否也可以吸收任何含量的完整蛋白质。然而，母体初乳或乳汁中抗体的吸收可能会引起新生儿的被动免疫。母乳或初乳可能存在蛋白水解酶的抑制剂（防止蛋白质在消化道中降解），从而促进完整蛋白质的吸收。

矿物质和微量元素

　　人体的化学分析已经揭示了人体有超过 20 种元素的存在。一些元素，如氧、碳、氢和氮，作为有机分子的成分，或者，氧和氢作为水的成分而大量存在。一些元素则仅存微量。很多酶促反应只会在一个特定的微量离子存在的情况下发生。因此，饮食需要含有这些物质。

　　人体需要的阳离子是钠、钾、钙、铁、镁、锰、铜、钼和锌，阴离子是氯离子、碘化物、氟化物、磷酸盐和硒。

　　身体许多生理过程，包括骨和牙齿的形成，神经系统中突触传递和腺体分泌需要 Ca^{2+}。骨骼和牙齿的形成，酸 - 碱平衡等诸多功能需要 PO_4^{3-}。呼吸色素，如血红蛋白，红细胞呼吸色素运输氧气到身体的组织中需要铁。神经功能以及作为许多酶反应的辅助因子需要 Mg^{2+}。铜和锌离子及其他许多元素是必不可少的酶反应辅助因子，并且仅需微量。

许多离子，包括 Mg^{2+}，SO_4^{2-} 和 PO_4^{3-} 都在小肠中通过被动扩散缓慢吸收，虽然在回肠存在一个附加的主动转运 Mg^{2+} 的机制。还有运输 Ca^{2+} 和 Fe^{2+} 的特殊机制存在。此外，这两种离子的吸收，根据身体的需要进行调节。Ca^{2+} 和 Fe^{2+} 吸收不足可能发生于近端小肠损伤的腹腔疾病（见病例 8.1：3）。

钙

普通成年人的饮食可能包含 $1 \sim 6$ g Ca^{2+}。此外，大约 0.6 g 作为分泌物的成分进入消化道。这 2.2 g 中，只有 0.7 g 被吸收。因此，除去从非食物来源进入消化道 Ca^{2+} 的量之后，每天进入身体的 Ca^{2+} 净含量仅为约 100 mg。

Ca^{2+} 可以沿整个小肠被吸收，它的吸收通过被动和主动转运两种机制。当其在食糜浓度较低时（小于 5 mM）大部分吸收是通过主动运输，但是当其浓度较高时，较大比例通过被动扩散吸收，这是主动转运的速率限制性的结果。Ca^{2+} 的吸收可以逆 10 倍浓度梯度，但其吸收速率仍然是 Na^+ 的 1/50。

钙在肠细胞的次级主动转运机制如图 8.14 所示。它们跨过基底外侧边缘泵出细胞，这涉及了 Ca^{2+}-ATP 酶。此泵通过蛋白激酶磷酸化，这个蛋白激酶由细胞中一个 Ca^{2+} 和钙调蛋白的复合物刺激。该泵的磷酸化增加了酶的活性和运输活动速率。此外，在基底外侧边缘还有一个钠/钙交换机制。Na^+ 顺浓度梯度进入细胞交换出 Ca^{2+}。这两种机制使细胞质的游离钙保持一个非常低的浓度。交换器机构对细胞外的高浓度 Ca^{2+} 更有效，Ca^{2+}-ATPase 机构对较低浓度有效。浓度梯度的建立是挤压 Ca^{2+} 使其利用基底外侧边界提供的驱动力跨过刷状缘进入细胞（次级主动转运）的结果。Ca^{2+} 在食糜绑定在刷状缘膜的载体蛋白上，通过易化扩散进入细胞，降低了它的浓度梯度和电化学梯度。载体蛋白质被称为肠膜钙结合蛋白（IMcal）。细胞 Ca^{2+} 被锚定到另一个蛋白质，这种蛋白质称为钙结合蛋白（CaBP）。每个分子结合两个的 Ca^{2+}，在细胞中游离 Ca^{2+} 和与蛋白质结合的钙处于动态平衡状态。钙与蛋白质的结合能使大量的 Ca^{2+} 被运送到细胞中而不产生不溶性钙盐。

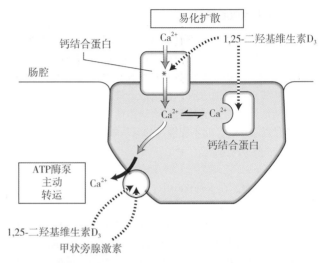

图 8.14 吸收态 Ca^{2+} 转运

钙在小肠的吸收的过程是由一种维生素 D3 衍生物刺激的，这种维生素可以在食物摄取（见下文），也可以在皮肤上在阳光照射的刺激下由 7-脱氢胆固醇形成。维生素 D_3 通过发生在肝和肾的反应转化成 1,25-二羟基维生素 D_3。这种维生素在体内作为一种激素，并且它通过血液循环来控制钙的代谢和体内各种组织平衡。它是一种类固醇分子，结合到小肠肠细胞核受体来刺激刷状缘和胞质结合蛋白的合成，它也刺激基底外侧的 Ca^{2+}-ATP 酶泵的合成。维生素 D 缺乏导致钙吸收不良，可引起小儿软骨病和成年人的佝偻病（见框 8.3）。

钙离子的吸收受到甲状旁腺激素的刺激，另一种激素复杂地参与钙在体内的动态平衡。在小肠中的甲状旁腺激素的作用机制尚不清楚，尽管有一个效果是刺激 1,25-二羟基维生素 D_3 的形成，这些控制机制，使身体在钙的吸收和利用之间存在一个平衡状态。过量吸收导致排泄在尿中的钙增加，这可能会导致不溶性盐，如草酸钙的形成，这可导致尿路结石。

胆盐间接地促进钙的吸收，主要是促进在小肠中管腔胶束的形成（见第 6 章和下文）。这一方面是因为维生素 D 是脂溶性的，其吸收依赖于胶束的形成，一方面是由于胆汁部分是因为胆盐有助于固定胶束脂肪酸，从而防止它们形成不溶性且不能被吸收的钙化灶。因此，胆盐缺乏可导致负钙平衡。

框 8.3 佝偻病和软骨症

缺钙通常是由于饮食不良或是光照不足导致的维生素 D 缺乏所引起的，也可能是由于低钙饮食所导致的。此外，它还可能是由于进行抗惊厥疗法（苯妥英和苯巴比妥）导致的，该疗法会影响维生素 D 正常的新陈代谢。维生素 D 的吸收不良会导致克罗恩病（见框 8.7）和腹腔疾病（见病例 8.1：3）的发生。

缺钙会导致儿童的软骨病和成人的佝偻病。该病的主要病症是骨基质矿化不足（见姐妹篇内分泌系统）。患者会有骨折、肌肉和骨骼压痛的症状，偶尔还会有手足搐搦症的现象。小儿患佝偻病，可能会导致下肢畸形。

动物由于维生素 D 的缺乏也会引起佝偻病，研究表明它们的刷状缘膜中缺乏 IMCal 转运分子。该分子是由维生素激发产生的，如果用维生素 D_3 治疗这些动物，刷状缘膜会在 90 分钟内出现结合蛋白，维生素也会被摄取。该疾病是通过食用维生素 D，并增加光照的时间治疗的（这增加了维生素活性形式 1,25- 二羟基维生素 D_3 的合成）。

钙化灶形成的另一个后果是钙不可用于沉淀草酸，草酸是某些食品如大黄的成分之一。作为胆盐缺乏而钙化灶形成结果，草酸会以正常速率的 5 倍被吸收。血液中高浓度的草酸还会引起草酸钙肾结石的发展。

钙的吸收是兼性调节以满足身体的需要。随着钙的流失，Ca^{2+} 的继发性主动转运能力增加。青少年比成年人和老人吸收钙的速率更高。哺乳期妇女由于需要钙来产生乳汁，它们吸收钙的速率更高。

铁

铁作为血红蛋白和肌红蛋白的组分以及各种酶催化反应的辅助因子，是人体所必需的。人体内约 2/3 的铁存储于血红蛋白。铁有几种摄入形式。在食肉动物体内的主要存在形式是血红素，血红素是肠道内血红蛋白和肌红蛋白的降解产物。Fe^{2+} 和 Fe^{3+} 铁盐通常存在于食物中。

有 30% ~ 50% 存在于血红素中的铁离子在胃内被释放。铁离子与阴离子形成不溶性的复合物，如氢氧化物、磷酸盐、磷酸草酸根和碳酸氢盐，这些物质只能被缓慢地吸收。铁离子也会与单宁酸，

植酸钙镁和食品中的纤维形成不溶性的复合物。这些复合物在低 pH 环境下易溶，胃酸可刺激其吸收。此外，食物中的各种组分如抗坏血酸（维生素 C）可与铁形成可溶性复合物，从而促进铁离子的吸收。Fe^{2+} 与 Fe^{3+} 相比不易形成不溶性复合物，从而能更好地被吸收。Fe^{3+} 吸收的量很少。抗坏血酸和胃酸也会把 Fe^{3+} 还原成 Fe^{2+}。如果将胃部切除，由于胃酸的缺乏可导致缺铁性贫血（见第 3 章）。体内吸收的大约一半的铁主要以血红素形式存在。图 8.15 显示了这些过程。铁的吸收过程主要发生在近端小肠。

血红素的吸收

血红素分子由含有结合铁的卟啉基团构成。它可能是通过膜载体被完整地吸入肠细胞。血红素一旦进入细胞中，Fe^{2+} 会从一个由血红素加氧酶（HO-1）催化的反应中的分子中被释放出来，一氧化碳（CO）和胆绿素也是该反应的产物。此后，游离的 Fe^{2+} 加工方法与从管腔中吸收的无机铁的加工方法类似。一些完整的血红素可能被输送到血液循环，但相关机制尚不清楚。

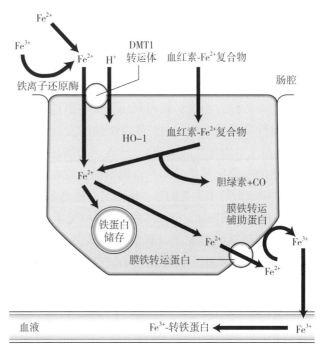

图 8.15 铁在吸收细胞内的运输
HO-1，血红素氧化酶 -1

非血红素铁的吸收

存在于肠道细胞外表面的铁离子还原酶将 Fe^{3+} 还原成 Fe^{2+}（图 8.15）。Fe^{2+} 通过与二价金属转运体 DMT1 结合从而被吸收，与 H^+ 共转运进入细胞。在细胞中大多数游离的 Fe^{2+} 以铁蛋白形式储存，但也有些 Fe^{2+} 经由铁转运蛋白的运输穿过基底膜。Fe^{2+} 被一种称为膜铁转运辅助蛋白的铁离子氧化酶氧化成 Fe^{3+}。血液中的 Fe^{3+} 与血浆转铁蛋白结合从而被输送到组织中。除了小肠外，肝、脾和骨髓也是铁的主要储存器官。

Fe^{2+} 以与一种脱铁铁蛋白 -β 球蛋白结合的形式存在于铁蛋白中。Fe^{2+} 被脱铁铁蛋白的亚基环绕。当铁的摄取量增加时，更多的铁被存储在黏膜细胞中，一部分原因是由于铁离子刺激脱铁铁蛋白的合成，因此使铁离子被最少的吸收到血液中。储铁蛋白中的 Fe^{2+} 是铁的储存库，通常不被吸收。当细胞从绒毛脱落时铁会流失。细胞在肠腔中裂解，释放出的铁在粪便中被排出。铁蛋白是铁在组织中的主要储存形式。它大约是体内铁总数的 27%。

铁吸收调控

成人从饮食中摄入铁的推荐量是男性 10 mg/d 和女性 15 mg/d（青春期 - 绝经前）。通常情况下，人体吸收的铁量少于摄入量的 10%。成年人在正常情况下铁的需要量很少，因为大部分从红细胞生命周期结束后释放的铁会被再利用。成年男性或绝经后的女性失铁约 0.6 mg/d，月经年龄的女性失铁约 1.2 mg/d（平均每月的周期）。然而，为满足身体需求，铁的吸收比例是受到严格调节的。铁在小肠中吸收的量近似等于丢失的量。从而当需要更多铁的时候，铁的吸收率增加，例如体内出血后（见下文）。

在铁缺乏的情况下（其中血红蛋白合成障碍，见框 8.4），肠细胞中转运蛋白 DMT1，膜铁转运蛋白和铁氧化酶的表达量增加（见图 8.15）。然而，肠细胞中铁的输出速率是主要（限速）调节步骤，这也意味着铁转运蛋白的表达率发挥着首要作用。

相反地，富含铁的黏膜细胞摄取铁的能力降低，这防止了铁的过量吸收，吸收过量的铁是有毒的。

例如遗传性血色病，基因突变导致了铁长期和过度的吸收（见框 8.5）。

在出血后，小肠中铁的吸收量会增加，但是这种现象要等到 3 天后才会出现。直到最近，这种延迟现象才认为是由于吸收细胞从隐窝向绒毛尖端迁移，需要大约 3 天的时间成熟。增加铁吸收速率的信号被提供给隐窝中分裂的细胞，但是它们成熟后才能吸收铁，然而最新证据表明，该信号被直接提供给成熟的肠细胞。因此从失血到铁滞后增加吸收量的机制仍有待证实，但这一滞后也可能是由于调控体液的因子，一种在肝中合成的肽分子铁调素的表达需要时间。铁调素循环通过影响在肠上皮细胞基底外侧的膜铁转运蛋白的表达，从而把身体需要铁的信息传递给肠道。在缺铁时铁转运蛋白的表达增加，在铁过量时减少。血液中转铁蛋白结合铁的浓度可能调节铁调素的表达（在肝中）。

水溶性维生素

人体所需要的水溶性维生素是维生素 C（抗坏

框 8.5　血色病

通常富含铁的黏膜细胞具有减少吸收铁离子的能力。这个过程可以阻止铁被过量的吸收，吸收过量的铁是有毒的。由于长期吸收过量的铁导致的血色病是一种比较常见的疾病。该病也可能是由于食用过量的铁导致的。该病的特点是组织中过度的铁蛋白和含铁血黄素沉积（铁结合蛋白）。血色病会导致皮肤色素沉积（青铜色糖尿病），胰腺损伤（导致糖尿病）、肝硬化和很高的肝癌发病率（结果）。遗传性血色病是常染色体隐性的先天性疾病，它的突变基因 HFE，位于 6 号染色体的短臂上。它的特点是能够提高铁的通过率，而不是减少铁在身体内的储存。血色病患者整个身体内铁的储存通常是 20 ～ 40 g 之间，而不是健康人的 3 ～ 4 g。在此条件下，黏膜的调节机制受损，但其中的机制尚不清楚。HFE 基因的蛋白产物参与铁的吸收，可能通过调节铁调素表达量，和通过分子来调控肠上皮细胞中铁的吸收。铁调素基因的表达减小遗传性血色病患病的可能，并且有利于铁超载。

治疗血色病通常采用放血疗法，通过经常清除血液以维持低铁储备，通过血液中的铁、铁结合蛋白和转铁蛋白饱和度的水平来评估铁浓度。一个潜在的血色病治疗方法是通过给予质子泵抑制剂来减少胃酸的分泌，从而抑制 Fe^{3+} 还原为 Fe^{2+}。

血酸），它可以防治坏血病，主要存在于新鲜水果和维生素 B 的"复合物"组件中，包括硫胺素、核黄素、生物素、泛酸、烟酸、吡哆素、肌醇、胆碱、叶酸和钴胺素（维生素 B_{12}）。基本上 B 族维生素以复合形式存在。而且，缺乏该族维生素明显的临床表现是：肌无力、疲劳、生长迟缓、皮炎和神经病变，以及多种表现的交叉重叠。B 族维生素在许多代谢反应中是辅酶的组成成分。

多数水溶性维生素通过简单的被动扩散方式被吸收，但也有许多其他特异性的机制存在，尽管这些机制尚不完全清楚。

吡哆醇（维生素 B_6）似乎是仅仅通过被动扩散运输的，之后在上皮细胞内代谢。生物素、肌醇、胆碱和核黄素在近端小肠通过易化扩散被吸收，同时泛酸、硫胺素、肌醇和烟酸通过主动的 Na^+ 依赖机制在近端小肠被吸收。

抗坏血酸盐主要在近端回肠刷状缘中通过包含 Na^+ 共转运体的次级主动转运机制被吸收。在基底边界 Na^+/K^+ ATP 酶的操控为 Na^+ 转运入细胞提供了浓度梯度。

叶酸

叶酸（蝶酰谷氨酸）是由降解存在于食品中的维生素聚谷氨酸酯形成的。降解发生在刷状缘，是由一种锌活性酶——叶酸共轭酶所催化，该酶在 pH5.0 时活性最强。蝶酰谷氨酸盐是通过叶酸 OH^- 交换机制运输穿过顶膜。但是从肠上皮细胞运出的机制尚不清楚。叶酸盐被叶酸还原酶转变成有活性的衍生物四氢叶酸，随后被转化成 5，10- 亚甲基 - 四氢叶酸，这是 DNA 合成所必需的。叶酸缺乏导致巨红细胞性贫血，该病是由于在骨髓中 DNA 合成受损所致。

维生素 B_{12}

维生素 B_{12} 在食物中存在四种重要的代谢形式：氰钴胺素、羟钴胺素、脱氧腺苷钴胺素和甲基腺苷钴胺素。其中大多是结合到蛋白质的。这种维生素是红细胞成熟的必要条件。因此维生素 B_{12} 缺乏是恶性贫血发展的原因。从膳食中吸收的维生素 B_{12} 接近于人体最大的吸收能力，但是在肝中存有大量的维生素 B_{12}，如果机体停止吸收（胃切除术，见第三章），这些储存量通常至少能够利用三年。虽然大部分维生素 B_{12} 可被重吸收，但是部分在肝分泌胆汁过程中丢失。

在胃里，从蛋白复合物中被释放出来的钴胺素与胃蛋白酶和酸作用，随后它们快速地与唾液和胃液中的氰钴胺素结合糖蛋白（即 R 蛋白，结合咕啉）结合。这些复合物在十二指肠被胰蛋白酶降解。在胰腺功能受损时蛋白水解酶缺乏，带有 R 蛋白的复合物不被降解，维生素就无法被吸收。游离的维生素 B_{12}（钴维生素）可与另一种糖蛋白—内因子结合，这种糖蛋白是由胃分泌的（见第 3 章）。这种复合物可抵抗蛋白降解作用。维生素 B_{12}- 内因子复合物的形成是维生素在末端回肠通过主动运输吸收的必要条件。该复合物是内因子结合两个维生素 B_{12} 分子所形成的二聚体。回肠上皮细胞刷状缘膜上含

有维生素 B_{12}-内因子复合物的受体。复合体与受体结合是 Ca^{2+} 依赖性的，看起来就像是复合物通过主动转运的方式被内化。它在细胞内解离，游离的维生素 B_{12} 结合到另一个蛋白质——运钴胺素蛋白Ⅱ上。然后该复合物通过未知的机制被转运出细胞，并被吸收到门静脉血中。吸收过程如图 8.16 所示。维生素在摄入后 4 小时出现在血液中。维生素 B_{12}-运钴胺素蛋白Ⅱ复合物通过受体介导的内吞作用在肝中进行储存。克罗恩回肠炎是因为回肠黏膜受损，转运蛋白从上皮细胞中丢失（病例 8.2：3），导致维生素 B_{12} 吸收障碍。

维生素 B_{12} 也在某种程度上通过小肠被动地吸收。可能只有 1% ~ 2% 以这种方式被摄入，但如果大剂量摄取，也足以防止恶性贫血的发生。通过被动机制的吸收与通过受体调节机制相比，延迟时间更短。维生素 B_{12} 缺乏的原因和后果在框 8.6 中已做描述。

脂类

食物中的脂类

脂肪摄入的范围在个体中差异巨大。在西方国

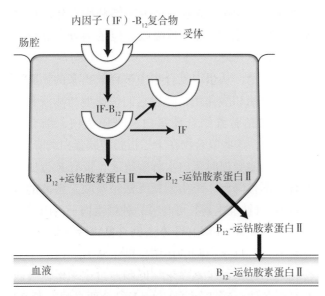

图 8.16 维生素 B_{12}（钴胺素）吸收的可能机制
IF，内因子，B_{12}，钴胺素

图中标注：
内因子（IF）-B_{12}复合物
受体
肠腔
IF-B_{12}
IF
B_{12}+运钴胺素蛋白Ⅱ → B_{12}-运钴胺素蛋白Ⅱ
B_{12}-运钴胺素蛋白Ⅱ
血液
B_{12}-运钴胺素蛋白Ⅱ

框 8.6　恶性贫血

胃黏膜萎缩造成的内因子缺乏，是恶性贫血最常见的原因。胃黏膜萎缩也导致胃不能分泌盐酸（胃酸缺乏）和胃蛋白酶原。然而，因为胃蛋白酶原和胃酸不是生命所必需的，只有内因子缺乏的后果是最严重的（请参见第三章）。过去，在这种情况下给予从猪胃中提取的内因子，维生素 B_{12} 随后可被正常吸收。很多患者在血液中产生内因子抗体，这被认为可能是由于在血液中存在外源内因子蛋白所致。由此人们认为维生素 B_{12}-内因子复合物是被完整吸收的。然而，目前已知恶性贫血症是一种自身免疫性疾病，在外源内因子尚未摄入时，患者血液中就已经存在高滴度的抗体。目前，维生素 B_{12} 通过肌内注射进入体内，通常需要每 3 个月注射一次，维生素 B_{12} 可被储存在肝中。

在胰腺疾病中，由于蛋白酶缺陷，导致维生素 B_{12} 吸收受损，导致它不能从锚定在胃中的咕啉结合蛋白得到释放，因此不能与内因子结合。

童年时期存在的三种恶性贫血恰恰阐释了维生素 B_{12} 吸收的复杂性：

1. 自身免疫性条件导致胃黏膜萎缩，类似于上文所述。
2. 内在因子的先天性缺失，伴随正常的胃蛋白酶和胃酸的分泌。
3. 先天性维生素 B_{12} 吸收不良综合征。在这样的条件下胃功能和内在因子的释放是正常的，但是维生素 B_{12}（在回肠中）的吸收受到损害，因为锚定在维生素 B_{12} 内因子复合物上的受体缺陷。

维生素 B_{12} 对红细胞成熟极为重要。恶性贫血具有红细胞计数低和平均红细胞体积增大（作为未成熟的红细胞应该大于正常成熟的细胞，即"大红细胞"）等特征。如果不对这种状况进行处理，这些症候群将会继续进展，包括多发性神经病、手和脚趾感觉异常、渐进式的虚弱和失调、痴呆和其他精神问题。

家，脂类的摄入量通常为每天 25 ~ 160 g。大多数摄入脂肪是中性脂质（三酰甘油）比如黄油、人造奶油、食用油、肉类等。此外，存在于食物中的一些磷脂和胆固醇酯，和其他少量的脂质是植物和动物细胞膜的组成部分。

脂溶性维生素和必需脂肪酸

一些必需的脂质分子存在于食物中，是身体必

须的，但却不能在身体里合成。这些包括脂溶性的维生素 A、D、E 和 K 以及一些必须脂肪酸。

缺乏维生素 A 导致皮肤角化病、眼干燥病，也会损害上皮细胞。对于人类来说，早期缺乏维生素 A 的症状是夜盲，这是由于视网膜的视杆细胞反应异常。

维生素 D 是 Ca^{2+} 吸收（见下文）和正常钙、磷代谢所必需的。维生素 D 的缺乏和生成物 Ca^{2+} 的缺乏会导致骨骼和牙齿异常、感觉异常（神经传导受损所致）、骨骼疼痛和抽搐（肌肉功能受损所致）。

维生素 E 是一种重要的抗氧化剂。啮齿类动物缺乏维生素 E 可造成不孕症和肌无力。但是它在人体中所扮演的角色尚不明确。

缺乏维生素 K 造成自发性出血，是由于不能合成血液凝固所必需的凝血素而造成凝血功能的损害。生物体需要的维生素 K 一部分是由肠道内的细菌提供的。

必需的多不饱和脂肪酸亚油酸（C18：2）、γ 亚油酸（出现在月见草油中）、亚麻酸（C18：3）和花生四烯酸（C20：4）是神经系统正常运行所必需的。

在正常情况下，每天不超过 6g 脂肪通过粪便被清除，而这些脂肪大部分在细菌和细胞碎片中被发现。如果大量的脂肪被清除则称为脂肪痢，表明体内缺乏对脂肪的吸收（见例 8.1：3 和例 8.2：3）。

脂类溶解性

一些脂类，例如某些短链的脂肪酸（碳链长度小于 10）、一些包含短链脂肪酸的多不饱和的脂肪酸复合体或者多不饱和脂肪酸，是水溶性的。这些脂类是通过被动运输被吸收的。它们融入到细胞膜，顺浓度梯度被运送到细胞中，然后流入到血液。水溶性的脂类运输到血液是一个快速的过程。

脂类的消化和吸收是通过一系列高度复杂的过程实现的。尽管一些脂类是水溶性的，它们必须通过水介质从肠道内腔转移到淋巴，最终转移到血液。

* 腔内的食糜
* 细胞质
* 间质流体
* 淋巴

* 血液

另一个问题是催化复杂脂质的酶，即脂肪酶、磷脂酶和胆固醇脂酶，它们都溶于水，但是在水解之前必须要获得脂质分子。脂质性反应与消化后需要克服的机制的问题已经被列出。

消化

三酰甘油的消化是被脂酶（甘油酯水解酶）催化的。在消化管中主要的脂肪酶是由胰腺分泌的。较小的脂肪酶目前存在于（舌脂肪酶）唾液和胃液，当胰腺酶缺失或处于非活性状态时，这些小脂肪酶的存在是非常重要的。在三酰甘油分子中，胰腺酶裂解 1、3 位置上的酯键，以逐步水解的方式，形成 1,2- 二酰甘油和 2,3- 二酰甘油中间体。最终的产物是 2- 单酰甘油和脂肪酸，2- 单酰甘油不经进一步降解直接被吸收。总反应式在图 8.17 已给出。

胆固醇酯酶在胰液中分泌。在小肠食糜，它形成二聚体，防止蛋白水解酶的消化。它可水解胆固醇酯中的酯键，形成游离胆固醇和脂肪酸。（如图 8.17）。它还可以以较慢的速度水解三酰甘油、溶血磷脂、单酰甘油和脂溶性维生素等脂类物质。

磷脂酶 A2，由胰腺以无活性前体形式分泌出来。它在小肠中被激活（请参见第 5 章）。在许多磷脂质中，它通过水解 2 位置上的酯键，包括磷脂酰胆碱（卵磷脂）磷脂酰丝氨酸和磷脂酰乙醇胺，得到脂肪酸和溶血磷脂。水解磷脂酰胆碱如图 8.17 所示。

乳化作用

乳化过程是脂肪有效消化的必要条件。通过酶的参与获得脂质基体。如果水中加入油，油形成一层并浮在水面上，因为它不溶于水且密度小于水。如果一些脂肪酶被添加并溶解在水层，它将只攻击脂质 - 水界面的脂质。因此脂质水解速率是与脂质 - 水界面表面积成正比。在小肠表面，乳化过程增大了脂质 - 水界面的表面积，凭借大滴脂质分解成极小的液滴，这种液滴是一种稳定的悬浮液。因此脂

病例 8.2　　克罗恩病：3

克罗恩病的回肠炎吸收障碍

如果末端回肠是吸收胆酸和维生素 B_{12} 的主要区域，那么在克罗恩病中吸收这些物质的主要过程将受到影响。如果其他区域也受到严重影响，吸收许多其他营养物质的能力可能受损。

胆汁酸

胆汁酸在回肠吸收，并且通过肝肠循环进行循环利用（参见第 6 章）。在克罗恩回肠炎中，减少胆汁酸吸收会导致胆汁酸池减少。这是由于吸收可用的表面积减少以及胆汁酸转运蛋白的损失。如果胆酸在排泄物中过度流失，肝将不能足够迅速（通过全程合成）维持胆汁酸池。此外，如果细菌过度生长，细菌中的酶可以解离胆汁酸，非结合的胆汁酸无法像结合的胆汁酸那样迅速吸收。

脂肪

在回肠克罗恩病中，通常脂肪吸收受损会造成脂肪痢。这在很大程度上是由于胆汁酸吸收缺陷所造成，因为胆汁酸对于乳化作用和微团的形成非常重要。肠和肠系膜淋巴系统可能也广泛受累，这也可能是脂肪吸收受损的原因。对复杂脂类的吸收不良导致卡路里的摄入量减少，如果碳水化合物吸收不受影响，这个过程可能不是重要的。中链三酰甘油包含脂肪酸，可以直接吸收进入血液，可以代替长链三酰甘油。这个过程减少了脂肪痢的形成。

脂溶性维生素

在克罗恩病中，脂溶性维生素吸收严重不良。与这种缺陷相关的问题在上面已经概括了。

胆囊结石

减少的胆汁酸池可导致胆固醇不再受胶束悬浮的束缚，沉淀析出形成结石（胆石症，详细见第 6 章）。胆汁酸在肝肠循环的中断，可能是为什么克罗恩病的个体胆结石发病率增加的原因。

贫血和维生素 B_{12}

在克罗恩病的个体中贫血导致患者的怠倦和疲劳的感觉是常见的。在当地的克罗恩病患者中，贫血的发生原因有很多。

● 由于维生素 B_{12} 的缺乏导致恶性贫血（见框 8.1）。如果回肠的很大一部分是不健全的或是被切除的，维生素 B_{12} 的缺乏最终会进一步发展，除非为防止这种情况采取措施。注：叶酸缺乏导致贫血，如果空肠受影响也同样会造成贫血。

● 缺铁性贫血。规模虽小但在克罗恩病中长期失血往往会导致缺铁性贫血。

● 营养不良。在克罗恩病中腹痛和胃肠道绞痛的情况，可以抑制食物的摄入量。由此产生的膳食性缺乏导致贫血的发展（尤其是缺铁性贫血）。

其他的缺乏

● 由于成熟肠出现的缺陷（如果涉及近端小肠），可能会导致乳糖酶缺乏症的出现。

● 复合维生素 B 的不足，可能会出现舌头发红、嘴唇干裂、神经性皮炎等症状。如果是因为维生素缺乏导致的，可以补充一些维生素添加剂。

蛋白质丢失

在克罗恩病中，在肠道溃疡黏膜地区可能会发生蛋白质包括胚乳的严重流失。这可能会导致低蛋白血症和腹水（一种进入腹膜的液体渗出物）。

腹泻

目前在克罗恩病中，腹泻是部分"渗透"（请参阅第 7 章），因为大量的未被吸收的营养物质和胆汁酸创建了一个水运输到内腔的浓度梯度。然而，腹泻也是由于胆汁盐进入结肠产生的推动力刺激导致的。此外，在结肠内，未被吸收的脂肪可以由细菌羟基化。羟基化的脂肪可刺激结肠运动。

质 - 水界面大大增加，加速脂肪的消化过程。

乳化过程需要结合型的胆汁酸，包裹脂滴，阻止它们凝聚在一起。这些物质是在胆汁分泌的。在饭前的 20 分钟，胆囊开始缩小，浓缩的胆汁流入十二指肠。在第 6 章讨论了胆汁酸的结构和释放。乳化的液滴直径是 0.5 ~ 1.0 mm。乳化需要中性或弱碱性的环境。这通常由肠道食糜中的碱性分泌物与胃酸的混合提供及中和。

脂肪酶在胆汁酸存在时，基本上处于非活跃状态，但辅脂肪酶，存在于胰液中的小蛋白（分子量为 10 000）与脂肪酶和胆汁酸形成一个复合物，这使复杂的辅脂肪酶 - 脂肪酶复合物遍布小液滴的表面并水解三酰甘油。乳状液滴表面水解以及消化的产物，单酰甘油和脂肪酸，从液滴中被释放进入水介质。这种情况下，三酰甘油的水解比吸收更快。脂肪酸的一小部分从液滴中释放，是水溶性的，可以被直接吸收进入血液。然而，大多数游离脂肪酸和单酯甘油是不溶于水的。如果它们没有形成胶束，

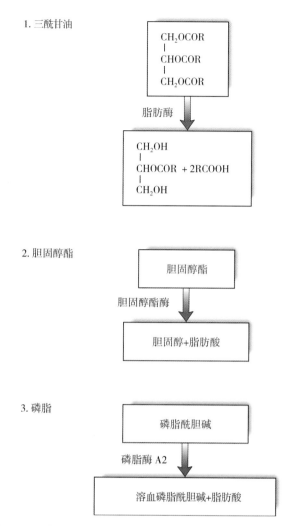

1. 三酰甘油

$$CH_2OCOR$$
$$|$$
$$CHOCOR$$
$$|$$
$$CH_2OCOR$$

脂肪酶 ↓

$$CH_2OH$$
$$|$$
$$CHOCOR + 2RCOOH$$
$$|$$
$$CH_2OH$$

2. 胆固醇酯

胆固醇酯

胆固醇酯酶 ↓

胆固醇+脂肪酸

3. 磷脂

磷脂酰胆碱

磷脂酶 A2 ↓

溶血磷脂酰胆碱+脂肪酸

图 8.17 小肠中复合脂质的消化
1. 三酰甘油 2. 胆固醇酯 3. 磷脂

就会很快从饱和食糜中分离出来。

胶束形成

胶束是直径为 4 ~ 6 nm 的脂质颗粒，大约由 20 个脂质分子聚合而成。胆汁酸是形成胶束所必需的。胆汁本身含有组成胶束的胆汁酸盐、胆固醇与磷脂酰胆碱（见第 6 章），但在小肠，胶束具有更多异构组成。在第 6 章论述了胶束形成的过程。在小肠，在十二指肠胶束的初始成分是胆汁酸盐和 2-甘油一磷酸酯。然后这些胶束结合其他脂溶性物质，如长链脂肪酸、胆固醇、脂溶性维生素和磷酸脂类。虽然脂肪酸在数量上最重要，个别的胶束可能包含

几个或全部上述分子。胆固醇、长链脂肪酸和脂溶性维生素，高度不溶于水，在胶束的核心区域都能维持。单酰甘油和溶血磷脂能自己定位，所以它们的酰基链在核心区域，它们更多的极区朝向水相（即在外壳区域）。胆汁酸盐存在于壳外区域。胆盐的极性基团给予胶团的表面一个负电荷。这将导致不同胶束之间的相互排斥，在食糜中保持稳定悬浮。在外壳的负电荷收集阳离子如 Na^+，形成一个胶束外壳。当胆汁酸浓度大于或等于其临界胶束浓度时，胆汁酸与不溶性脂质如单酰甘油聚合成胶束。随着胆汁酸浓度增加，更多的单酰甘油分子以胶束的形式被携带。在正常的人体中，胶束的临界浓度通常远低于实际浓度，并且容易形成胶团。在某些疾病状态下，比如说阻塞性黄疸（见第 6 章），浓度降低。在结合胆汁酸中临界胶束浓度（见第 6 章）比结合型胆汁酸浓度高。因此，如果大部分的胆汁酸通过小肠腔内细菌早期解离，胶束形成能力可能受损。

十二指肠和上部的空肠吸收了大部分的脂肪酸和单酰甘油，而胆汁酸在回肠更远端被吸收。虽然相当大的一部分运输至结肠，胆固醇可以在整个小肠各个区域被吸收。因此，当胶束下移至小肠，组成发生变化；尽管胆汁酸含量增加，脂肪酸和单酰甘油含量将降低。

胶束体系的组成脂质分子在胶团和水溶液间以一个很快的速度来回穿梭。水食糜包括脂质分子保持饱和，通过脂肪酸和单酰甘油从胶团到溶解的运动。因此胶束作为这些产物的储层，水相接触肠上皮细胞刷状缘总是充满着脂质分子，建立了形成胶束与溶解之间的动态平衡。溶解的脂肪酸可以被吸收。然而，胶束首先必须穿过"未搅动层"到肠上皮细胞细胞膜。

未搅动层

未搅动层是与上皮细胞表面相接触的一层流体，不能轻易与大多数食糜融合。它有 200 ~ 500 mm 厚。胶束和营养素必须通过这一层扩散到肠上皮细胞表面膜。因此，那里存在营养素的浓度梯度，穿过未搅动层，上皮表面浓度最低。

未搅动层也存在 pH 值梯度，马刷状缘接触的

液体比大部分食糜略酸。这促进了脂肪酸的吸收，因为它们离子化程度较低，因此更容易通过脂质膜吸收（请参见第 7 章）。

上皮细胞脂质的生命历程

脂类可以通过扩散进入刷状缘膜。运输的脂类在细胞内代谢，并用于复合磷脂的再合成（图 8.18）。游离脂肪酸与辅酶 A 反应，形成乙酰辅酶 A（图 8.19A）。

三酰甘油通过 α- 甘油磷酸（这还经营在肝和其他组织中）和单酰甘油两条途径合成。其中脂肪酸被脂肪酰基 -S- 辅酶 A 直接酯化，仅限于黏膜细胞途径（图 8.19B，C）。磷脂通过溶血磷脂与脂肪酰 -S- 辅酶 A 的酯化（图 8.19 D），游离胆固醇与脂肪酰 -S- 辅酶 A 的酯化的途径合成（图 8.19E）。

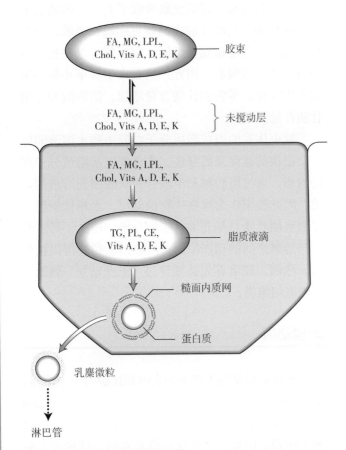

图 8.18 肠上皮细胞脂质的运输
MG，单酰基甘油；LPL，溶血磷脂；TG，三酰甘油；PL，磷脂；FA，脂肪酸；Chol，胆固醇；Vits，维生素

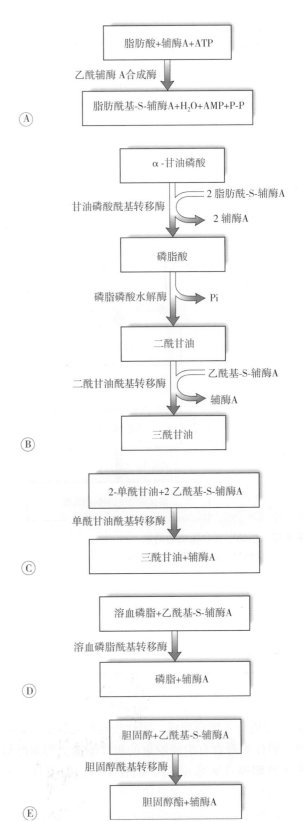

图 8.19 小肠脂质复合体的合成
（一）乙酰基 -S-CoA 的形成。（B）通过 α- 甘油磷酸途径合成三酰甘油。（C）通过单酰甘油途径合成三酰甘油。（D）磷脂的合成来自溶血磷脂。（E）胆固醇酯的合成来自胆固醇

复合脂质是在肠上皮细胞光滑的内质网上形成的。在细胞内复合脂质分子聚合在一起形成液泡。

在液滴的表面，磷脂是以极性头朝外的形式存在的。液滴被糙面内质网和核糖体合成的 β 脂蛋白与磷脂一起形成的外套包被（见图 8.18）。蛋白质和磷脂包被的液滴称为乳糜微粒。乳糜微粒直径在若干纳米到 750 nm 之间。不同的脂质，包括脂溶性维生素，被隔离在同一乳糜微粒中。

乳糜微粒被从细胞的侧表面排出并被淋巴细胞中的乳糜管吸收。饭后，由于乳糜微粒的存在，肠道淋巴变成乳白色。由于肾上腺类皮质激素的刺激，乳糜微粒被吸收进入淋巴。脂肪消化和吸收缺陷见表 8.7。另外，脂肪吸收障碍和脂肪痢是乳糜泻和克罗恩病的特征（见病例 8.1：3 和病例 8.2：3）。

胆汁酸

小肠中胆汁酸的修饰

胆汁酸被肠道细菌修饰。初级胆汁酸脱羟基转变为次级胆汁酸（见第 6 章）。因此细菌作用的过度会导致胆汁酸池中次级胆汁酸的比例太大。此外，一部分胆汁酸被细菌产生的酶解离，并伴随有氨基酸基团的释放。结合型胆汁酸 pKa 值低于非结合型胆汁酸，由于在肠道食糜的 pH 值处于微碱性时，更多的胆汁酸发生电离和水解，所以是以 Na^+ 和其他阳离子盐的形式存在的。

吸收

胆汁酸在回肠被吸收经肝门静脉运送到肝（见第 6 章）。在小肠中胆汁酸通过主动机制和被动机制被吸收。主动运输只发生在回肠末端，并且只有电离形式的结合型胆汁酸是通过主动方式吸收的。正常情况下只有大约 5% 的结合型胆汁酸到达结肠。这种主动运输是在刷状缘膜通过 co-port 载体分子运输的，该方式类似于肝细胞转运 Na^+（见第 6 章）。通过刷状缘的转运动力，Na^+ 泵出细胞产生电化学梯度。胆汁酸由肠上皮细胞运出的过程尚未被证实。在克罗恩病中，因为末端回肠受损，胆汁酸的主动转运吸收机制通常受损，由此导致脂肪吸收不良和脂肪痢（见病例 8.2：3）。

未电离的结合型胆汁酸的脂溶性比电离分子（结合型）强。甘氨酸是一种弱酸，葡糖共轭体的一部分是未电离的，因此是脂溶性的。少量的胆汁酸通过脂膜被动吸收。牛磺酸结合物在小肠 pH 环境下几乎是完全电离的，因此不以这种方式被吸收。肠道细菌形成的结合型胆汁酸的过度解离导致吸收减少并伴随整个胆汁酸池容积的减小对结肠造成更大的损伤。然而，非结合型胆酸比结合型胆汁酸的脂溶性更强，并且一部分在小肠通过被动转运被吸收。

胆色素

胆汁色素是脂类物质，在水溶液中溶解度有限。非结合型胆红素比结合型胆红素脂溶性强，并且可以通过扩散作用穿过肠上皮细胞的脂质膜而被吸收。在肠道内细菌作用使得一些结合型胆红素被解离，导致一些胆色素被重吸收进入血液。胆色素通过细菌的代谢和肠肝循环的吸收过程已在第六章中阐述。

脂肪吸收障碍

脂肪的消化和吸收是一个非常复杂的过程，需要许多器官包括肝、胰腺和小肠的正常工作。因此，许多不同的消化和吸收缺陷会导致脂肪吸收障碍和脂肪痢。其中的一些缺陷和疾病在框 8.7 中已描述。脂肪吸收障碍的一个显著特征包括腹腔疾病（见病例 8.1：3）和克罗恩病（见病例 8.2：3）。

框 8.7　脂肪消化和吸收的缺陷

　　不同器官的疾病会导致脂肪吸收障碍和脂肪痢。这也反映了脂肪消化和吸收的复杂性。部分疾病描述如下：

- 肝或胆道疾病（例如胆结石、肝硬化，见第 6 章）会导致结合型胆汁酸和 HCO_3^- 缺失，导致脂肪乳化和胶束形成受损。注：有些药物，例如考来烯胺，一种用于治疗胆酸引起的腹泻的树脂，结合胆汁盐从而阻止它们形成胶束。
- 胰腺疾病（如慢性胰腺炎，见第 5 章）会导致如脂肪酶等酶的缺陷，这些酶能消化脂肪，减少 HCO_3^-，导致脂质吸收不良。其他胰酶也缺陷，也会导致其他营养素吸收障碍。
- 肠道疾病，在腹腔疾病（乳糜泻）中（见病例 8.1：1 和 2），绒毛变平，在受影响区域内脂肪等对营养物质吸收的表面积减少。克罗恩病常发生于回肠，胆汁酸的吸收缺陷，胆汁酸池减小。这导致乳化和胶束的形成减少，因此会减少脂肪的消化和吸收（见病例 8.2：3）。
- β- 脂蛋白血症是一种遗传性疾病，在这种疾病中 β- 脂蛋白在肠上皮细胞和其他地方的合成是有缺陷的。因此，在这种合成乳糜微粒的蛋白衣壳不足的情况下，只有大型的乳糜微粒形成，因此脂肪吸收受损。
- 淋巴性疾病（堵塞，例如肿瘤）可以导致从淋巴到血液脂类物质的运输受损。
- 在肾上腺疾病中，肾上腺皮质激素缺陷，由于这些激素刺激乳糜微粒吸收进入淋巴，因此导致脂质到淋巴的运输受损（在切除肾上腺的动物中脂肪吸收降低）。

9

吸收态和后吸收态

学习目标：

1. 理解吸收态时机体如何利用营养物质供能，以及当营养物质未被吸收时能量如何供给。

2. 思考激素是如何调控吸收态和后吸收态代谢模式的，以及糖尿病损害此调控的机制。

概述

　　血液的营养状态取决于食物是否被胃肠道所吸收。当营养物质如葡萄糖和脂质被吸收后，其在血液中的浓度很高，这种能量代谢模式被称为吸收态。在这种状态下，血糖的一小部分用于供给不同组织所需生物能量，多余的葡萄糖和吸收的脂质则作为糖原和脂肪储存起来，用于两餐之间或者禁食期间提供能量。这种能量代谢模式被称为后吸收态。血液中胰岛素和其他激素浓度的改变会引起吸收态向后吸收态转变。我们通过对胰岛素分泌功能严重受损的胰岛素依赖型糖尿病（IDDM 或 1 型糖尿病，一种代谢缺陷病）的阐述，来说明维持合适的代谢模式的重要性。本章，我们将讨论 IDDM 的代谢异常表现以及这些缺陷的后果（病例 9.1：1 和 2）。

吸收态

　　吸收态时，从胃肠道进入血液的营养物质为己糖和氨基酸。肝是吸收这些营养物质的第一站。它摄取了大部分的营养物质，因而在营养物质进入机体其他循环之前改变了血液组成。留在血液中的营养物质被脂肪组织、肌肉以及其他组织利用。从小肠吸收的脂肪进入淋巴系统成为了乳糜微粒的组成成分（第 8 章）。它们在胸导管处进入静脉，然后经新陈代谢，储存在脂肪组织当中。

被吸收碳水化合物的去路

　　被吸收的碳水化合物包括葡萄糖、半乳糖和果糖。肝将果糖和半乳糖转变为葡萄糖释放进入血液。因此我们暂且将吸收的碳水化合物看作葡萄糖。图 9.1 表明了在吸收态时葡萄糖的各种去路。

　　机体所吸收的葡萄糖大部分进入了各种细胞用来产生能量。吸收态时，葡萄糖是机体大部分组织的主要能源，组织通过糖酵解、三羧酸循环以及其他途径利用葡萄糖。剩余吸收的葡萄糖被用来储存能量以便在后吸收态（空腹）时使用（详见下文）。储存机体绝大多数能量的组织有肝、脂肪组织和肌肉组织。吸收态时，葡萄糖被这些组织所摄取。

　　肝摄取的葡萄糖一部分转化为肝糖原储存在肝中，还有一些转化为三酰甘油。葡萄糖同时提供三酰甘油的甘油和脂肪酸部分。部分肝合成的三酰甘油储存在肝中，但是大多数作为低浓度脂蛋白的组成成分释放到血液中。肝自身利用很少量的葡萄糖和脂肪。（在吸收态时，肝最主要的能量来源是氨基酸，见下文。）

　　另一部分血糖转化成糖原储存在骨骼肌中。另有一部分进入到脂肪组织中，转化为脂肪酸和 α- 甘油 - 磷酸，用于三酰甘油的合成。α- 甘油 - 磷酸合

病例 9.1　　**胰岛素依赖型糖尿病（IDDM）：1**

　　一个 12 岁的女孩去看医生。她的父母很担心，因为她看起来无精打采而且消瘦。据说，她似乎很多水而且经常排尿。医生注意到她呼吸快而浅，且闻起来有丙酮的味道。患者提供的尿样尿糖试纸检测结果表明：尿样中含有葡萄糖和酮体。患者预约糖尿病门诊，血液样本发现血糖浓度为（11.1 mmol/L）。而正常的血糖范围是（3.5 ～ 7.0 mmol/L），这提示高血糖症的存在（高血糖）。医生同时注意到了糖尿病（血浆胰岛素低）和酮症酸中毒（血液中高水平的酮体）的症状。结果证实该患者是糖尿病患者。之后医生告诉她如何注射胰岛素，一日三次，餐前注射。

通过思考该的细节我们可以解决以下问题：

- 为什么这个患者可能患有 IDDM，而不是 NIDDM？两种病的本质缺陷是什么？两种病中血浆胰岛素浓度都会下降吗？如何解释患者无精打采？
- 怎样控制糖尿病时血糖的改变？
- 为什么患者的呼吸有丙酮气味？为什么她的酸 - 碱平衡改变？为什么她呼吸异常（快而浅）？机体一般如何纠正酸中毒？
- 这个患者的高尿量（多尿症）、糖尿、酮尿的机制是什么？
- 除了胰岛素以外的激素是否也影响糖尿病？

缺陷和病因

　　患者可能患有 IDDM。IDDM 主要影响年轻人，最常见的年龄段是 10～14 岁，而 NIDDM 主要影响中年人和老年人。高血糖是这两种病的共同特点。在 IDDM 中因为胰腺 β 细胞的坏死导致的胰岛素分泌的减少。在 NIDDM 中，许多 β 细胞最终发生坏死，但是直到疾病后期，血浆胰岛素的浓度才会降低（见框 9.2）。由于这个原因该病也被称为"胰岛素抵抗型糖尿病"。上面提到的患者，胰岛素浓度很低。IDDM 的代谢紊乱程度通常比 NIDDM 严重，酮症酸中毒也不是 NIDDM 的特征。在呼吸中酮体的存在可以作为 IDDM 的诊断依据。

　　IDDM 发病概率没有性别差异，但是女性的发病高峰年龄稍微比男性早。白种人比非白种人、北半球人比南半球人更容易患病。冬季比夏季的发病率高。在过去的 60 年间该病的发病率一直增加，很可能是因为饮食和肥胖症的增加。只有大约 15% 的糖尿病患者是 IDDM（小于人口的 0.3%）。尽管有其他形式的糖尿病存在，但是糖尿病的主要形式是 NIDDM。

　　该病已明确具有遗传倾向，尤其是 IDDM。同卵双胞胎患 IDDM 的概率有 30%～50% 的遗传一致性。HLA 基因 6 号染色体与该病相关，并且许多罕见的被诱发的基因突变也于近期被确认。但是，其他的因素是也同样重要（详见下文）。

　　IDDM 是由免疫介导的疾病。大多数患者体内存在 β 细胞胞质蛋白循环抗体，尽管这些特定抗体可能是一种继发现象，它们在疾病早期就消失了。有一个证据证明抗原直接参与胞内酶蛋白反应，例如谷氨酸脱羧酶和酪氨酸磷酸酶。已有充分证据表明 IDDM 中存在细胞介导的免疫缺陷。对 IDDM 儿童的直系亲属进行研究，这些人患糖尿病的风险较正常人要高，这项研究显示在生命的前几年，也就是诊断前几年，体循环中存在胰岛抗体，也因此该抗体可以作为一项有效的预测指标。

　　尽管在一些病例中将 IDDM 归因于病毒感染，但是其病因在很大程度上来讲仍是未知的。与 IDDM 相关的病毒有柯萨奇 B 病毒、腮腺炎和风疹。也有报道称 IDDM 与环境毒素相关。（多年以来众所周知的，四氧嘧啶和链脲霉素会导致啮齿动物 β 细胞坏死和糖尿病。）有证据表明，在一些烟熏食物中存在亚硝胺，对动物的胰岛 B 细胞有毒性。牛奶中牛血清白蛋白也与 IDDM 有关，糖尿病患者体内该蛋白的抗体较非糖尿病患者多，这种抗体与一种叫做 p69 的多肽发生交叉反应。p69 往往存在于传染病发作期间 β 细胞的表面。

　　除了以上提及的病症（精神萎靡、体重减轻、多尿、烦渴、Kussmaul 呼吸），呕吐和腹部不适，意识模糊和昏迷，心动过速和高血压症状也会出现。IDDM 的继发并发症包括神经病变（感觉和运动），视网膜病变，肾病变和心血管疾病例如缺血性心脏病，脑血管疾病，周围血管疾病和肾衰竭。

成三酰甘油通路将在第 8 章进行阐述。

　　总之，在吸收阶段，葡萄糖为身体大部分组织供能，多余的葡萄糖作为糖原储存在肌肉和肝中，以及作为脂肪存在脂肪组织中（图 9.1）。

　　各种碳水化合物代谢相关遗传疾病已被确定，无论是糖原过多引起的还是糖原非正常合成引起的。该类疾病是由糖原代谢相关酶缺陷导致的。

血液中三酰甘油的去处

　　被吸收的三酰甘油以乳糜微粒的形式转运进入淋巴组织中，乳糜微粒是一种包被蛋白的液滴（见第 8 章）。肝中合成的三酰甘油被释放进入血液循环，作为极低密度脂蛋白的成分。血液进入到脂肪组织中，在该组织中，极低密度脂蛋白与乳糜微粒同时存在，能够被毛细血管内皮表面的脂蛋白酯酶水解成脂肪酸和甘油。大部分脂肪酸经被动扩散被脂肪细胞摄取，只有一小部分循环进入其他组织。产生的甘油被脂肪组织摄取或转运至其他组织。在脂肪细胞中，脂肪酸与甘油可通过 α-甘油-磷酸通路合成三酰甘油，并储存在细胞中（见第 8 章）。因此，吸收态时，脂肪组织中三酰甘油有三个来源：吸收的葡萄糖；肝释放的极低密度脂蛋白；乳糜微粒中食物来源的三酰甘油。这些关系的总结如图 9.1。

　　人体中富含脂肪细胞，广泛分布在皮下、肾周、肠系膜和其他器官。脂肪细胞包含少量的细胞质，细胞周围有大量的脂肪滴。在脂肪细胞中存在很少的水。脂质密度很低。它提供了有效的能量储存形式，1 g 的三酰甘油包含的卡路里是 1 g 的糖原或者蛋白质的两倍多。一个 70 kg 的人含有接近 15 kg 的三酰甘油可以提供 13 500 卡的能量，但是，只要大

吸收态和后吸收态

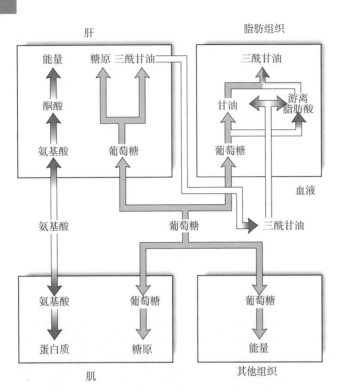

图 9.1　吸收态的能量代谢

约 0.2 kg 的糖原就可以提供 800 卡路里的能量。

所吸收氨基酸的去路

　　吸收态时，一小部分氨基酸被肝吸收（图 9.1）并转化成酮酸，酮酸通过三羧酸循环和其他途径被氧化。酮酸是吸收态时肝的主要能量来源。剩余的酮酸在肝中转化成三酰甘油。氨基酸转化为酮酸的过程涉及脱氨基作用，伴随氨的生成，氨在肝中转化成尿素。尿素从肝中释放到血液，随后由肾分泌。

　　不经肝吸收的氨基酸进入其他组织，如肌肉，并被合成蛋白质。肌肉是这一方面最重要的组织。蛋白质是一个特别不稳定的能量来源，但在长期禁食时也被分解供给能源。

胰岛素

　　胰岛素在代谢调控中起着关键性作用。如果向机体注入胰岛素，可以复制吸收态；如果血浆胰岛素浓度非常低，相当于未治疗的 IDDM 时的血药浓度，则其主导代谢模式相当于吸收后状态时的放

框 9.1 糖原累积症

　　大多数糖原累积疾病是常染色体隐性遗传疾病。此类疾病多由酶缺陷造成，并导致糖原的蓄积和糖原结构的异常。糖原在肝或肌肉合成。一些缺陷仅限于肝和某些肌肉。

肝酶缺陷

- 磷酸化酶或磷酸化激酶（见图 9.9）。其中任何一种酶的缺陷会导致肝大和低血糖；预后良好。
- 磷酸化酶 6 激酶。此酶缺陷会导致肝大、低血糖和易疲劳。
- 支链淀粉酶。此酶缺陷会导致肝糖原和肌糖原结构异常。临床特征类似于葡萄糖 -6- 磷酸酶的缺陷（见下文）。
- 分支酶。此酶缺陷导致肝糖原结构异常。临床特点是肝大、肝硬化以及五年内死亡。
- 葡萄糖 -6- 磷酸酶（糖原沉积症见图 9.8）。此酶缺陷导致肝大、低血糖、发育不良、肥胖、肌张力减退。肝、肠、肾均会受累，此酶缺陷死亡率较高。

肌酶缺陷

- 磷酸化酶（麦卡德尔病）。症状表现为运动后肌肉抽筋和肌红蛋白尿症，但不影响寿命。
- 磷酸果糖激酶（见图 9.8）。其临床特征与磷酸化酶缺乏症相似（见上）。
- 溶酶体酸 α- 葡萄糖苷酶。这种酶缺陷会导致心肌病和心力衰竭、早夭。影响肝、肌肉和心脏组织。

大模式。胰岛素是一种多肽（MW 60000），由两条多肽链组成，两个肽链通过两个二硫化物连接在一起（图 9.2）。胰岛素的前体激素原是一个单一肽链（MW 9000），被称为胰岛素原，可以经蛋白水解转化成胰岛素。这会导致一条叫做 C 链的多肽链的去除。在激素原中，C 肽与胰岛素的两个肽链相连（图 9.2）。胰岛素和 C 肽储存在胰腺的颗粒状的 β 细胞中。C 肽与胰岛素的比率是 1∶1，但是 C 肽不像胰岛素一样通过肝从血液中去除的，而是通过尿液排出。尿液中 C 肽的浓度可以用于评价个体分泌胰岛素的能力。目前其生物功能尚未确定。

　　进食促进胰岛素释放入血，而禁食则会抑制胰岛素释放，吸收态时，胰岛素在很大程度上能够促进代谢模式。血液中高水平的葡萄糖和氨基酸（当一顿饭被处理时）是胰岛素的分泌首要的刺激物。激素作用于机体的大多数组织，但是对于肌肉、脂

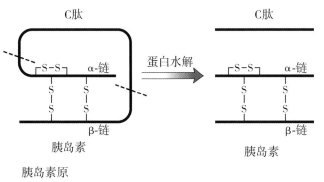

图 9.2 胰岛素原蛋白水解为胰岛素和 C 肽过程

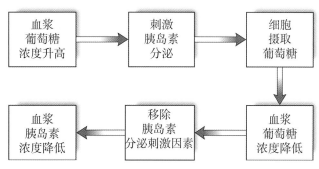

图 9.3 胰岛素释放反馈调控

肪组织和肝是最重要的。然而，某些利用葡萄糖的组织，如大脑和红细胞，对胰岛素不是很敏感。

胰岛素分泌控制

　　胰岛素是由胰腺的朗格汉斯岛分泌的一种蛋白质激素。胰岛素通过胞吐作用释放，作为对细胞内钙离子的浓度增加的应答。参与的第二信使主要为 cAMP，而非细胞内激活蛋白激酶 C 的肌醇三磷酸和二酰甘油。胰岛素的释放在很大程度上是由进入到胰岛的血液内葡萄糖和氨基酸浓度所调控。其他因素，如激素和神经递质，加强或抑制血液的营养物质对胰岛素分泌的影响。

血糖的调控

　　胰岛素的分泌作为对血糖增加的应答受反馈调节作用（图 9.3）。饭后由于胃肠道吸收增加，引起血糖升高。刺激胰岛 B 细胞分泌胰岛素。这些细胞对于葡萄糖的实际浓度和血液中葡萄糖浓度变化率均会产生应答，这个效应是由 B 细胞对葡萄糖的摄取和胞内代谢所引起。葡萄糖通过 GLUT2 转运体转运到这些细胞。葡萄糖激酶—糖酵解的限速酶能够催化葡萄糖合成葡萄糖 -6- 磷酸，是 B 细胞中的关键酶。然而三碳化合物如甘油醛是胰岛素分泌的有效刺激物，甘油醛是糖分解通路下游葡萄糖 -6-磷酸合成的中间体。胰岛素分泌机制取决于葡萄糖代谢生成的 ATP。ATP 关闭了 ATP 敏感的钾离子通道，引起细胞去极化，导致电压依赖的钙离子内

流。因此，提高细胞内钙离子浓度可以促使胰岛素胞外分泌。

　　胰岛素通过促进细胞摄取葡萄糖来降低血糖（见下文）。因此当血液中胰岛素浓度的增高时，葡萄糖浓度下降，刺激胰岛素分泌因素被去除。最终，胰岛素的浓度下降。血糖对胰岛素分泌的反馈调节如图 9.3 所示。

　　血浆胰岛素的浓度和血浆葡萄糖浓度上升下降是同步的。人在空腹状态下饮用大量葡萄糖可以证明该论断（图 9.4）。血糖浓度高于 5mmol/L 时可以有效提高胰岛素的释放。口服葡萄糖负荷（葡萄糖耐量试验）用于诊断糖尿病，空腹血糖浓度本身不足以作为一个明确的诊断（病例 9.1：3）。肥胖个体用餐后，细胞摄取葡萄糖缓慢，胰岛素对血糖增加的应答被放大（图 9.4B）。肥胖个体的血浆胰岛素浓度升高的水平比体重正常的人要高。

　　葡萄糖耐量试验可能也被用于诊断低血糖症状。高糖饮食后，血糖浓度会急剧升高，引起胰岛 β 细胞快速分泌胰岛素，比正常进食更早达到更高的峰值。血糖含量急剧下降，有可能比正常值（低血糖时）还要低。某些个体的胰岛 B 细胞对血糖增加应答过度，使得这种效应被放大。据说他们有低血糖症并由低血糖导致各种症状，包括震颤、饥饿、虚弱、动作不协调、视物模糊和心理受损。这类人需要通过减少碳水化合物的摄取以及少量多餐的进食方式控制他们的血糖水平。胃切除术患者由于食物快速进入小肠会表现出类似的症状（这部分在第 3 章中有所讨论）。

吸收态和后吸收态

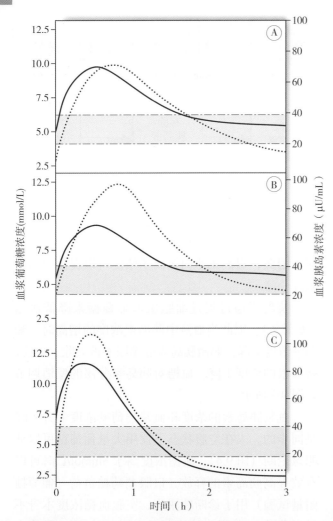

图9.4 不同个体血糖（实线）和胰岛素（虚线）碳水化合物餐后反应
（A）正常个体；（B）肥胖个体；（C）反应性低糖血症个体；阴影部分表示空腹血糖浓度的正常范围

胰岛素分泌受氨基酸调控

胰岛素分泌也受血液中氨基酸水平的调控。因此，进食含蛋白质较多的食物后，血液中氨基酸浓度升高，胰岛素分泌也增加。最具代表性的氨基酸是精氨酸、亮氨酸以及丙氨酸。这些氨基酸要发挥作用首先要进入B细胞，带阴离子的氨基酸使细胞膜发生去极化，并且开放Ca^{2+}通道。Ca^{2+}内流，之后刺激胰岛素分泌。

胰岛素分泌受激素调控

胰高血糖素刺激胰岛素释放，生长激素释放抑制激素则抑制胰岛素的释放。胰高血糖素由胰腺A细胞产生，而生长激素释放抑制激素是由胰腺D细胞产生的。这些激素或者通过旁分泌发挥作用，又或者经由胰岛毛细血管血液发挥作用的。

糖负荷相同时，口服葡萄糖比注射葡萄糖更能刺激胰岛素的分泌。胃肠道少量存在的食物会引起胰岛素分泌的增加（也就是肠促胰素效应）。这表明，胰岛素的分泌受胃肠道因素的控制。肠促胰酶肽、抑胃肽以及胰高血糖素样肽在这个过程中发挥了作用。当食物消化时，这些激素都在胃肠道内分泌。

胰岛素分泌受神经调控

胰岛同时受交感神经和副交感神经共同支配。迷走神经兴奋从而刺激胰岛B细胞加强释放胰岛素，通过乙酰胆碱作用于毒蕈碱受体。这是由磷脂酸酶C介导的，并且涉及胰岛B细胞摄取Ca^{2+}。而交感神经的兴奋抑制胰岛素的分泌，通过去甲肾上腺素作用于胰岛B细胞内的α_2-肾上腺素能受体。

吸收态时胰岛素的作用

吸收态时，胰岛素的作用如图9.6所示。胰岛素作用于许多细胞膜受体从而促进葡萄糖、氨基酸、K^+、Mg^{2+}、PO_4^{3-}的摄取。另外，它还能促进或者抑制许多能量代谢通路的限速步骤。胰岛素直接促进葡萄糖进入肌肉和脂肪组织中，而不进入肝中。这是胰岛素的第一个功能。然而，根据质量作用定律，由于反应物即细胞内葡萄糖的增加，会加速胰岛素反应的进行。这是胰岛素的第二个功能。由于更多的葡萄糖进入细胞引起血液中胰岛素浓度增高，促进了胰岛素敏感组织中葡萄糖的氧化以及脂质和糖原的合成。

胰岛素除了具有与代谢相关的第二个功能外，还具有之前所提及第一个功能，就是在多条通路中促进限速步骤反应的进行。它能够促进关键反应的进行，包括柠檬酸循环消耗葡萄糖产生能量，以及消耗葡萄糖合成糖原和三酰甘油。同时，它还抑制肝糖原分解、糖异生以及脂质分解。胰岛素还能促

病例 9.1 胰岛素依赖型糖尿病（IDDM）：3

诊断与治疗

测试可以通过对个体血糖、尿糖、血浆胰岛素、血浆和尿酮体的检测来评估糖尿病症状。血液、尿液中的葡萄糖和酮体能够通过自动比色方法来检测，胰岛素可通过放射免疫分析方法来测定。在未经治疗的 IDDM（IDDM）中，血糖和尿糖的浓度高而血浆胰岛素浓度非常低甚至检测不到。严重情况下，血浆和尿中酮体浓度很高。

在 IDDM 和 NIDDM 中葡萄糖耐量测试

个体的糖尿病症状可以通过口服葡萄糖耐量测试来评估，尽管这在 IDDM 中没有必要，因为 IDDM 存在血糖浓度和糖尿的显著升高。进行葡萄糖耐量测试的患者禁食整夜然后喝下 250 ~ 300 ml 含有 75 g 葡萄糖的水。禁食的血液样本在给予葡萄糖水之前立即获得，之后的血液样本每隔 30 分钟获得一次，一共三小时。图 9.5 显示了这个测试在正常个体、IDDM 患者、NIDDM 患者上的结果。正常个体空腹血糖浓度大约在 3.5 ~ 7 mmol/L。口服葡萄糖后在 30 ~ 60 分钟到达顶峰。并在两小时恢复正常。两种糖尿病患者禁食后血糖浓度都异常升高，但是 IDDM 患者升高最为显著。给予糖水后，两种患者的血糖浓度都增加到一个非常高的水平，IDDM 患者最高。并且，IDDM 患者血糖升高比 NIDDM 患者更高，持续更久。

IDDM 的治疗

皮下注射胰岛素治疗 IDDM。如果胰岛素给药不当，

患者由于酮症酸中毒，电解质紊乱以及脱水而陷入昏迷（Case 9.1：5）。而胰岛素注射过量会引起低血压从而也会导致昏迷。所以胰岛素的给药剂量一定要根据血糖浓度进行调整。图 9.4C 显示的是一个人在口服葡萄糖后，胰岛素分泌过量导致相对低血压的血糖变化情况。这种反应类似于个体注射过量胰岛素的情况。

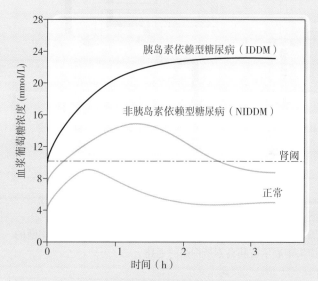

图 9.5 正常个体、IDDM 患者和 NIDDM 患者糖耐量曲线
虚线表示肾小管对糖重吸收排泄至尿液的肾阈

进肌肉和其他组织摄入氨基酸，引起蛋白质合成的增加。另一方面，它还能直接抑制蛋白质的分解。

胰岛素在吸收态时的全部作用就是提供葡萄糖产生能量，促进多余的碳水化合物以及脂肪以一定的形式储存。以便能够在后吸收态提供卡路里以及合成蛋白质。

胰岛素受体

胰岛素与胰岛素应答组织细胞膜上的受体结合。胰岛素受体是一种跨膜糖蛋白。图 9.7 表明了该受体被胰岛素激活后所产生的效应。胰岛素受体是一个四聚体，由两个 α 亚基和两个 β 亚基通过二硫键连接。两个 α 亚基位于细胞质膜的外侧，其上有胰岛素的结合位点；两个 β 亚基是跨膜蛋白，其大部分在细胞内。每一个 α 亚基与一个 β 亚基间以二硫键连接，两个 αβ 二聚体的 α 亚基之间又以另外

一个二硫键连接，形成 β-α-α-β 的结构。该受体为酪氨酸激酶。当不与胰岛素结合时，无酶活性，而与胰岛素结合以后，酶构象发生改变，致使 β 亚基位于细胞内侧的三个磷酸化的位点暴露出来。这些位点能够以 ATP 为底物，发生自身磷酸化，激活酪氨酸激酶。磷酸化的受体激酶能够活化各种细胞内蛋白质上的酪氨酸残基，被称作胰岛素受体底物（IRS）蛋白。当这些蛋白质被磷酸化以后，他们转而磷酸化一些细胞内的激酶和磷酸酶。这些酶活化以后促进葡萄糖和氨基酸的摄取以及各种代谢通路中某些限速步骤的进行。然而，受体的激活同时抑制了细胞内 cAMP 的水平，使得各种分解代谢过程受到抑制，例如糖异生（如下）。胰岛素刺激受体后活动的本质还未全部阐明。受体活化后，其自身一部分发生内陷化，一部分被分解代谢，还有部分重新回到细胞膜上，可重新发挥作用。

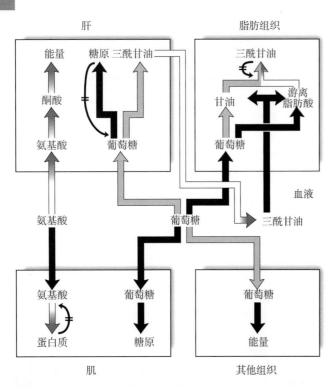

图 9.6 吸收态时胰岛素控制的能量代谢
黑色箭头代表胰岛素刺激后的通路以及摄取机制，被中断的箭头则表示被胰岛素所抑制的通路

葡萄糖进入细胞

肌肉和脂肪中基础葡萄糖摄取是通过 GLUT1 转运体实现的。然而，能够促进葡萄糖转运的是葡萄糖转运体 4（GLUT4），它是一种胰岛素敏感的转运体。该转运体与胞液中的内体相连接，并且在胞液和细胞膜上起双向转运作用。如图 9.7 当血液中胰岛素浓度低时，胞液中大多数的转运体与内体结合，胰岛素受体活化后促进转运体由胞液转向细胞膜。这个过程中，磷脂酰肌醇 -3- 激酶活化产生磷脂酰肌醇磷酸盐，而磷脂酰肌醇 -3- 激酶是被受体酪氨酸激酶所活化的。另外，胰岛素能够增加 GLUT4 转运体的合成，而且很有可能同时增强 GLUT4 的活性。胰岛素浓度低时，葡萄糖转运是利用葡萄糖的限速步骤。进餐后，血液中出现高浓度胰岛素时，转运进入细胞的葡萄糖多达 20 倍。此时，细胞内的代谢反应成为利用葡萄糖的限速步骤。

糖酵解

胰岛素通过糖酵解途径增加葡萄糖的利用，在

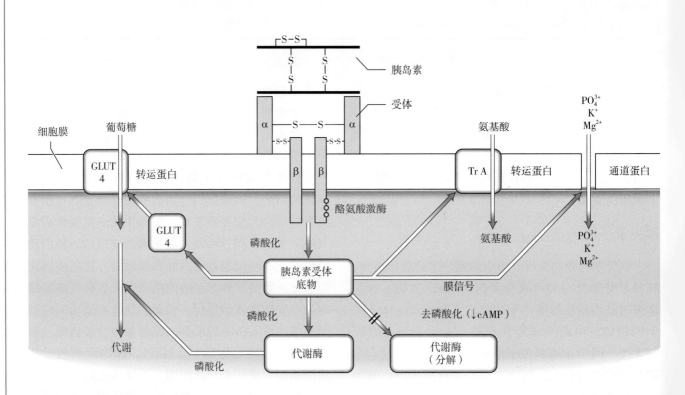

图 9.7 胰岛素活化其受体的效应
GLUT4：胰岛素敏感的葡萄糖转运体 4；Tr A：氨基酸转移体 A

糖酵解途径中涉及许多酶合成的增加（图9.8）。胰岛素能够增加该通路中的关键酶肝葡萄糖激酶，磷酸果糖激酶以及丙酮酸激酶的合成。另外它还抑制葡萄糖-6-磷酸酶和果糖-1,6-二磷酸的合成，它们能够催化利用葡萄糖反应的逆向进行。

糖原合成反应

根据质量作用定律，葡萄糖增加会促进糖原的合成，而胰岛素能够通过活化糖原合成酶直接促进糖原合成，糖原合成酶是该通路中的限速酶。另外，胰岛素促进肝葡萄糖激酶的合成（而不是肌肉中），该酶可以催化葡萄糖-6-磷酸的生成。这些反应使更多的葡萄糖进入肝糖原合成通路中。而且，胰岛素抑制肝中葡萄糖-6-磷酸酶从而抑制了游离葡萄糖进入血液中。

三酰甘油合成

图9.6表明了在脂肪组织中葡萄糖合成三酰甘油时胰岛素所起的作用。胰岛素通过活化通路中的一些酶从而促进葡萄糖分解合成为游离脂肪酸，包括丙酮酸脱氢酶，它在线粒体中催化丙酮酸转化为乙酰辅酶A。由于胰岛素活化了乙酰辅酶A羧化酶，使得乙酰辅酶A转向合成脂肪酸。

胰岛素抑制肝糖原、脂质分解及糖异生

胰岛素抑制了人体储存能量动员。胰岛素通过降低细胞内cAMP的水平来抑制糖原和三酰甘油分解以及糖异生。cAMP作为第二信使，激活细胞内级联反应，引起分解代谢途径中关键酶的磷酸化作用。图9.9和图9.10显示了细胞内级联反应包括肝糖原分解以及脂质分解。cAMP磷酸化蛋白激酶，后者磷酸化相关的关键酶。因此，胰岛素降低cAMP水平，导致蛋白激酶活性的降低，从而引起关键酶活性的降低和代谢通路的抑制。胰岛素激活膜相关磷酸二酯酶，磷酸二酯酶水解cAMP生成5′AMP，使得cAMP的含量下降。

氨基酸转移与蛋白质合成

胰岛素利用氨基酸转运体A促进氨基酸进入细胞，这是一种钠依赖载体，可以转运中性氨基酸

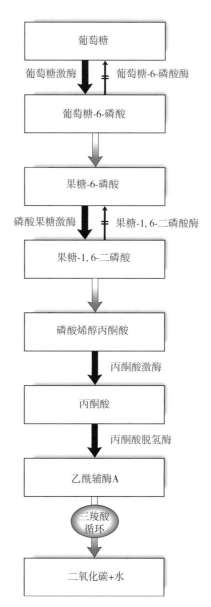

图9.8 胰岛素对糖酵解的调控
粗箭头示受胰岛素刺激而合成的酶；划掉的箭头示合成受胰岛素抑制的酶

和亚氨酸。胰岛素能够促进或抑制许多特定蛋白质mRNA的合成。它能够促进糖酵解过程中某些酶的mRNA合成，抑制糖异生过程中某些mRNA的合成。胰岛素还能促进DNA合成，细胞分裂以及细胞分化。相关机制尚不清楚。

胰岛素敏感性

胰岛素产生作用大小，不仅取决于它在血浆中

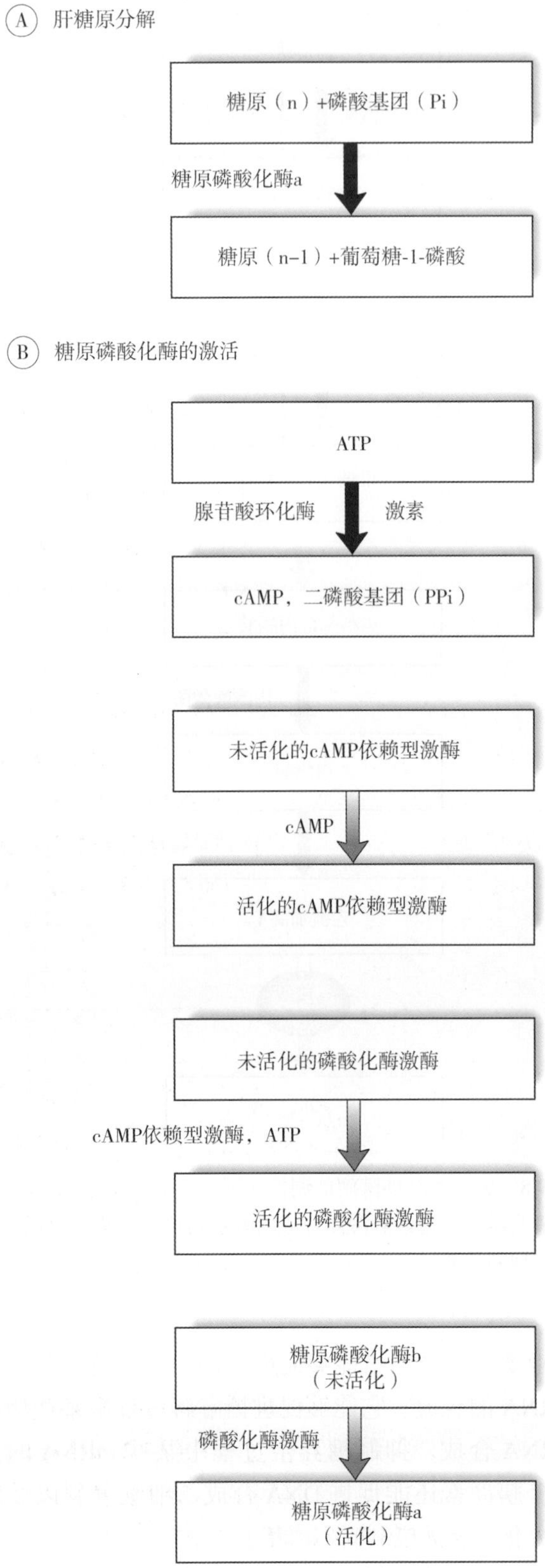

Ⓐ 肝糖原分解

糖原（n）+磷酸基团（Pi）

糖原磷酸化酶a

糖原（n-1）+葡萄糖-1-磷酸

Ⓑ 糖原磷酸化酶的激活

ATP

腺苷酸环化酶　激素

cAMP，二磷酸基团（PPi）

未活化的cAMP依赖型激酶

cAMP

活化的cAMP依赖型激酶

未活化的磷酸化酶激酶

cAMP依赖型激酶，ATP

活化的磷酸化酶激酶

糖原磷酸化酶b
（未活化）

磷酸化酶激酶

糖原磷酸化酶a
（活化）

图 9.9　激素对糖原分解的调控
糖原上葡萄糖残基的数目以 n 表示，在后吸收态中受肾上腺素、胰高血糖素、生长激素和可的松的刺激

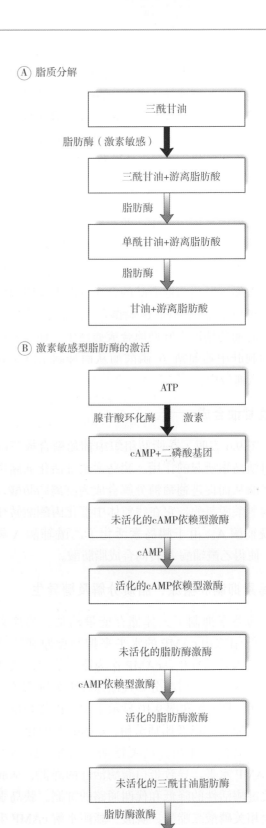

Ⓐ 脂质分解

三酰甘油

脂肪酶（激素敏感）

三酰甘油+游离脂肪酸

脂肪酶

单酰甘油+游离脂肪酸

脂肪酶

甘油+游离脂肪酸

Ⓑ 激素敏感型脂肪酶的激活

ATP

腺苷酸环化酶　激素

cAMP+二磷酸基团

未活化的cAMP依赖型激酶

cAMP

活化的cAMP依赖型激酶

未活化的脂肪酶激酶

cAMP依赖型激酶

活化的脂肪酶激酶

未活化的三酰甘油脂肪酶

脂肪酶激酶

活化的三酰甘油脂肪酶

图 9.10　激素对脂类分解的调控
在吸收态中 cAMP（粗箭头）的形成受胰岛素抑制。在后吸收态中受肾上腺素、胰高血糖素、生长激素和可的松的刺激

的浓度，还取决于组织对其的敏感性。正常个体对胰岛素的反应性也不尽相同。例如，经常锻炼会增强组织对胰岛素的敏感性。在这里需要注意，在急性运动时，葡萄糖通过胰岛素依赖的机制进入肌肉，但这个机制尚未阐明，有可能依赖运动时产生的β-内啡肽，这种多肽可以促进肌肉对葡萄糖的摄取。

　　肥胖个体对胰岛素的敏感性降低，使得他们进餐后葡萄糖摄取异常降低（图9.4B）。血糖升高，胰岛素的分泌也相对增加。增加的胰岛素使空腹血糖浓度维持在正常范围内。肥胖个体引起胰岛素敏感性变化的机制尚不清楚。

后吸收态

　　一些组织无法利用葡萄糖以外的养分，如大脑缺乏葡萄糖几分钟就会引起脑损伤、昏迷，甚至死亡。后吸收态期间，当胃肠道中没有葡萄糖吸收时，两天之内，血浆中葡萄糖维持在生理范围内。首先，糖原分解和糖异生产生葡萄糖。其次，许多组织还会利用葡萄糖以外的底物如脂肪酸，作为能量储备（见病例9.2：1 和 2）。这样就为那些必须以葡萄糖

病例 9.2	饥饿：1

　　一个乘快艇环球旅行的人在海上遭遇飓风，船沉大海。他设法进入快艇的救生艇内，从里面取出了一个盛水的大容器。经过 7 个星期没有食物的日子后，他被路过的轮船救了。虽然水源充足，但他虚弱憔悴。

　　思考并回答下列问题：

- 维持他血糖水平的是哪个代谢过程？血浆胰岛素水平是否正常？
- 这个人的酸碱平衡是否被破坏了？他排出的尿液中是否有葡萄糖和酮体？
- 他的呼吸中是否能检测出丙酮？
- 他血浆中胰高血糖素水平是高还是低？
- 可以为他提供怎样的治疗？让他饮浓缩葡萄糖溶液是否可行？

为底物的组织节约了葡萄糖（见病例9.1：4）。当人在饥饿时，血糖缓慢下降，几天后，神经系统会适应把酮类作为能量来源。IDDM 缺乏胰岛素以及 NIDDM 对胰岛素不敏感的组织其代谢状态与后吸收态类似。

病例 9.2	饥饿：2

饥饿代谢

血糖

　　饥饿的最初阶段，由于神经系统强制利用葡萄糖，所以快艇男血糖浓度没有下降太多，之后，他慢慢适应利用酮酸。

　　维持该人血糖浓度的代谢过程有：

- 肝糖原分解
- 肌糖原产生乳酸提供葡萄糖
- 糖异生。

　　获救的这个人血浆胰岛素浓度处于基础水平，因为胰岛素浓度在很大程度上是由血浆葡萄糖浓度控制的，而葡萄糖的浓度则维持在生理范围内。

能量供应

　　那些非必须利用葡萄糖的组织，其能量来源主要来自于机体所贮存的脂肪。来源于脂肪组织内三酰甘油的脂肪

酸能够满足大多数其他组织的能量需要。来源于脂肪酸的酮体能够为肝提供能量。在他的尿液中不太可能排出葡萄糖和酮体，但是在他的呼吸中可以检测到丙酮。

　　这个人血浆胰高血糖素的浓度最初是高的，因为低血糖刺激胰岛 α 细胞分泌胰高血糖素。然而，空腹几天之后，胰高血糖素的水平恢复正常。如此一来，这个人胰高血糖素水平不会再升高了。

酸 - 碱平衡

　　这个人有可能由于酮体和脂肪酸的产生，导致代谢性酸中毒，但，此时会发生呼吸及肾的代偿调节。

治疗

　　不建议让这个人喝一些浓缩葡萄糖溶液，因为葡萄糖会很快进入小肠并且导致渗透性腹泻，进而引起脱水。葡萄糖的迅速吸收会使他遭受低血糖反弹，并且，很可能昏迷。然而，等渗或低渗溶液会有所帮助。他暂时应该喝保留一些葡萄糖的低渗溶液。

病例 9.1　　胰岛素依赖性糖尿病：4

代谢状态

　　未经治疗的胰岛素依赖性糖尿病（IDDM）患者，当其体内胰岛素浓度非常低时，血糖浓度高，因为肌肉、脂肪组织和其他组织的葡萄糖摄取收到损伤，并且利用葡萄糖产生能量以及糖原和脂质的合成都减少了。胰岛素还抑制了肝糖分解和脂质分解。肝糖原分解增加引起葡萄糖释放入血。肌糖原分解增加引起乳酸的释放，乳酸用于糖异生产生葡萄糖。脂质分解增加引起脂肪酸和三酰甘油的释放入血。三酰甘油作为糖异生的原料产生葡萄糖。因此，这些过程都引起血糖的进一步增加，加剧了高血糖病症。

　　脂肪组织中的脂肪酸被释放入血后，被各种各样的组织摄取以及氧化生成乙酰辅酶 A。IDDM 患者的脂肪酸水平如果过高，肝中产生的乙酰辅酶 A 要比三羧酸循环氧化的乙酰辅酶 A 多，多余乙酰辅酶 A 转化成酮体（图9.11），这些酮体被释放入血，引起血浆酮体浓度过高以及酮中毒。代谢性酸中毒是由于血浆中酮体和脂肪酸过多而引起的。

　　由于 IDDM 患者的胰岛素水平非常低，其氨基酸吸收进入组织的量也减少，并且蛋白质分解增加。这使得更多的氨基酸转化为葡萄糖通过肝糖异生作用。因此，代谢紊乱的整体效应就是增加了血浆中葡萄糖、酮体以及脂肪酸的含量。

与后吸收态相比较

　　未经治疗的 IDDM 患者其代谢模式是后吸收态的放大版。胰岛素水平低，组织摄取葡萄糖和氨基酸减少，糖原分解、脂类分解、糖异生和蛋白质分解增加。这些导致了血糖、血浆脂肪酸和酮体的增加，而且，在患糖尿病时，尽管高血糖症存在，但有很多激素在吸收后含量增加。这些激素包括血浆中的儿茶酚胺、胰高血糖素、皮质醇和促肾上腺皮质激素（ACTH：Adrenocorticotropic Hormone），以及有时会伴随生长激素含量增加。这些激素分泌的增加伴随着多种压力，他们可能由于交感神经系统的刺激。肾上腺髓质对神经节前的交感神经的刺激，引起肾上腺素释放到血液。交感神经支配胰腺的 α- 细胞的引起胰高血糖素的释放。然而，在糖尿病患者体内，引起这些激素释放的主要机制还不清楚。

　　非糖尿病个体在后吸收态，血糖和酮体并没有超过肾小管重吸收的阈值，所以尿中并没有这些代谢物出现。

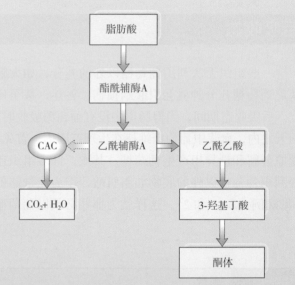

图 9.11　后吸收态酮体形成
虚线箭头示蓄积的乙酰辅酶 A 使线粒体内的三羧酸循环转向细胞质中的酮体合成

葡萄糖供应反应

　　图 9.12 显示的是在后吸收态时，葡萄糖进入血液的反应。肝糖原在后吸收态时分解产生葡萄糖并释放入血。肌糖原在吸收态分解，但肌肉缺乏葡萄糖 -6- 磷酸酶，因此肌肉中的葡萄糖 -6- 磷酸分解为乳酸和丙酮酸并释放入血。后吸收态时，肝和肌肉储存的糖原可达 600 ～ 800g，这种方式产生的葡萄糖仅够机体利用 4h。

　　在持续空腹阶段，储存的糖原被消耗殆尽，糖异生成为产生葡萄糖维持血糖浓度的重要过程。乳酸是糖异生的一种底物，但在持续空腹时，肌肉中蛋白质分解产生氨基酸以及肝摄取的氨基酸是糖异生合成葡萄糖最重要的底物。脂肪组织中三酰甘油分解产生的甘油以及被肝摄取的甘油也通过糖异生转化为葡萄糖。

节能反应

　　大多数身体中能量的需求通过利用能量储存作

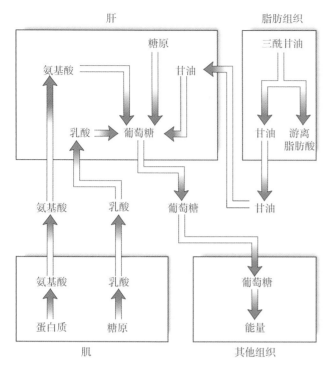

图 9.12 后吸收态时的葡萄糖供应反应

为在吸收阶段三酰甘油的葡萄糖缺乏反应起源。脂肪组织中的脂肪被释放到血液中并分解为甘油和脂肪酸，甘油被用于肝中的糖质新生，但脂肪酸被许多其他组织利用，通过脂肪酸的氧化途径和柠檬酸循环氧化分解为二氧化碳和水。

在后吸收态，肝从血液中摄取一部分脂肪酸。在肝中，脂肪酸可以被转化为乙酰 CoA，乙酰 CoA 可以经脂肪酸循环和柠檬酸循环被降解为二氧化碳和水，并伴随能量的产生。然而，当吸收态产生大量的脂肪酸时，乙酰 CoA 的生成速率会超过肝通过柠檬酸循环利用它的能力。之后乙酰 CoA 会转化为酮体（图 9.13）。机体内部分酮体用于肝中的能量合成，剩余酮体的被释放到血液，进入三羧酸循环进而被其他组织摄取利用（在转化为乙酰 CoA 之后）。酮体包括丙酮、乙酰乙酸盐和 β- 羟基丁酸。禁食的人和 IDDM 患者呼吸气味不同就是因为有丙酮的产生。因此，后吸收态时，肝不再利用氨基酸

框 9.2　非胰岛素依赖型糖尿病（NIDDM）

在英国，NIDDM 大约占人口的 2%，而且在对成年个体的调查中，发现另有 2% 是未确诊的。它对男人的影响比女人大（比例为 3：2），并且在少数民族人群中更为普遍。尤其是那些起源于印第安次大陆的人（有代表性的占 7%）。肥胖和缺少运动是 NIDDM 的主要诱发因素。因此，在西方国家非 IDDM 的发病率逐年增加，因为越来越多的人的人变得肥胖，越来越多的人过着久坐的生活方式。无论在 NIDDM 和 IDDM 的患者，都有患血管疾病，高血压，高胆固醇、高超低密度脂蛋白，神经病，视网膜疾病和肾病的倾向。即使是在非糖尿病个体中，一些疾病，如高血压，可能与肥胖相关。（NIDDM 的鉴别诊断在病例 9.1：3 进行讨论。）

缺陷

在 NIDDM 中，尽管由于高血糖的影响，最初的胰岛素分泌正常甚至增加，但是胰岛素的分泌最终是减少的。随着疾病的发展，B 细胞对于血浆中葡萄糖增加的应答降低，最终 B 细胞会减少至 40%（而在 IDDM 中这些细胞会被完全破坏）。

NIDDM 更严重的一个缺陷是，肝、肌肉、脂肪等组织会对胰岛素产生抵抗。这种抵抗不仅与肌肉和脂肪对葡萄糖的摄取有关，也与胰岛素代谢活动相关，例如刺激肌肉和肝中糖原合成，抑制脂肪组织脂质分解。总之，循环中的葡萄糖和血浆中的脂肪酸是增加的。在大多数中，胰岛素与其受体结合正常，但产生的胰岛素信息却很微弱。

其机制尚不清楚。在 NIDDM 的部分中，受体或是已知胞内的蛋白质会出现结构的异常或畸形。新陈代谢的缺陷与在 IDDM 中所见（图 9.1：4）类似，但他们通常不那么严重。因此，通常不会出现酮体中毒。

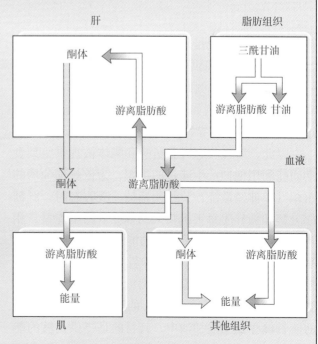

图 9.13 后吸收态时的葡萄糖节约反应

框 9.2　非胰岛素依赖型糖尿病（NIDDM）（续）

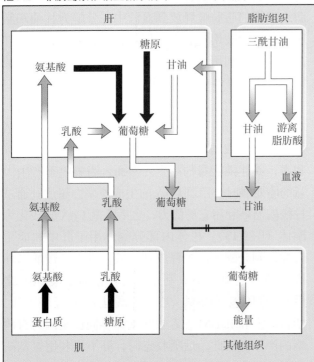

图 9.14　后吸收态时激素对葡萄糖供应反应的作用

　　图中粗箭头表示被激活的通路，被中断的（细）箭头表示皮质醇和生长激素引起的葡萄糖摄入抑制。在肝中，糖原分解由肾上腺素和胰高血糖素诱导，而来源于氨基酸的糖异生则是由胰高血糖素和皮质醇触发。在肌组织中，

糖原分解是受肾上腺素的激动后发生的。

治疗

　　如果患者遵循一个健康的，控制的卡路里饮食和更积极的生活方式，那么 NIDDM 则通常是能被控制的。这些措施增加了胰岛素的敏感性。如果这还不够，就需要服用药物。这些包括：

- 磺脲类：这类药物通过与 β 细胞膜上 ATP 活性钾离子通道成分结合的方式刺激胰岛素分泌，并且直接关闭它。因此他们只对 β 细胞团的患者有影响。一个潜在的严重的副作用是低血糖症，因为许多磺脲类药物的作用可以持续 24 个小时。他们可能也促进体重增加。甲苯磺胺丁脲是作用时间相对较短的磺脲类药物。
- 美格替奈：也通过与 β 细胞膜上 ATP 活性钾离子通道的成分结合的方式刺激胰岛素分泌物。他们是短效的，并且促进餐后胰岛素分泌。
- 双胍类药物：二甲双胍是能增加胰岛素敏感度有效的双胍类药物，并且通过抑制糖质新生来减少肝的葡萄糖输出。不会引起低血糖症或者引起体重的增加。
- 噻唑烷二酮：通过一个未知的机制促进胰岛素抵抗。他们减少肝葡萄糖输出并且提高组织对葡萄糖的摄取。
- 肠道酶抑制剂：α- 葡萄糖苷酶抑制剂，例如阿卡波糖，抑制碳水化合物的吸收，因此减少血液中葡萄糖的增加伴随着食物的消耗。它的副作用是由于未消化的糖类进入结肠进而引起渗透性腹泻和肠胃气胀（见第七章）。

而是利用酮体生能量，从而进行糖异生。酮体的产生也是在禁食期间供给肝外组织能量的一种手段。一些酮体是弱酸，例如乙酰乙酸和 β- 羟基乙酸，还有在病态情况下例如糖尿病，有过度的脂肪利用，过多的酮体产生会导致严重的酸中毒症。

　　因此，后吸收态时脂肪酸和酮体被提供给禁食期间能利用他们产生能量的组织，为依赖葡萄糖的组织（如神经系统）节约葡萄糖。吸收态时，肝糖原分解和糖异生每天提供大约 800 卡路里能量，相当于 180 g 葡萄糖每天提供的能量。而一个成年人平均每天需要 2000 ～ 3000 卡路里能量。因此，大多数能量由底物而不是由葡萄糖提供（例如大量脂肪酸和酮体）。大多数成年人的脂肪组织中有足够的能量储存在三酰甘油中，其目的是提供足够的能量使他们能够在几周都没有食物的情况下存活下来。

后吸收态控制

　　血浆中胰岛素浓度下降以及某些激素浓度增加都可以启动后吸收态代谢模式。这些激素包括肾上腺素、胰高血糖素、皮质醇、生长激素、TSH（促甲状腺激素）和 ACTH（促肾上腺皮质激素）。这些激素直接或间接释放，应答低血糖。

　　当血糖浓度降低时，胰岛素释放的主要刺激物被去除，胰岛素浓度降低。所以，组织摄取葡萄糖和能量合成储存的主要刺激消失。胰岛素对肝糖原分解以及脂解作用的抑制效应也消失。因此，吸收态的新陈代谢模式被有效抑制。未经治疗的 IDDM 患者的代谢模式与后吸收态类似（见病例 9.1：4）。

　　总的来说，后吸收态时控制代谢的激素的作用是提高血糖水平，通过抑制组织摄取葡萄糖以及促

糖尿病酮症和水电解质紊乱

　　20% ～ 30%IDDM 患者首要表现即为糖尿病酮症酸中毒，这些个体中胰岛素水平通常是低于检测水平。在发达国家酮酸中毒症的死亡率是 2% ～ 5%。IDDM 患者中诱发酮酸中毒的因素有很多，包括感染，胰岛素药物的忽视，和心肌梗死，但是，许多病例的诱发因素仍然未知。

　　未经治疗的 IDDM 患者脂解作用增加。这是由于胰岛素的缺乏和血浆葡萄糖、儿茶酚胺、皮质醇和生长激素的升高。脂解作用的增加会导致酮体的产生。血浆中酮酸，β- 羟基丁酸以及乙酰乙酸盐浓度的持续增高会导致代谢性酸中毒。血浆中氢离子的增加能够刺激呼吸速率，呼吸速率在一定程度上可以调节血液 pH（见呼吸系统）。肾通过分泌氢离子参与酮酸的补偿性调节。在未治疗的临床的酮症酸中毒，这些补偿的机制并不足以维持 pH 在正常范围内。

　　在酮酸中毒症中，由于肾的近端小管重吸收超出阈值，酮体和葡萄糖通过尿液丢失。这些溶质出现在尿中会导致渗透性利尿作用，尿量增加会导致脱水和口渴，肺呼吸失水增加（过度通气导致的结果）会加重脱水。尽管垂体后叶释放抗利尿激素，一种刺激水重吸收的激素，作为对血液中摩尔渗透浓度增加以及血容量减少的应答，但是，渗透性利尿的影响更大些。

　　另外，血浆中葡萄糖和酮体水平的增加会使水顺浓度梯度进入到血浆中。这有利于维持血浆容量。然而，因为多尿症会使血容量严重下降，导致肾灌注衰退，引起葡萄糖的进一步提升。

　　在酮症酸中毒血浆中，钠离子的浓度通常是正常或是偏低。一部分原因是血糖的渗透性作用使细胞脱水，还有部分原因是肾上腺皮质释放醛固酮激素到血液中，作为对细胞外液减少的应答。醛固酮通过增加肾小管重吸收，减少钠离子的分泌，对抗胰岛素下降和胰高血糖素升高产生的效应。

　　在糖尿病酮症酸中毒症中，机体钾离子总量下降。胰岛素促进细胞摄取钾离子（见上面），当血浆胰岛素浓度低时，血浆中钾离子浓度增加。酮症酸中毒时，由于细胞外钾离子与血液中氢离子交换，钾离子最终进入尿液中，从而导致机体细胞钾离子的流失。给予胰岛素、液体和电解质可以治疗酮症酸中毒。

　　酮症酸中毒个体的某些症状起因尚不清楚。体重下降，一方面是由于尿中液体减少，另一方面是由于蛋白质水解和脂质水解导致肌肉和脂肪组织质量减少。意识模糊和昏迷的部分原因是酸中毒和脱水，其他原因，如脑缺血也与之相关。而腹部不适和呕吐的原因尚未阐明。

进肝糖原分解与糖异生。这些激素还能促进产生能量底物的过程。因此，这些激素促进了供糖反应以及节糖反应，图 9.14 和 9.15 对这些效应进行了总结。可以说，这类激素的作用与胰岛素的作用相互拮抗，有利于后吸收态的进行。IDDM 患者血浆中这些激素的浓度比正常人高（见病例 9.1：4）。

后吸收态激素的释放

　　肾上腺素是从肾上腺的髓质中通过神经节前的交感神经活动被释放出来的。低血糖刺激交感神经。因此，低血糖促进了与交感神经系统活动有关的症状，例如焦虑程度和心悸的增加。许多个体在下午血糖浓度降低的时候出现这些症状。

　　胰高血糖素是由胰岛 α 细胞产生的。它的释放由血糖浓度调节。低血糖刺激胰高血糖素的释放，而高血糖浓度抑制胰高血糖素释放。因此，后吸收态时血糖浓度是高的。低血糖还可以刺激垂体释放

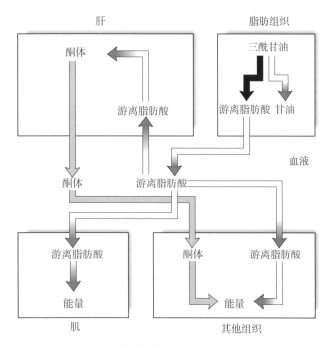

图 9.15　后吸收态时葡萄糖节约反应的作用
图中粗箭头表示后吸收态时，由肾上腺素、胰高血糖素和生长激素诱导的脂类分解。皮质醇在脂类分解过程中的作用为非必需

激素。这可能是由于下丘脑中的葡萄糖受体活化，导致生长激素释放因子释放，生长激素释放因子继而刺激垂体释放生长激素。血糖浓度的增加抑制激素的释放。作为对低血糖的应答，其他垂体激素也会分泌，通过作用于下丘脑使其分泌释放因子进而作用于垂体细胞释放激素。因此，低血糖引起下丘脑中促肾上腺皮质激素释放激素（CRF）的释放。继而，CRF 刺激垂体释放促肾上腺皮质激素释放。因此后吸收态时血液中促肾上腺皮质激素是增加的。ACTH 继而引起其他激素释放，例如肾上腺皮质释放皮质醇。表 9.1 列出了一些后吸收态时释放的应答低血糖浓度的激素。

吸收后期激素的作用

对葡萄糖供应反应的影响

后吸收态时，激素对葡萄糖供应代谢通路的影响如图 9.14 所示。生长激素与皮质醇通过减少细胞膜上 GLUT4 转运体的数量抑制细胞对葡萄糖的摄取。因此生长激素肿瘤的患者会并发糖尿病。另外，摘除糖尿病动物的垂体（分泌生长激素），可以减轻糖尿病症状。

肾上腺素和胰高血糖素刺激肝糖原分解为葡萄糖，并将葡糖糖释放入血。另外，肾上腺素而非胰高血糖素能够刺激糖原分解为乳酸和丙酮酸。这些产物进入血液中被肝摄取并转化为葡萄糖（糖原合

成反应），再次释放入血。这些激素分解糖原是通过刺激由磷酸化催化的限速步骤实现的。这增加了 cAMP 的浓度，继而激活磷酸激酶，引起自身磷酸化酶的激活（图 9.9）。除此之外。皮质醇能刺激葡萄糖 -6- 磷酸酶活化，使释放入血的葡萄糖增加。而且，胰高血糖素和皮质醇促进肝中氨基酸的糖异生反应。皮质醇还能促进肝中蛋白质水解成氨基酸。

对节糖反应的影响

后吸收态时，激素对节糖反应代谢通路的影响如图 9.15 所示。肾上腺素、胰高血糖素和生长激素促进脂肪组织的脂类分解，因而增加了血浆中游离脂肪酸的浓量。皮质醇对脂类分解有允许作用，也就是说，它本身并不起作用，而是通过增强肾上腺素、胰高血糖素和生长激素的作用来促进脂类分解。低血糖刺激脂肪组织的交感神经。这些神经主要释放去甲肾上腺素，类似于肾上腺素，可促进脂肪组织的脂类分解。肾上腺素和去甲肾上腺素的作用于脂类分解途径中的限速步骤，例如，三酰甘油水解成二酰甘油和游离脂肪酸，这一过程由激素敏感的脂肪酶催化。这些激素的作用包括增加细胞内 cAMP 浓度，cAMP 可以引发与磷酸化酶活化类似的细胞内的级联反应（图 9.15）。随后在其他酯酶作用下，二酰甘油水解为单酰甘油，单酰甘油水解为甘油和脂肪酸的反应非常快。表 9.2 总结了后吸收态是激素控制葡萄糖供应和葡萄糖节约反应。

表 9.1　后吸收态激素分泌	
激素	来源
胰高血糖素	胰腺 α 细胞
肾上腺素	肾上腺髓质
皮质醇	肾上腺皮质
生长激素	腺垂体
促肾上腺皮质激素（ACTH）	腺垂体
促甲状腺激素（TSH）	腺垂体

以上所列举的激素对后吸收态能量代谢模式的形成起共同作用。血糖浓度较低时，这些激素均可通过直接或间接分泌的方式，作出反应。

表 9.2　后吸收态控制				
作用	肾上腺素	胰高血糖素	生长激素	皮质醇
血浆葡萄糖	↑	↑	↑	↑
葡萄糖摄入			↓	↓
糖原分解	↑	↑		
糖异生		↑		↑
血浆脂肪酸（脂类分解）	↑	↑	↑	↑

以上列举了后吸收态时释放的一些激素对能量代谢的影响：表现为提高血糖浓度，或提高能量代谢底物（FFA，游离脂肪酸）含量。FFA 可为葡萄糖依赖型组织节约葡萄糖。

10

结 肠

学习目标：

1. 理解大肠功能。
2. 理解大肠疾病的影响。

概述

结肠为约 6 cm 宽、150 cm 长的管状结构，起自回肠末端、止于肛门，是消化管末端部分。结肠主要功能为储存和排出粪便，同时吸收食糜中水和电解质、使粪便在通过结肠时进一步成形。此外，结肠还产生浓稠的黏膜分泌物，以便在粪便通过起润滑作用。结肠内还有大量菌群，可合成人体所需维生素的重要部分。

结肠疾病可导致腹泻、便秘或者二者兼有。本章将以先天性巨结肠病（Hirschsprung disease）为例来阐明结肠运动功能的重要性。先天性巨结肠病多发生在结肠远端，病因为肠壁肌层神经节细胞缺失（病例 10.1：1）。

解剖学

大肠排布及相关结构如图 10.1 所示。大肠可分为不同部分：盲肠、升结肠、横结肠、降结肠、乙状结肠和直肠。直肠为乙状结肠之后的部分。结肠腔朝着直肠方向逐渐变窄。直肠腔较为宽大，供粪便在排出体外前储存之用。

在小肠与大肠连接处下方，盲肠形成一袋状盲端。阑尾则为盲肠末端形成的一小根指状突起。目前人类阑尾的作用不明。阑尾壁厚、管腔狭窄，常有粪便残渣进入其中。

大肠纵形平滑肌排列为三条明显带状结构，称为结肠带。结肠带短于结肠外表面，同时结肠环形平滑肌也呈节段性增厚，以上特征使得结肠呈囊袋状外观。结肠无绒毛，其黏膜较小肠光滑，因此结肠表面积只有小肠的 1/30。

肛管是直肠的终末部分，起自直肠骤窄处。肛管上段表面有许多垂直襞，称肛（直肠）柱（图 10.2）。儿童肛柱比成人突出。肛柱间的凹陷称为肛窦，终止于齿状线。齿状线即肛柱下端借半月形黏膜皱襞相连形成的锯齿状环行线，上述黏膜皱襞称肛瓣。肛管周围环绕有控制排便的括约肌。肛门内括约肌由肠壁环形肌增厚形成；肛门外括约肌为横纹肌，如图所示可分为几个部分（图 10.2）。

神经支配

升结肠和大部分横结肠受迷走神经副交感纤维支配，在此部分之后结肠受盆神经支配。盆神经为副交感神经系统的骶髓传出神经。大肠的外源性神

病例 10.1　先天性巨结肠病：1

一新生儿因腹部膨胀、出生后两天内未排胎粪就诊。经直肠指诊发现直肠无内容物，但撤出指头时伴随胎粪大量涌出及腹压降低。此后一天左右患儿梗阻复发，伴发大量呕吐，灌肠后症状缓解。直肠活检确诊为先天性巨结肠病。后经腹部手术切除远端巨大肠管并行结直肠吻合术。术后恢复良好，症状缓解。

阅读以上病例后，请回答以下问题：

- 为什么该患儿出现腹部膨隆以及出生后无胎粪排出的症状？
- 这一情况为何种缺陷？病因是什么？活检结果提示什么诊断？
- 为什么必须切除患儿的一段肠管？
- 这一结肠结构异常对结肠动力有何影响？
- 这一结肠结构异常对排便有何影响？

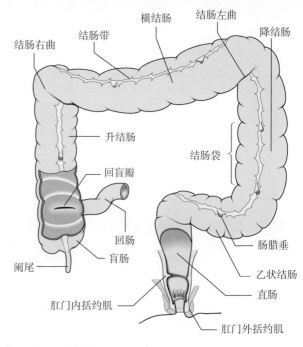

图 10.1　大肠解剖学特征

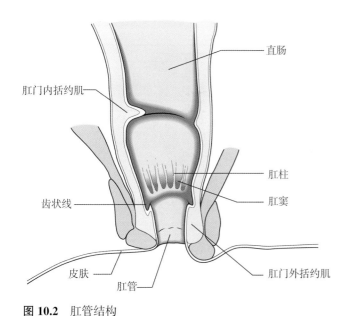

图 10.2 肛管结构

（图中标注：直肠、肛门内括约肌、肛柱、肛窦、齿状线、皮肤、肛管、肛门外括约肌）

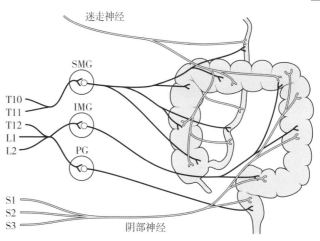

图 10.3 结肠自主神经支配
灰线代表副交感神经，黑色实线代表交感神经。T10/T11/T12，脊髓胸髓节段；L1/L2，腰髓节段；S1/S2/S3，骶髓节段。SMG：肠系膜上节神经节；IMG：肠系膜下神经节；PG：盆神经节

经支配见图 10.3 所示。胆碱能副交感神经与肌间丛神经元相突触，同时也与结肠的平滑肌和肛门内括约肌相突触。在黏膜下层和肌层肌间神经丛的神经节上均分布有兴奋性胆碱能神经元。而先天性巨结肠病患者肌层和黏膜下层神经丛的肌间神经节缺如（病例 10.1：2）。

结肠也接受来自脊髓下胸段和上腰段的肾上腺素能交感神经支配。这些神经与肌间神经丛的抑制性神经元相突触，同时也与结肠平滑肌和肛门内括约肌相突触。肛门外括约肌受来自阴部神经的躯体运动纤维支配，该肌可接受反射和意识的双重控制。

肛提肌为外部骨骼肌，其收缩使得直肠下段缩窄。另一块附着在肛管壁外侧的外部骨骼肌为耻骨直肠肌，其收缩则把肛管上段向前拉。这就在直肠和肛管间形成了一个尖锐的角度，从而在排便启动前阻止粪便进入肛管。肛提肌和耻骨直肠肌均受阴部神经的躯体运动纤维支配。

感觉传入神经纤维的末端存在于结肠黏膜、黏膜下层和肌层。结肠对痛觉刺激相当不敏感，但对压力改变十分敏感。因过度扩张而导致结肠拉伸可引起腹痛，但是在无麻醉状态下从结肠内侧切除溃疡病灶却无疼痛感。在肛管壁上存在丰富的感觉神经纤维，有的对触觉敏感、有的对冷觉敏感、有的对压力敏感、有的则对摩擦敏感。

组织学

和消化管其他部分一样，大肠壁由四层组成：黏膜层、黏膜下层、肌层和浆膜层（图 10.5 A）。

黏膜层包含丰富的直管状腺，延伸入黏膜全程（图 10.5 B）。黏膜上皮和腺体表面包含单层柱状上皮细胞，主要细胞类型为柱状吸收细胞。这一细胞在顶上有一薄的纹状缘。大肠黏膜柱状吸收细胞和小肠肠上皮细胞在许多方面相似，主要功能是吸收离子和水。然而，一些营养物质也可被大肠（特别是近端结肠）吸收。结肠也存在杯状细胞、数量较小肠为多。杯状细胞产生的黏液可包裹在逐渐成形的粪便表面并润滑肠管，从而使得粪便更加容易向前移动。大肠还存在未分化细胞以及稀疏分布的各类 APUD 细胞，后者可分泌激素入血（见第 1 章）。结肠的黏膜肌层、固有层和黏膜下层与小肠和大肠的相似。黏膜层可见孤立淋巴小结，并延伸至黏膜下层。在直肠和肛管的交界区，黏膜肌层分隔成束状；进入肛管后，黏膜肌层消失。

肌层与消化管其他区域相似，包括平滑肌的环行肌和纵行肌。然而，在除直肠外的大肠，外纵肌层并不完整，有 3 条结肠带，结肠带之间为一层菲

| 病例 10.1 | 先天性巨结肠病：2 |

缺陷、诊断和治疗

缺陷

先天性巨结肠病为家族性疾病，好发于男性，在活产儿中的发病率为 1/5000。其典型表现为先天性巨结肠和腹部膨胀。先天性巨结肠病与唐氏综合征存在一定相关性。虽然其发病的基因机制还未十分明确，但是已证明和多个染色体缺失有关。此外，多种病因也可导致迟发的巨结肠症（也称获得性巨结肠）（图 10.4）。

先天性巨结肠病通常发生在远端结肠，机制为肠壁肌间神经丛和黏膜下神经丛神经节细胞缺如。在胚胎发育过程中，本应发育成肠壁神经丛的神经节细胞出现异常，这一缺陷主要源于神经嵴向尾端迁移受阻。病理活检结果显示病变肠管神经节细胞缺如，未见兴奋性和抑制性神经元。病变累及肠管长度不一，可起自肛管、近达结肠。因为平滑肌的紧张性收缩特性，在无神经节区域，肠管变得狭窄。粪便通常无法通过该段狭窄区，并被积存在这一无神经节肠管的近端。此时，因为无神经节区域肠管造成粪便的梗阻，梗阻近端的大肠逐渐扩张，"巨结肠病"因此而得名。

诊断

在该病患者中，经直肠扩张通常无法诱导出正常的肛门内括约肌舒张反射。

在一项著名研究中发现，先天性巨结肠病狭窄段肠管乙酰胆碱酯酶水平升高，提示该段肠管胆碱能神经支配异常。该病诊断主要依据为：钡灌肠所见和病理活检提示神经节细胞缺如的结果。对诊断不明确的病例，可对该段肠管进行组织冰冻切片并行乙酸胆碱酯酶染色，从而根据乙酸胆碱酯酶水平升高与否来辅助诊断。

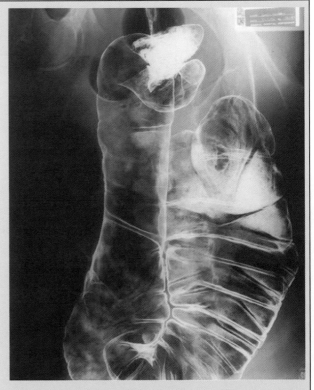

图 10.4 腹部 X 线显示结肠显著扩张，胀气明显（巨结肠），黏膜可见钡剂附着

治疗

手术在纠正肠管动力失调方面十分有效。可根据病变累及结肠程度采用不同术式，但根本操作为切除无经节肠管。

薄的纵行肌层。直肠的外纵肌层厚度一致、与小肠的外纵肌层相似，这一点推测上和辅助排便有关。外肌层的内层包括平滑肌的环行肌环，有允许大肠有效蠕动的作用，这一结构和小肠相似。

黏膜下层与消化管其他区域相似。最外层为外膜，除了与其他结构直接接触的部分、其余为典型的浆膜。

溃疡性结肠炎（ulcerative colitis）是大肠常见病。病变通常起于直肠、并向肠管近端发展，溃疡病变区域黏膜呈炎症病变（病例 10.2：1、2）。

阑尾

阑尾为一细管状结构。阑尾壁具有结肠的一般特征。所不同的是，阑尾壁外纵行平滑肌完整；黏膜和黏膜下层中淋巴小结丰富，从而破坏黏膜肌层的连续性、并使平滑肌呈孤立片段外观。阑尾是腹部脓毒症（阑尾炎）的好发部位。如阑尾穿孔，脓毒症可扩散到腹腔、导致腹膜炎，危及生命。这一情况常在阑尾腔堵塞时发生。阑尾化脓性炎可引起阑尾壁继发性炎症，炎症所致脓毒性血栓可进入阑

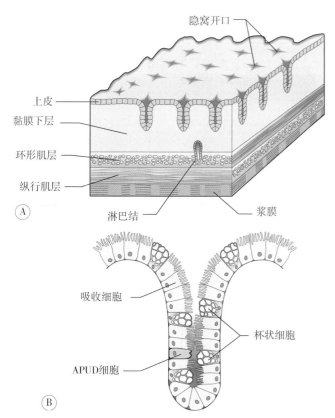

图中标注：
- 隐窝开口
- 上皮
- 黏膜下层
- 环形肌层
- 纵行肌层
- Ⓐ
- 淋巴结
- 浆膜
- 吸收细胞
- 杯状细胞
- APUD细胞
- Ⓑ

图 10.5　结肠壁结构
A：层次；B：上皮细胞类型

尾血供（阑尾动静脉），从而影响血供、导致阑尾坏疽和穿孔。正是因为阑尾缺少可防止坏疽发生的辅助血供，才使得阑尾炎十分危险。

肛管

　　在肛管的黏膜下层有直肠上动静脉的终末支，该区静脉丰富、壁薄，为纵行走向。当这些静脉丛发生扩张和盘曲时，可发生痔疮。肛管上端黏膜与大肠相同，均为直管状腺，上皮上可见丰富的杯状细胞。在肛窦区上皮内为肛腺，大部分肛腺延伸入黏膜下层，少部分延伸达外肌层。肛腺为包含黏膜细胞的分支直管状腺，每根腺管均由复层柱状上皮所覆盖。腺体开口在黏膜表面的小凹陷处，被称为肛隐窝。当腺管堵塞、腺体感染，可导致肛周脓肿。肛管下端上皮为复层柱状上皮。在肛管上端单纯柱状上皮和下端复层鳞状上皮的交界区，有一些复层柱状上皮。肛管下端为复层鳞状上皮，与皮肤相延

续。环肛区皮肤内有很多大的顶浆分泌腺体，称为环肛腺。

　　肛管主要功能也即括约肌所执行的功能。肛门括约肌由内环（平滑肌）和外环（骨骼肌）组成，在自主神经和躯体神经的双重支配下控制排便（详见下文）。

功能

分泌

　　大肠可分泌富含 K^+ 和 HCO_3^- 离子的浓稠黏液。由 Na^+ 细胞内流形成的黏膜电位差可使钾离子通过紧密连接流入肠腔。结肠分泌 K^+ 离子的其他机制不明。因 Cl^- 离子交换，HCO_3^- 离子被释放至肠腔（图 10.7）。

　　结肠扩张和对肠壁的机械性刺激均可刺激结肠分泌。通过释放乙酰胆碱和血管活性肠肽（VIP），

缺陷，诊断和治疗

缺陷

　　溃疡性结肠炎是一种常见病，表现为结肠黏膜溃疡形成和弥漫性炎症（图10.6）。在西方是出血性腹泻的最常见病因。男女发病率一致，好发年龄为 20 到 40 岁。该病在许多方面与克罗恩病相似，但后者更常影响小肠，而溃疡性结肠炎通常累及远端结肠和直肠。

　　组织学检查发现感染局限于黏膜，小部分扩散至黏膜下层。在隐窝顶部附近中性粒细胞蓄积（隐窝脓肿），隐窝上皮细胞呈退行性变（黏膜萎缩）。黏膜溃疡也十分明确。虽然常归因于感染和免疫系统异常，但该病确切病因未知。损伤的黏膜因为无法充分吸收水和离子而导致腹泻。肠蠕动亢进可引起大量腹泻，但是这种情况也可能是结直肠的应激性所致。

诊断

　　患者腹部膨胀，但肛门功能正常。在乙状结肠镜下，结肠黏膜表面可呈光滑的、可反光的粉红色。放射影像检查可见结肠扩张、黏膜不规则，提示黏膜萎缩；也可见结肠缩短和结肠袋消失。钡灌肠可显示细小的溃疡形成。

　　测定患者血电解质水平是因为 Na^+ 和 K^- 的丢失可导致脱水（细胞外液减少）、低钠血症和低钾血症，HCO_3^- 的丢失可导致代谢性酸中毒。需测定患者血红蛋白值的原因是黏膜溃疡形成可导致结肠的慢性失血、并引起缺铁性贫血。需测定白白蛋白水平的原因是该病变可导致结肠蛋白的慢性丢失。

治疗

　　患者予以口服氨基水杨酸盐治疗。结肠内细菌可将氨基水杨酸盐分解为 5- 氨基水杨酸盐。在 5- 氨基水杨酸盐的抗炎机制作用下，可有效缓解症状。皮质类固醇（通常经直肠给予泼尼松龙）也具有强抗炎作用，常用在各种不同类型感染性疾病的治疗上。这些药物可减轻红、肿和血管扩张程度，从而减少液体渗出，减轻黏膜溃疡形成的炎症反应。

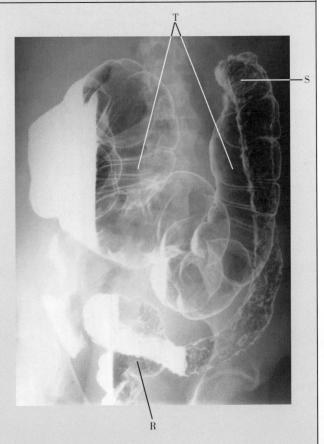

图 10.6　溃疡性结肠炎
大肠双重对比钡剂灌肠显像示：黏膜见钡剂附着，横结肠（T）可见正常黏膜皱襞，脾曲（S）至直肠（R）段均可见黏膜溃疡

　　在严重的病例，可实施手术来预防穿孔及继发性腹膜炎，如肠造口术、结肠和直肠的切除等。与克罗恩病不同的是，溃疡性结肠炎通常局限于大肠，手术可治愈该病。

　　位于黏膜下和肌间神经丛的促分泌神经元可刺激结肠分泌。副交感神经丛分别通过刺激上皮细胞和肌间神经元的突触，直接或间接地引出分泌。来自交感神经的刺激可释放肾上腺素和生长抑素，从而抑制结肠分泌。因此，生长抑素类似物可用于治疗分泌性腹泻（见第 7 章）。

消化和吸收

离子和水

　　离子和水的吸收主要发生在结肠近端。结肠的 Na^+ 和 Cl^- 净吸收机制与回肠的相似。然而，结肠的

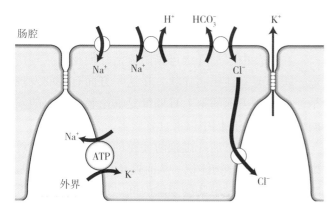

图 10.7　离子在结肠上皮细胞的吸收和分泌

Na^+ 跨管腔膜运输需借助可兴奋的生电性 Na^+ 通道，并使黏膜层产生约 30 mV（腔内为负极）的电位差。

　　Na^+ 吸收产生的电位差可促进管腔内 K^+ 分泌（见上文）。但在结肠远端，K^+ 也通过 H^+ 离子交换而被吸收。后者为主动运输，涉及的阴离子交换机制与胃内 H^+/K^+ 交换相类似。

　　水和离子的吸收受神经和激素的双重控制，其中神经控制经肠神经丛实施。通过刺激上皮细胞管腔膜上可兴奋性 Na^+ 通道合成以及增加基底膜上 Na^+、K^+-ATP 酶分子的数量，醛固酮可增加水的净吸收。通过增加 ATP 酶离子泵数量，糖皮质激素也可刺激 Na^+ 离子运输。因此，服用泼尼松龙和其他类固醇药物的患者可出现液体潴留。血管紧张素可促进结肠水和 Na^+ 吸收，而血管加压素（抗利尿激素，ADH）可减少水吸收。

　　在溃疡性结肠炎中，因黏膜受损、无法充分吸收离子和水，从而导致腹泻（病例 10.2：2）。

细菌活动产物

　　人体大约由 10^{14} 个细胞组成，但其中只有 10% 为人类细胞，其余为繁殖于体表和消化管的微生物细胞。因为胃酸可破坏大部分菌群，所以其只在胃和小肠内稀疏分布。大多数定植于胃肠道的菌群居住于大肠。大量细菌随粪便排出，在人类每克粪便中含有约 10^{11} 个细菌。粪便内超过 99% 的细菌为杆状、无芽孢的厌氧菌；除厌氧菌外，大肠内还有乳酸杆菌和大肠埃希菌。肠道菌群成分十分复杂，大部分细菌仍未被测定。

　　大肠内细菌可合成人体所需维生素，多为 B 族复合维生素类，如硫胺素（维生素 B_1）、核黄素（维生素 B_2）、维生素 B_{12} 和维生素 K。其中维生素 K 的合成尤为重要，因为日常饮食中的维生素 K 量不足以维持正常血凝。实际上，在无菌条件下饲养的动物也都出现了凝血功能缺陷。大肠中维生素的吸收可能通过被动扩散完成。维生素 K 为脂溶性，因此相当容易被吸收。一小部分在大肠合成的维生素可反流至小肠并在该区被吸收。

　　肠道菌群也具有消化功能。因此，它们可将初级胆汁酸转化为次级胆汁酸，并将结合胆汁酸脱结合。这些物质的脂溶性较之初级胆汁酸为强，它们中的一部分在结肠被动吸收。结肠细菌也能将胆红素转化为尿胆原。上述反应详见第 6 章。

药物吸收

　　一些药物可经直肠给药。因此，在溃疡性结肠炎中可将抗炎药物经此途径给药，用以治疗直肠黏膜。然而，这一途径也可用于可产生全身效应的药物上。直肠给药通常被运用在腹部手术后、呕吐或需要止痛的患者上，因为这些患者的小肠吸收功能较弱。

运动

　　大肠运动功能既包括管腔内容物的混合、也包括其推进至肛门。进入大肠的食糜呈半流质状，但当其经过结肠时，随着水分被逐渐吸收，食物残渣也渐渐成形。远端大肠（尤其是直肠）的主要功能之一为储存粪便。肠腔内容物通过胃和小肠的时间通常在 12 小时内，但食物残渣在大肠储存的时间可超过一周。然而通常在第 4 天末，80% 的食物残渣即可被排出。在自主神经和躯体神经双重控制下，结肠内容物的排出时间也不尽相同。

混合

　　大肠对其内容物的混合或者挤捏源于环行肌收缩。收缩导致了大肠囊袋结构（结肠袋）在不同部位交替反复发生，这一类型的节段性运动被称为袋状往返运动。直肠的节段性收缩较之结肠更为活跃。

推进

大肠内容物的推进受分节推进运动、蠕动和集团蠕动运动的影响。

分节推进运动包括多袋推进运动。几节结肠袋可同时收缩，推动内容物前进。虽然多袋推进运动可导致肠内容物朝双向推进，但其通常被推至尾侧方向。大约每 30 分钟，肠内容物便可被输送通过几个结肠袋。

蠕动指使大肠内容物缓慢向肛门推进的收缩波。休息时，这些收缩波每小时前进大约 5 cm；餐后其前进速度增加为约每小时 10 cm。集团蠕动运动包括升结肠和横结肠中大段肠管的同时收缩，可使内容物在几秒钟内推进达结肠长度的 1/3 乃至 3/4。在降结肠也存在可使粪便推进至直肠的附加蠕动运动。

食物的影响

摄入的食物可通过两种方式影响大肠动力。第一、食物中含有的大量不可消化物质可刺激结肠壁的机械感受器，从而导致大肠快速运输，这也是膳食"纤维"可预防便秘的原因。第二、某些物质，如泻药等，也可以通过刺激结肠壁上的化学感受器而增进其动力。

扩张

摄入纤维可增加结肠粪便量。纤维由聚合物组成，包括纤维素、半纤维素、果胶、树胶、植物黏液和木质素等。其中大部分为多聚糖，而木质素是苯基丙烷聚合物。这些物质多见于米糠、水果和蔬菜中。相对世界上其他地区、如非洲乡村来说，西方饮食方式为低纤维膳食。因此，西方人群中大肠疾病高发的原因或者可以饮食中相对缺乏纤维来解释。

这些大肠疾病包括：

- 便秘
- 憩室性疾病
- 痔疮
- 息肉（腺瘤）
- 结肠癌

- 激惹性结肠

在饮食中添加纤维可预防或治疗便秘、减轻痔疮、缓解憩室性疾病症状。在这一方面有趣的发现是，居住在美国的第七日耶稣复临论者结肠癌的发病率极低，在他们中以素食者居多。

在饮食中添加纤维预防便秘的部分原因是：纤维增加结肠内容物体积，从而提高对平滑肌的刺激，减少内容物通过结肠的运输时间。此外，纤维素等多聚物可吸收水分、并膨胀呈胶状，这使得粪便更软、更易于通过结肠和肛门。通常情况下，因便秘患者用力排便可引发痔疮。因此，膳食纤维可通过减轻排便困难而缓解痔疮。关于纤维其余有益作用机制尚不明确。然而，便秘可能造成致癌物质和其他毒素的积聚，并分别导致癌症和炎性疾病的发生。因此从理论上来说，在饮食中添加纤维有助于预防上述疾病的发生以及稀释毒素。肠道内气体也可起到刺激结肠动力的作用，这一作用主要通过肠道扩张引起。气体中含有二氧化碳、氢气、氧气、甲烷和氮气等，以上气体均无味。气体的气味源自其他物质，如氨气、硫化氢、吲哚、有机吲哚、短链脂肪酸和挥发性胺类等。健康人每天释放 500 ml 左右气体。这些气体中部分为吞入的空气，但也可由食物内物质生成，或在肠腔内胃酸中和作用下或细菌发酵过程中产生。同时，气体也可从血液扩散而来。

泻药

一些摄入的物质可通过活化化学感受器而刺激结肠动力，例如化合物番泻叶比沙可啶。动力的增高经肌间神经丛介导。持续大剂量使用泻药可损伤肌间神经丛，所以长期使用将降低药物功效。

情绪

一项借助肠镜来探讨情绪对患者结肠动力影响的研究显示：发怒和愤恨增高了结肠动力、而抑郁反之。这一现象涉及的机制不清，但推测和自主神经运动有关。

结肠动力的调控

结肠环行肌和纵行肌的平滑肌细胞均呈自发性

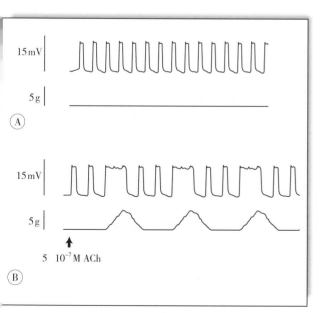

振荡膜电位。在纵行肌，振荡幅度有时可达到产生动作电位的阈值，从而导致肌自发收缩。然而在环行肌，只有在起搏细胞旁释放神经递质如乙酰胆碱等时，肌细胞才会受神经刺激发生收缩。乙酰胆碱延长了慢波振荡的时程，而这些延长波引发了收缩（图10.8）。

袋状往返运动和分节推进运动虽然不被人体察觉，但大部分时间都在进行。然而在睡眠时这些运动频率降低。这些自发收缩受不同因素调节，如增加收缩强度的拉伸（见第1章）。其他控制结肠动力的因素还包括外来自主神经、肌间神经丛固有神经和激素等。

神经调控

结肠动力受肌间神经丛固有神经和外来自主神经的双重控制，具体通路见图10.9。释放乙酰胆碱或P物质的固有神经可增强动力，而释放嘌呤、VIP和一氧化氮（NO）的固有神经抑制动力。固有神经丛对结肠正常功能维持的重要性，详见先天性巨结肠病（病例10.1：3）和查加斯病（美洲锥虫病）的症状描述。以上两种疾病都是结肠狭窄段肌间神经节细胞缺如的典型表现，先天性巨结肠病为先天性缺陷引起，而查加斯病是由于美洲锥虫（克氏锥虫）寄生于肠壁导致。

外来自主神经也可控制结肠运动。通过与神经丛中神经元的突触联系来调节固有神经的作用，外来自主神经直接支配平滑肌。副交感神经刺激既可通过中间神经元、又可直接作用于平滑肌来增强结

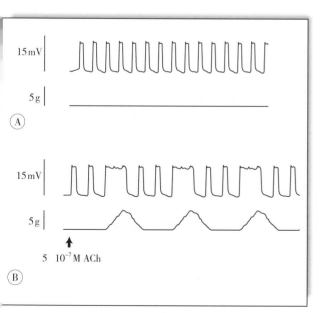

图10.8 大肠环形平滑肌的震荡膜电位（上线）及收缩活动（下线）

A：未受刺激肌肉；B：乙酰胆碱效果（箭头处添加）

病例 10.1	先天性巨结肠病：3

运动

从先天性巨结肠病的症状中，可见肌间神经在控制结肠动力方面的重要性。大肠病变部位神经节细胞的缺失，破坏了肠管推进活动的协调性，从而导致严重的便秘，同时也累及兴奋性和抑制性神经元。

兴奋性胆碱能神经节细胞的缺失使得病变肠管收缩和协调推进不能。然而，来自骶髓的副交感胆碱能纤维直接支配肛门内括约肌，从而使得该肌持续性收缩，这是因为神经丛中抑制性中间神经元对收缩运动的负向调节作用消失。（并且，交感神经肾上腺素能纤维不再通过抑制性中间神经元来增强神经丛中胆碱能神经的抑制效应。）因此，环行括约肌无法有效地舒张。并且，外周的交感神经直接与平滑肌形成突触，并且通过这一能产生兴奋性和提高肌张力的神经来活化平滑肌细胞上的α受体。综上，在外在的副交感和交感神经影响因素共同作用下，导致了病变肠管平滑肌持续强直性收缩，进而发生结肠梗阻。

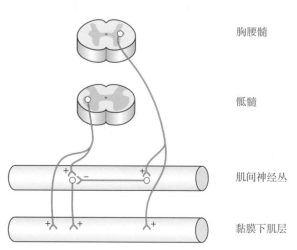

图10.9 结肠动力控制简要示意图

胸腰髓

骶髓

肌间神经丛

黏膜下肌层

肠动力。而交感神经刺激通过神经丛的中间神经元抑制动力，但其对平滑肌的直接作用是减弱收缩（图 10.9）。在神经丛和平滑肌的交感神经的突触上可见 α- 肾上腺素能受体。而与交感神经形成突触的抑制性中间神经元上为非肾上腺素能受体（见上文）。

反射调控

当一段结肠扩张时，可引起其他部分结肠舒张的现象，被称为结肠 - 结肠反射。此外，消化管其余部分也可以反射性影响结肠动力。因此，由于胃 - 结肠反射，可使得大肠动力在一天内可有 3 ～ 4 次的显著增高。胃 - 结肠反射由食物进入胃而引起，通常与回肠 - 胃反射同时发生（见第 7 章）。胃 - 结肠反射有赖于结肠的副交感神经支配，但是促胃液素和胆囊收缩素也在其中发挥作用。

排便

当排泄物进入结肠并在其中运输时可导致直肠壁急剧扩张，从而引发的反射反应被称为排便（见图 10.10）。排便反射包括四个部分：

- 乙状结肠动力增强
- 直肠扩张
- 直肠的反射性收缩
- 肛门内、外括约肌舒张（通常为收缩状态）

排便过程如图 10.10 所示。

排便的控制

尾端肢体接受神经控制。从根本上说，排便是一种受固有神经丛介导、并被脊髓自主反射进一步增强的固有反射，这一反射在脊髓骶段排便中枢整合。然而，排便同时也受高级中枢信号影响。排便的神经控制通路如图 10.11 所示。当粪便进入直肠时，肠壁扩张可活化压力感受器，从而将传入信号扩散至分布在降结肠、乙状结肠和直肠壁上的肌间神经丛、并启动蠕动波。这些收缩波将粪便推向肛门，当收缩波接近肛门时，括约肌受抑制而舒张。外括约肌由躯体运动神经支配，其活动受意识控制。当粪便被推向外括约肌时，如果该肌在意识支配下舒张，即可产生排便。

这一固有反射可受自主反射影响而增强，后者包括起自脊髓骶段、支配末端结肠的盆神经副交感纤维。因此，受直肠扩张而引起的压力感受器活化可向脊髓以及肌间神经丛发出传入冲动，这些神经冲动经副交感神经纤维传导至降结肠、乙状结肠和

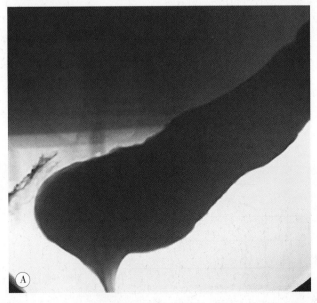

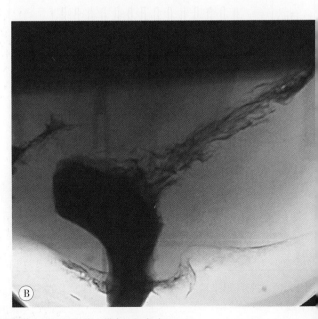

图 10.10 X 线显示直肠对比剂（钡剂）充盈，分别为收缩 / 排便前（A）和收缩 / 排便后（B）

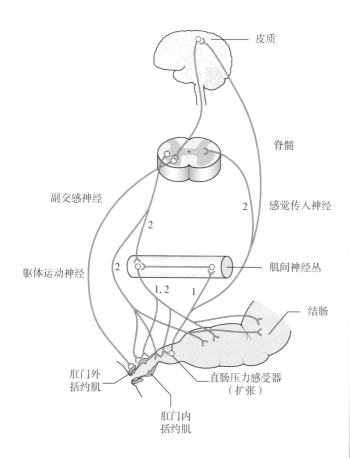

图 10.11 排便的神经控制简要示意图
基本反射由肌间神经丛控制，脊髓副交感神经可增强基本反射，清醒大脑亦可参与控制。1：基本反射组成。2：脊髓交感反射组成

| 病例 10.1 | 先天性巨结肠病：4 |

排便反射

　　先天性巨结肠病肛门内括约肌反射抑制消失，说明了肠壁神经在控制排便反射中的重要性。该病变中肛门内括约肌神经支配缺失，括约肌呈波动但持续性地收缩（这一过程有时被称为痉挛样），因直肠扩张而引起的正常括约肌舒张反射并未出现。原因是括约肌舒张需要有肌间神经丛抑制性纤维的参与。因此肛门外括约肌的继发性舒张和排便均未发生。

　　基于直肠扩张产生的排便反射各要素，依赖于来自肌间神经丛的传入神经冲动＋以及从这些神经丛到直肠肌和肛门括约肌的传出神经冲动来控制直肠收缩和肛门内括约肌舒张。因此，神经节细胞缺如可导致这一反射无法完成。并且，肛门内括约肌直接受副交感胆碱能神经纤维和交感 α 肾上腺能神经纤维支配。外周神经通常通过与神经丛神经元之间的突触来加强这一基本反射。然而在先天性巨结肠病中，这些因素均无法起效，并且该病中副交感和交感神经对肛门内括约肌的直接神经支配均导致其收缩。因此在先天性巨结肠病中肛门括约肌呈持续收缩。

　　先天性巨结肠病中，躯体运动神经对肛门外括约肌的支配未受影响，该肌可正常作用。

直肠。副交感神经信号增强了蠕动波、放大了固有神经元对直肠和肛门内、外括约肌的效应，具体为增强直肠动力、促进直肠收缩、放大肛门内、外括约肌的舒张作用。因此，副交感神经反射可把固有反射从弱变强。在先天性巨结肠病中，肛门内括约肌的神经支配缺失，因而导致括约肌抑制反射消失（病例10.1：4）。

　　脊髓骶段控制中心同时还起着协调其他和排便有关效应的作用，如深吸气、声门关闭和腹肌收缩等。这些动作可使粪便朝下、向盆底延伸，并使得粪便拉出肛门外并排出。通常情况下，反射引起肛门外括约肌的收缩，并暂时阻止排便。此时，意识接替反射发挥作用，它可通过抑制外括约肌来使其舒张并引发排便，也可以使其收缩并抑制排便。疼痛也能抑制肛门外括约肌舒张并导致该肌紧绷。当疼痛变为慢性时可导致痔丛静脉扩张（痔疮），甚至通过肛管脱出直肠。举重运动员在反复的举重过程中需要把收缩的外括约肌再持续绷紧，但有趣的现象是他们同样可发生直肠脱垂。

　　直肠胀满的感觉和排便的欲望通常发生在餐后。如果便意被抑制、感觉减退，括约肌就恢复正常张力，因此由结肠扩张产生的反射反应十分短暂。

　　排便频率和每天排便的时间据各人习惯不同。在 2/3 的健康人群中，该频率为一周 5 ~ 7 次。

　　成年人每天排出大约 150 克粪便，其中 2/3 为水分、1/3 为固形物。通常，大部分固形物为未被消化的纤维素、细菌、细胞碎片、胆色素和一些盐类。因为结肠壁可分泌 K^+，所以相对于进入结肠的液体浓度而言，粪便中 K^+ 离子含量很高。粪便的棕色外观是由于其中含有粪胆素和尿胆素（见第六章）。其气味主要由少量其他物质引起，如细菌发酵产物（见上文）。

11

胃肠道病理

学习目标：

1. 理解胃肠道疾病的概况。

2. 通过不同胃肠道疾病的发生率和临床情况，深入理解相关疾病的临床重要性。

3. 学会通过正常功能的损害来解释常见胃肠道紊乱的病变特征。

概述

了解人体的正常功能是临床实践的基础。本书通过应用胃肠道正常解剖学、生理学和组织病理学知识来解释不同疾病所表现的特有临床症状和体征。前 10 章通过临床病例着重介绍消化道的生理功能，本章节则对胃肠道病理及其临床表现进行概述。

本章疾病的介绍按解剖顺序，分别为口腔、食管、胃、十二指肠、胰腺、肝和胆道以及小肠和大肠。除上述各部分外，还有其他三个单独的临床领域。分别为：

1．胃肠道恶性肿瘤：消化道疾病最常见的死亡原因。
2．腹痛：医院急诊最常见的原因之一。
3．胃肠道手术：进一步了解消化道组成部分功能的重要性。

胃肠道恶性肿瘤

在西方国家，死于胃肠道恶性肿瘤的约占总死亡人数的 10%，占癌症死亡人数的 40%。如果这些肿瘤能早期诊断，则可获得有效的治疗，有些患者甚至能治愈。因此，当遇到任何有胃肠道症状的患者，在诊断过程中都应考虑到其是否患有早期胃肠道恶性肿瘤（表 11.1）。

表 11.1 常见的消化道恶性肿瘤		
部位	每年病例数（英国和威尔士）	症状
大肠	35 000	肠道蠕动改变
胃	10 000	消化不良，胃脘痛
胰腺	10 000	黄疸，背部疼痛，脂肪痢
食管	8 000	反流、吞咽困难
肝（肝癌）	500	慢性肝病的特点，酗酒或肝炎史

西方国家的癌症死亡率中大约 40% 归因于胃肠道恶性肿瘤。大部分早期症状因器官功能异常所致。

许多一般因素能影响临床医生对恶性肿瘤潜在可能性的考虑，包括：

- 患者年龄
- 症状持续时间
- 症状进展情况
- 可循的病原学因素
- 恶性肿瘤的家族史

包括胃肠道癌症在内的实体瘤，随着年龄的增长发生率随之升高。50 岁以下者癌症的检出率低，但 70 岁之后患病率迅速增高。刚开始症状可能很隐匿，但常常已进展数周或数月，这与急性感染恰恰相反，急性感染往往有一个突然出现的症状，或慢性炎症通常有发作期和缓解期。

环境因素也有助于临床医生对潜在胃肠道疾病的诊断，因此，长期酒精摄入与慢性肝病史可以提醒临床医生考虑原发性肝肿瘤的可能（肝细胞癌）。很早人们就认识到膳食摄入因素在引起消化道恶性肿瘤中的重要作用，在印度次大陆，众所周知咀嚼甲虫螺母易诱发口腔癌；在日本，摄入泡菜和咸鱼与胃癌的发病率增加有关；在西方国家，高动物脂肪、低纤维素饮食易诱发大肠癌。最近人们还认识到许多胃肠道恶性肿瘤的进展与潜在的遗传易感性相关。

大约 1/3 大肠癌的发生与遗传易感性有关。对于这些具有大肠肿瘤遗传易感性的患者，肿瘤发病的年龄往往较一般人群早。此外，由于这种易感性影响到大肠黏膜的所有细胞，肿瘤常表现为多发性。通常这类肿瘤是常染色体显性遗传，因此家族史中可发现其一级直系亲属患有同类的肿瘤。由于遗传性缺陷常影响到所有细胞的基本功能，这些患者通常有患其他类型肿瘤的风险，因此当同一个患者有多种类型肿瘤时，通常要考虑其是否有潜在的遗传易感性。

胃肠道肿瘤最常来源于黏膜层，因为黏膜上皮增殖活性高，而且不断地受到摄入的致癌物损伤，因此最具癌变风险。相比之下，胃肠道肌壁、结缔组织、淋巴管或大肠（腹膜）浆膜层的肿瘤则很少见。绝大多数的胃肠道肿瘤呈腺样结构（腺癌），由消化道黏膜层的腺上皮细胞发展而来。在临床上，如果转移性肿瘤被确认为具有腺癌的组织学特征，则提醒临床医生要在消化道中寻找原发灶。

胃肠道恶性肿瘤的症状

将胃肠道恶性肿瘤的症状分为以下三组将有助于诊断：

- 原发性病变的症状
- 继发性病变的症状
- 非转移性恶性肿瘤的临床表现

原发性病变

胃肠道恶性肿瘤的症状取决于其所侵犯的胃肠道的部位和功能。食管癌通常表现为进行性吞咽困难，结肠癌通常有排便习惯的改变。除了功能失调的症状，疼痛的部位也有助于肿瘤的定位，如胰腺为腹膜后器官，胰腺癌常表现为背部疼痛，肝的肿瘤可因腹膜的局部炎症而出现右上腹疼痛（图11.1）。

继发性病变

恶性肿瘤可通过淋巴管、血管或腹腔种植从原发部位扩散，这是恶性肿瘤的重要特征之一。淋巴液引流与动脉血供相并行，因此，胃、小肠或大肠的肿瘤可沿着淋巴管分别扩散到腹腔动脉根部、肠系膜上动脉和肠系膜下动脉旁淋巴结，由于这些淋巴结位于腹腔深处，因此淋巴结转移在疾病早期往往难以被发现。肿瘤可向上进一步蔓延至胸部淋巴结链，表现为锁骨上淋巴结肿大。由于胸导管经左颈部引流入颈部静脉，因此左锁骨上淋巴结肿大常预示消化道恶性肿瘤的可能。

胃肠道静脉通过门静脉引流入肝，因此，胃肠道恶性肿瘤常通过血行转移至肝，腹部检查右副肋区可发现肝增大，个别病例可能出现肝区疼痛或黄疸症状。

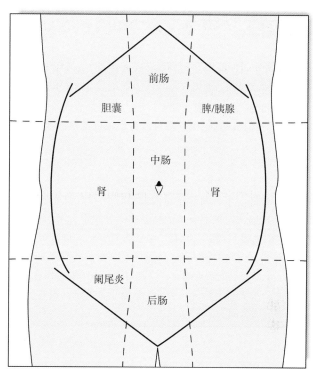

图11.1 内脏痛取决于胚胎学起源位置，腹壁疼痛主要由腹膜壁层的炎症所致，易于在体表定位，阑尾炎右髂窝的固定点疼痛是典型的腹壁疼痛

恶性肿瘤的非转移性表现

恶性肿瘤，尤其是肿瘤晚期常伴有代谢率增加。这是由于细胞的快速分裂和肿瘤生长，或由于肿瘤分泌的蛋白质释放所致。这种分解代谢可导致患者体重下降，在肿瘤进展期，尽管膳食摄入正常，患者还是出现因肌肉损耗引起的明显消瘦，这是最常见的恶性肿瘤非转移性表现之一。另一个常见的症状是因骨髓抑制导致的贫血，其他的原因，如胃肠道失血，由于胃肠道恶性肿瘤破坏对胃肠道起保护作用的黏膜层所致，失血可能是慢性，往往临床表现不明显；贮存铁减少，影响红细胞成熟，或红细胞体积变小（小红细胞）和血红素成分减少（血红蛋白过少）等原因均可造成缺铁性贫血。

常见的消化道恶性肿瘤

在西方国家，超过一半的死亡因心血管系统疾

病例 11.1	结肠癌：1

结肠癌

女性患者，60 岁，因胃肠道症状就诊。患者几周前肠蠕动频率增加，两次发现粪便中带血，而且大便性状发生了改变，6 周以来大便不成形。家中其他成员最近都没有胃肠道不适，她过去也没有出现过类似的症状，但她的父亲死于结肠癌。

体检发现患者贫血，最近出现消瘦、体重减轻。腹部触诊肝大。初步考虑结肠癌的潜在可能。

患者进一步行钡剂灌肠检查和肝 CT（计算机断层扫描）扫描。钡剂灌肠显示结肠有一处狭窄，考虑癌，肝 CT 扫描显示在肝右叶有一处转移灶。行左侧部分结肠切除术，切除乙状结肠、降结肠及其血供，将脾曲与直肠—乙状结肠交界处吻合，同时切除肝右叶的转移灶。

术后患者稳定恢复，第 6 天恢复正常饮食。没有出现黄疸等并发症。

表 11.2 食管癌

症状	机制
吞咽困难	肿瘤包绕食管引起食管狭窄，或侵犯黏膜层导致食管活动能力下降
多年吞咽疼痛史	继发食管下段长期食管炎
体重减轻	可能因吞咽困难引起的饮食习惯改变所致
呼吸道症状	吞咽困难通常早于转移性病变的发生，患者可因气管支气管局部浸润出现相应症状

病造成，其次最常见死亡原因是恶性肿瘤，约占所有死亡人数的 40%，而胃肠道恶性肿瘤占癌症死亡总数的 30%，仅在英格兰和威尔士，每年约有 60 000 人死于该病。尽管早期肿瘤可以通过手术治愈，但不幸的是，大多数患者就诊时肿瘤已经扩散，因此患者被治愈的可能性不大。在根治性大部分切除术后，因肠道有储备功能，患者正常的生活基本不受影响。

食管癌

食管癌的发病率约为每年 5/10 万，2/3 的肿瘤是鳞状细胞癌，剩余的为腺癌，这从侧面反映出食管黏膜覆盖着鳞状上皮。腺癌通常发生于食管远端 1/3 处，常由异位胃黏膜发展而来。

食管癌典型的症状是吞咽困难，症状缓慢进展，患者常诉因吞咽固体食物困难而需经常变换饮食。食管肿瘤可能增大突向管腔，但更常见是沿着或环绕食管壁弥漫性浸润（表 11.2）。肿瘤沿着食管壁侵袭性生长的倾向使得手术完全切除变得困难。此外，由于食管缺乏浆膜覆盖，使得肿瘤易直接蔓延到纵隔，当累及到相邻的气管和支气管时可引起呼吸困难。食管和直肠是消化道中缺乏浆膜覆盖仅有

的两个部分，因此这两个部位的肿瘤常易侵犯周围局部组织。肿瘤的淋巴道扩散表现为触及肿大的锁骨上淋巴结，播散至门静脉系统则形成肝转移癌。由于食管肿瘤通常不侵入食管腔，吞咽困难则是肿瘤晚期的表现，此时肿瘤已经很难治愈，患者的 5 年生存率仅有 6%。

与食管癌相关的许多致病因素已被人类所知晓，其中最常见的是过度饮酒和吸烟，在临床病例中这些因素因人种不同而有不同的影响。另一个有趣的病因是胃酸反流，慢性食管炎伴胃—食管括约肌功能不全可引起食管下 1/3 的黏膜受损，这种慢性损伤使得食管下 1/3 易于发展为食管腺癌。所有这些不同的致病因素都可引起食管黏膜的慢性损伤，并经过一段时间导致肿瘤性病变。

胃癌

在过去的 30 年，当其他胃肠道肿瘤的发生率随着寿命的增长而逐渐升高时，胃癌（表 11.3）却是例外，其发病率则稳步下降。尽管如此，胃癌仍然高居西方国家胃肠道肿瘤引起死亡的第三位，并成为影响日本和智利人民健康的主要问题。

环境因素，主要是饮食习惯被认为是导致不同人群发病率差异的原因。已知的饮食因素包括含香料的食物、食物中的硝酸盐以及吸烟和酒精；引起消化性溃疡的幽门螺杆菌感染也被认为与胃癌发生有关；一些胃黏膜损伤的病变，如恶性贫血、慢性萎缩性胃炎等也与随后增高的肿瘤性病变相关。

原发性胃肿瘤的症状既可因胃黏膜溃疡，也可

病例 11.1   结肠癌：2

治疗

　　排便习惯的改变是结肠癌的常见症状，主要源于大肠腔的部分阻塞或肠黏膜表面的溃疡，溃疡还可以引起间断性出血症状。

　　高达 20% 的结直肠癌表现为家族聚集性，因此伴有家族史的患者并不少见，虽然大多数家族性病例的分子基础尚未阐明，但已经确认这些病例是由遗传性因素所决定。胃肠道肿瘤的非转移性表现，如体重减轻和贫血常见于疾病的进展期，贫血也可因慢性胃肠道出血所致。

　　肝大疑为转移性病变，结合患者的肠道症状，结肠癌诊断的可能性最大。结肠气钡双重造影可显示出肠道内层，肿瘤浸润形成的僵硬狭窄清晰可见（图11.2）。CT 扫

描对于确定实质性器官，如肝的异常病变十分有用，特别是转移性肿瘤血管的增生在 CT 扫描时更容易显影（图11.3）。

　　肿瘤的手术治疗包括切除原发灶、引流淋巴结以及肝单发转移灶。由于结肠癌血行转移首先转移到肝，肿瘤切除对于某些进展期肿瘤仍然有效。术前排除其他脏器的转移性病变十分重要，由于肺是结肠肿瘤转移的第二个常见部位，因此在术前要进行胸部 X 线检查以排除结肠癌肺转移。

　　肠节段性切除后患者仍能保持正常的肠道功能，肝区段切除也不会影响肝功能，不会出现黄疸或是脂肪吸收障碍等表现。

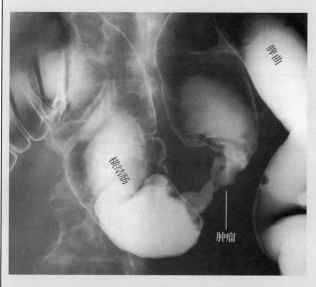

图 11.2   X 线显示大肠肠壁被覆钡剂，脾曲可见巨大肿块，由于肿瘤环绕肠壁出现肠腔狭窄的现象，即为典型的"苹果核症"

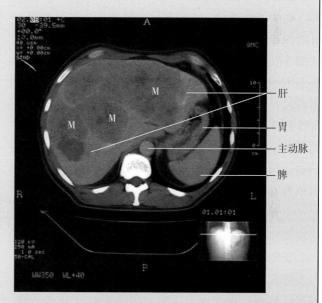

图 11.3   CT 上腹部横断面扫描，显示大肠癌血行转移所引起的肝多发性低密度影（M）

因肌壁弥漫性浸润所致，伴有溃疡性病变的胃癌被归为"肠型"，而肌层广泛浸润的属于"浸润型"。溃疡型胃癌可因黏膜受损产生疼痛，因血管被侵蚀而出血，或是溃疡穿孔导致胃内容物渗入腹腔而引起腹膜炎。相反，弥漫型胃癌起病常更隐匿，肿瘤浸润导致胃腔缩小伴胃壁增厚，即革囊胃，弥漫型胃癌的特点降低了手术治愈的成功率。更为不幸的是，大多数胃癌发现时已处于晚期，患者可出现因血行转移引起肝大以及相关的黄疸，还可因癌组织

沿胃壁蔓延至腹膜导致腹水，在这些情况下，肿瘤将无法治愈。

胰腺肿瘤

　　与其他的胃肠道肿瘤相似，大部分的胰腺肿瘤是由外分泌部发生的腺癌。由于胰腺中有多量的内分泌细胞，胰腺是内分泌肿瘤最常发生的部位，占胰腺肿瘤的 15%。患者的症状由胰腺肿瘤发生的部

胃肠道病理

表 11.3	胃癌
病因学	因胃具有储存功能，易于摄入引起细胞恶性变的毒素和食物
症状	
出血	肿瘤溃疡引起黏膜下血管损伤
腹部膨隆	癌组织从胃浆膜面扩散形成腹膜转移，导致细胞外液渗漏形成腹水
体重减轻	多见于胃癌晚期，因胃肿瘤通常不阻碍摄入食物的通道（不同于食管癌）

位及其细胞类型所决定。

胰腺癌常起病隐匿，主要表现为不明原因的背部疼痛和体重减轻，体重减轻在胰腺癌中特别明显，可能因吸收不良伴分解代谢加剧所致。由于这些症状的非特异性可引起诊断的延误，最终导致肿瘤无法手术切除。胰头部肿瘤由于胆总管梗阻使得症状出现较早，最常见的症状是因胆总管梗阻造成的进行性黄疸，以及由于胰管堵塞和脂肪吸收不良造成的脂肪痢，一些早期的胰头部肿瘤经根治性手术可治愈。罕见的胰腺内分泌肿瘤往往因激素分泌过多而出现相应的症状，胰岛素瘤或胰高血糖素瘤可引起低血糖或糖尿病，而促胃液素瘤则导致顽固性消化性溃疡和腹泻（Zollinger–Ellison 综合征）。

长期以来，胰腺癌被认为与成人型糖尿病有关。引发糖尿病的损伤的进程被认为可导致后续的肿瘤发展。然而，近来更多研究表明胰腺癌可分泌一种抗胰岛素因子、从而引起糖尿病，而移除肿瘤与正常葡萄糖控制的恢复有关。这一理论可为越来越多的普通病例提供早期诊断的未来机制。

急性腹痛

在临床医学实践中，急性腹痛的病因学诊断富于挑战性。由于缺乏躯体感觉神经的支配，要确定急性腹痛病变器官的部位和病变性质，就必须对胃肠道各部位的解剖、神经支配及生理功能有明确的认识。内脏痛有两个来源，第一类疼痛可能来源于自主传入神经所支配的腹腔脏器受到刺激，导致相应的躯体传入神经根所支配区域的腹部产生不适，

病例 11.2	胰腺癌：1

胰腺腺癌

男性患者，70 岁，因近几周上腹部隐痛就诊。患者有吸烟史，考虑因消化性溃疡病所致，采用 H_2 受体拮抗剂进行为期两周的治疗。2 周后患者再次复诊，症状不仅没有减轻，而且腹痛已波及背部，考虑胆结石可能。胆囊超声检查证实胆囊内有结石，同时提示胆总管有一定程度的扩张，生化检查发现血清胆红素水平升高。这些结果提示患者胆总管下段梗阻，患者转到消化科行进一步检查。

系列检查包括血糖、含胰腺在内的上腹部 CT 扫描和逆行胰胆管造影术（ERCP）。检查结果显示，血糖轻微升高，CT 扫描发现胰头部病变并压迫胆总管，行 ERCP 检查胰管细胞学刷片，进一步证实胰头腺癌的诊断。同时，胆总管内置入一根短的塑料支架用于引流肝分泌的胆汁。

由于肿瘤包绕在在肠系膜上动脉周围，其中包含了提供小肠的血供，因此无法行胰腺癌根治性切除术。不过，通过放置支架缓解了患者阻塞性黄疸的症状，腹腔神经丛注射也使疼痛得到有效的控制。

这即为牵涉痛。由于胃肠道由胚胎中线结构衍生而来，因此疼痛常牵涉至前中线，阑尾炎就是典型的例子。阑尾由 T10 水平发出的自主神经供应（包括中肠的其他部分），而脐周的躯体感觉神经在同一水平（T10）进入脊髓，因此阑尾炎可引起脐周疼痛。大肠的疼痛也牵涉到中线区，不过是在脐下，前肠结构（胃和十二指肠）的疼痛牵涉中上腹部（见图 11.1）。

第二类腹部疼痛是因腹膜壁层炎症所致，其由本身的躯体感觉神经支配，因此可引起炎症区域定位明确的疼痛，即腹膜炎。以阑尾炎为例，一旦阑尾的炎症扩散至浆膜表面，可继发引起腹膜壁层炎症，导致疼痛从脐周转移至右下腹部（右髂窝）（图 11.1）。

疼痛发作的速度也有助于确定所累及的器官性质。富于肌性且腔窄的结构可因急性扩张，快速引起剧烈疼痛（如输尿管）；而壁薄腔大的组织疼痛发作则较隐匿（如胆囊），扩张所产生的疼痛最初由牵张感受器受到刺激所致，因此，疼痛往往呈周期性（绞痛）。与此相反，组织炎症导致的疼痛则是

治疗

　　源于前肠任何部位的病变都可以引起上腹部疼痛。包括胃、胆囊或者胰腺，胰腺疾病还可累及邻近的腹腔神经丛而产生背部的反射痛。

　　上腹部检查时常能发现胆结石，但多数无明显症状，不是引起疼痛的主要原因。胆管越过胰头后进入十二指肠，因此胰头部肿瘤可压迫胆管，阻止肝分泌的胆汁排出，造成阻塞性黄疸。内镜检查可查见胆管和胰管。上腹部 CT 扫描是显示胰腺病变最好的方法（见图 4.6），ERCP 技术可以通过获取胆管内脱落的细胞，得到肿瘤性病变的细胞学证据。通常胰腺肿瘤组织质脆不易夹取，因此 ERCP 提供了一个不易取样诊断肿瘤的有用方法。硬质塑料管可以通过内镜检查放置到胆管内，以缓解胆道梗阻的症状（图 11.4）。

　　肠系膜上动脉在胰腺颈后通过，这条血管提供整个中肠的血供，必须保持畅通，否则将造成小肠缺血。如果肿瘤累及到该动脉，则无法进行手术切除治疗。晚期胰腺癌的疼痛通常是由于交感神经附近的腹腔神经丛受累所致，局部注射治疗可以安全地阻断神经，有助于减轻疼痛。

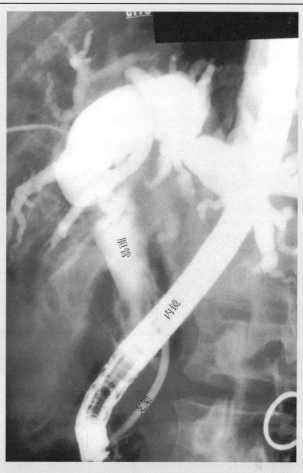

图 11.4　通过内镜将一个不透明的支架经胃、十二指肠后放置在胆总管。经支架注射对比，可见极度扩张的胆管

持续性的（如胰腺炎）。

手术切除

　　大部分胃肠道肿瘤治疗采取手术切除，事实上，多数患者术后能够正常生活，无需营养支持，表明消化系统不仅具有强大的储备能力，还有根治性切除后的适应能力。

　　大多数食管手术切除用于局限性食管癌的治疗，尽管极少能达到治愈的目的，但可以显著改善疼痛和梗阻症状，使患者基本恢复到正常饮食。大多数食管癌累及食管下 2/3，通过将胃上提入胸腔与食管断端吻合，可恢复食管的连续性。这种方法之所以可行，是因为胃的血液供应非常丰富，即使胃右动脉血供被分流，胃左动脉仍能维持其血液供应。对于扩大性食管癌根治切除术，需取一定长度的小肠来连接喉和胃，因为肠系膜上血管（小肠的血供）的长度不足以达到胸腔上部，这就要求重新吻合供血的动脉和引流的静脉。

　　由于食管癌手术中用其他的组织代替食管，这将导致正常食管蠕动丧失，患者在进食时必须坐直。此外，由于切除迷走神经使得胃的蠕动和存储能力减弱，这就要求患者术后在生活方式上要稍作适应，尽量少食多餐以维持营养。

　　胃窦和幽门切除术通常用于治疗消化性溃疡病的并发症，偶尔用于胃癌治疗。由于这部分的胃黏

病例 11.3	急性阑尾炎：1

病史

男性患者，20 岁，因下腹部剧烈疼痛就诊。发病初期患者无明显疼痛，早上起床时感觉腹部有轻微疼痛，主要出现在脐周，没有引起患者注意。上班后腹部疼痛加重，患者感到不舒服，不能吃午饭，而且疼痛转移到右下腹，无法行走。提早回家后尽管卧床，但疼痛仍然持续存在。

检查见患者发热伴心动过速，腹部触诊发现压痛局限于右下象限，放开手时疼痛加重（反跳痛）。尿常规检查未发现蛋白或红细胞。收住入院后，观察到患者症状和体征无改善，因此行阑尾切除术。术中发现小肠、大网膜与炎性水肿、坏死的阑尾粘连。术后，患者很快恢复，并在术后第 3 天出院。

病例 11.3	急性阑尾炎 2

病理生理学

阑尾炎的疼痛常从脐周开始，作为中肠的一个组成部分，阑尾由 T10 水平发出的交感神经支配，并传导至脐部。一旦阑尾壁的炎症蔓延到浆膜表面，则造成脏层腹膜的继发性炎症，出现局限于右髂窝的疼痛。任何活动或触诊均可产生腹膜的牵拉，导致右下腹疼痛。小肠、大网膜等表面的被覆结构可由于炎症反应而出现粘连，术中可见腹腔内脓液，即含有大量白细胞的炎性渗出物。患者常诉食欲下降，被认为是由于触发了损害胃排空的肠 - 胃反射，除此之外，还可出现小肠蠕动降低的保护性"肠梗阻"。

阑尾由末端动脉供血，阑尾壁的炎症易于导致血管内血栓形成，进而引起阑尾壁坏疽、阑尾穿孔。急性阑尾炎因诊断和治疗延误而造成的阑尾穿孔，成为腹膜炎的常见原因。由于泌尿道感染与阑尾炎症状相似，因此要检查患者的尿液以排除泌尿道感染，若尿液中没有红细胞或蛋白尿，泌尿道感染基本可以排除。

膜包含大多数分泌促胃液素的 G 细胞，因此，术后胃酸分泌显著减少。此外，术后还将丧失幽门部对胃排空的控制，减少胃存储容量。将残胃与近端十二指肠或空肠上段相吻合，可使得食糜在消化液从胆囊和胰管释放之前就从胃排空，主要影响脂肪的吸收，有时会因消化不完全而导致渗透性腹泻，患者可通过简单的饮食改变来控制这些症状。在临床表现上，促胃液素的缺失通常对功能没有明显的影响，有趣但相对少见的手术并发症是餐后低血糖，患者主诉餐后很快出现出汗和眩晕的症状，这是因胰腺在摄入食物后反射性释放胰岛素，进而促进胃肠道大量吸收葡萄糖以抵消胰岛素的作用所致。

胃癌的治疗需进行全胃切除术。在手术过程，空肠被上提与食管相吻合，十二指肠远端（第四部分）与空肠远端相吻合（图 11.5）。这种解剖上的重新组合十分必要，因为来自胆囊和胰腺的碱性分泌物若直接接触到无保护的食管黏膜，会造成严重的黏膜溃疡。全胃切除术确实会影响消化道的储存功能，因此，患者必须少食多餐来维持营养。令人吃惊的是，胃酸、胃蛋白酶原和促胃液素的缺乏对胃肠道功能影响很小，然而，内因子的缺乏需要皮下注射维生素 B_{12} 来替代治疗。

在西方国家，胆囊切除术是一种最常见的腹部手术，通过分离胆囊动脉和胆囊管后切除胆囊，保留胆总管，使肝分泌的胆汁能引流入十二指肠。由

于胆囊切除后丧失了胆盐贮存器官，导致肝出现由胆盐淤积所致的适应性改变。术后肝分泌的胆汁量增多，并以缓慢的速度持续释放到十二指肠。当脂肪摄入时，肝的胆汁释放迅速增加，以弥补胆囊的缺失，即使食物中出现高脂成分患者也能耐受。还有一个有趣的术后次生作用，即增加了胆汁的肠肝循环，使得胆汁内次级胆汁酸的比例增高。有证据表明，这可能对大肠具有潜在的致癌作用，与结直肠癌的发生率增加有关。

胰腺切除术用于治疗胰腺炎症性病变（胰腺炎）和胰腺癌，是一项富有挑战性的手术。大多数胰腺肿瘤出现在胰头部，通过切除胰腺头颈部，可以成功治疗早期胰腺癌。由于胰腺与十二指肠的血供相通，因此手术时将十二指肠和胰头部一并切除更为安全，这就要求将胆总管、胰腺的尾部、胃与部分空肠相吻合（图 11.6）。安全地将肠和胰腺吻合是一个有风险的过程，部分是因为胰腺组织柔软易碎，也因为胰腺分泌活化的消化酶会影响吻合口愈合。术后患者可出现脂肪和蛋白质代谢障碍，这通常不是胰腺分泌不足引起，而是因为胃过早排空，与胰腺和肝的分泌不相协调所致，通过保

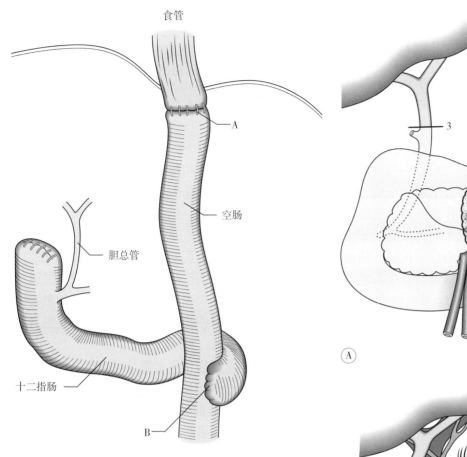

图 11.5 胃癌全胃切除术后解剖学重建
空肠近端（A）与食管吻合；十二指肠第四部分与中段空肠（B）吻合，使胆汁和胰液不流入食管

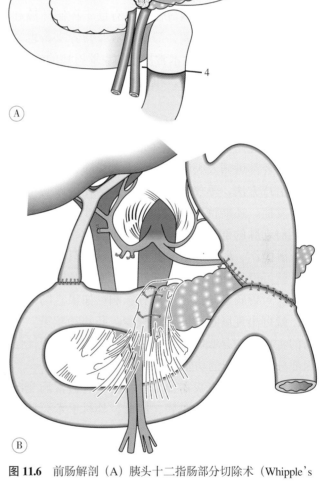

图 11.6 前肠解剖（A）胰头十二指肠部分切除术（Whipple's 手术）前，（B）术后。图 A 示 1 胃窦；2 胰头；3 胆总管；4 十二指肠的第四部分。切除 1-4 组织，将空肠近端与胃吻合，胆管和胰体吻合，如图所示。该手术常用于胰头癌的治疗

留幽门括约肌可部分缓解这个副作用（保留幽门的 Whipple's 手术）。

全胰切除术因为无残留的胰腺需要吻合，因此从一个方面来说更为安全，然而，这将丢失胰腺分泌的所有激素和外分泌产物。为了能更好地消化食物，患者必须补充胰酶。此外，这些患者可并发糖尿病，由于胰岛素和胰高血糖素同时缺乏，糖尿病特别难以控制，也被称为脆性糖尿病。

越来越多的肝切除术用于结直肠癌肝转移的治疗，胃肠道肿瘤最常通过门静脉系统转移至肝，使之成为最常见的转移部位。肝对大部分切除后的适应能力很强，甚至 75% 的肝切除后仍能维持正常的功能，部分是由于肝的再生能力强。在古希腊传说中，宙斯惩罚神普罗米修斯，将他绑在石头上，让鹰啄他的肝，据说因为肝的再生能力使得普罗米修斯从严酷的处罚中活了下来。

小肠大部分切除后，剩余小肠强大的消化吸收功能及其适应能力同样值得注意，即使 60% 的回肠

空肠被切除，机体仍有很好的消化和吸收能力，若超过 75% 的回肠和空肠被切除，则需通过静脉营养（肠外营养）支持，这种情况并不常见，通常只有在失去肠系膜上动脉血供，而胚胎中肠又不能从腹腔动脉、肠系膜下动脉的侧支循环中获取营养的情况下出现。这样的手术切除后，剩余小肠的消化和吸收功能不足以维持患者的生命，此外，患者还需要补充失去的大量体液（高达 7 L/d）。通过使用奥美拉唑（质子泵抑制剂）可以显著减少分泌，如减少胃液的分泌，或由于食糜 pH 的升高，也可减少十二指肠液的分泌。长效生长抑素类似物，如奥曲肽，不仅能抑制胰腺分泌，也有助于控制体液和盐分的流失。尽管如此，静脉输液及营养支持也是必需的。小肠部分切除术常用于如克罗恩病的治疗，这种手术方式也很安全，极少引起小肠主要生理功能的缺失。

大肠是胃肠道外科病理学常见的病变部位，最常见的情况是炎症性疾病（如溃疡性结肠炎）和肿瘤，二者都可累及大肠黏膜。手术切除是大肠癌常见的治疗方法，不仅能预防梗阻、穿孔等威胁生命的并发症，还能治愈疾病。手术治疗涉及大肠及相应供血动脉的部分切除，切除供血动脉是为了清除引流淋巴结，以防肿瘤经此途径蔓延。只要保留肛管，就可以重新连接肠的两断端，恢复肠道的连续性，这对胃肠道功能几乎没有影响。如果直肠被切除，就可出现肠道存储容量减少，肠蠕动频繁。大肠的主要功能是吸收水分，剩余的结肠能迅速代偿因部分切除引起的功能下降。

当溃疡性结肠炎需要外科治疗时，通常病变已经累及了整个大肠的黏膜，因此，外科手术要切除从盲肠到肛管的所有结肠和直肠组织，尽管切除很彻底，仍有可能将回肠末端与肛门相吻合，恢复肠道的连续性。回肠末端可改造可用来代替直肠，大多数患者通过这种方式能控制排便，小肠通过减少分泌和增加液体吸收来适应术后变化，因此，尽管患者不会排出成型的粪便，通常每天只会排便三到四次。值得注意的是，即使在盐和水极端匮乏的情况下小肠也能很快适应，极少需要补充膳食。由于缺乏回肠末端和大肠的吸收，胆汁酸排出增加，可导致持续性腹泻，但可以通过口服螯合剂来结合胆盐，以此降低渗透压，达到控制症状的目的。

口腔和口咽

口腔和口咽的基本功能是通过咀嚼引起唾液分泌开始消化过程，并将食物从口腔运送到食管，同时防止口腔内容物误吸入呼吸道。口腔和口咽的消化功能并不重要，该功能受损仅对营养吸收产生轻微的影响。但是，如果其传送食物的功能发生障碍，则会引起严重的后果，包括营养缺失和发生急性呼吸道并发症。

很多良性和恶性病变都能影响口腔和口咽的功能。引起口腔疼痛的疾病如牙齿疾患或口腔黏膜的感染可使患者进食受限；无痛性的疾病，如最常由对侧大脑半球血管损伤引起的面肌无力可使患者咀嚼及吞咽功能受损。

急性大脑血管损伤通常累及运动区，导致对侧面神经无力，使患者咀嚼功能受损，并出现流涎。脑神经特别是舌咽神经受损，可由于后 1/3 舌及口咽的知觉丧失使患者吞咽功能受损并引起食物误吸入气管。舌下神经损伤将削弱舌的运动能力，但对吞咽功能的影响较小。面神经的病毒感染与特发性面神经麻痹（Bell 麻痹）一样，可导致同侧面部肌肉瘫痪（Ramsay Hunt 综合征），但由于支配咀嚼的肌肉受下颌神经支配，因此咀嚼功能不会受损。

涎腺是口腔疾病的另一常见部位。腮腺疾病如表 11.4 所示。颊部肿大伴疼痛可能是由腮腺急性细菌感染所致，感染通常由口腔经腮腺管蔓延而来；腮腺肿大也可能由于结石阻塞腮腺导管引起腮腺的继发性炎症所致。因为进食能刺激受阻的腮腺分泌，所以临床症状可随进食加剧。颊部无痛性肿大可能是由腮腺肿瘤引起。由于面神经穿过腮腺，因此腮腺恶性肿瘤常侵犯面神经分支，这是引起单侧面肌无力的另一个原因。

食管

食管疾病分为运动障碍和黏膜病（表 11.5），它们可同时存在。大多数的运动障碍病变尚未完全阐明。食管下端及食管下括约肌（LES）松弛障碍

表 11.4 　腮腺疾病		
临床表现	病因	机制
腮腺肿大		
伴疼痛	感染	由口腔经腮腺管蔓延而来的细菌感染
	结石	腮腺管受阻致腮腺的继发性炎症，疼痛随进食（能刺激腮腺分泌）加剧
无疼痛	肿瘤	通常累及腮腺的浅表部分，恶性肿瘤可侵及穿过腮腺的面神经，从而导致同侧面肌无力

表 11.5 　食管疾病		
疾病	临床特点	机制
静脉曲张	胃肠道大出血、呕血	门静脉高压致门静脉与体循环之间的交通支扩张、充血。由于静脉压升高可发生自发性出血
	肝硬化表现	由于静脉压升高可发生自发性出血
感染	与免疫功能受损有关	鳞状上皮具有抗感染作用，免疫抑制时该作用减弱
	感染通常由正常情况下非致病的微生物所致	免疫功能受损使寄生于口咽的微生物如念珠菌（酵母菌）或单纯疱疹病毒生长繁殖
食管憩室	患者年龄通常较大，主诉有"陈旧性"食物反流	食管上段管壁薄弱使食管黏膜通过肌层膨出形成一个囊腔，因为该囊无肌层包裹所以不能收缩，食物可堆积在囊内

表 11.6 　食管炎	
病因	胃内容物反流到食管下段后，不能快速排入胃腔
症状	*机制*
疼痛	食管下段黏膜炎性病变
吞咽困难	食管下段继发性纤维化，管腔狭窄平滑肌受损致食管运动功能障碍
反流	食管腔堵塞，可能由继发性肿瘤形成所致
体重减轻	多见于继发肿瘤形成患者
检查	
内镜检查	直接观察食管黏膜，并活检行组织学评估
钡餐透视	观察食管阻塞程度并显示食管蠕动功能

可导致食管功能性阻塞，即失弛缓症，多见于成人，吞咽口服造影剂后 X 线图像显示近端食管显著膨大。第二种食管蠕动异常是弥漫性食管痉挛，这种蠕动异常发生于食管全长。这两种食管蠕动异常都会导致食物的反流，大多数病例能被平滑肌松弛剂所缓解。食管憩室也被认为是一种食管运动障碍，为吞咽时环咽肌松弛障碍导致食管黏膜自食管壁薄弱区膨出形成的一个囊腔，发生于环咽肌和咽缩肌之间，大的憩室在颈部肉眼可见。食物可堆积于憩室内，并可反流到口腔或进入气管（误吸），如憩室较大可压迫食管影响吞咽功能。

　　食管黏膜病在人群中广泛发生，最常见的是反流性食管炎（表 11.6）。胃内容物反流入食管腔后不能快速清除，由于鳞状上皮对 pH 值的强烈变化不能形成有效的屏障，可引起下段食管黏膜受到慢性刺激。反流性食管炎是由胃酸、胃蛋白酶和十二指肠中的胆汁引起的慢性炎症过程，可导致食管黏膜的溃疡形成及肌壁的继发性纤维化，后者可致食管下段狭窄。同时，食管黏膜鳞状上皮可化生为柱状上皮（Barrett 食管），该病变被认为是癌前病变，患者必须定期进行内镜检查。食管炎相关的食管下段溃疡形成也可引起出血，但较少见。食管大出血大多由消化性溃疡病或食管下段静脉曲张引起。

　　食管静脉曲张见于门静脉高压症，后者是肝硬化的常见并发症，因为肝硬化使门静脉血流受阻所致，扩张的静脉及肝硬化导致的凝血功能障碍，可引起食管大量出血甚至危及生命。此时最好的处理方法是采用内镜套扎或硬化疗法以闭塞静脉。当门静脉压升高致食管下端静脉明显扩张时可施行门—体静脉吻合术。

　　由于鳞状上皮的屏障作用，食管感染极少见。然而，当免疫功能受损、梗阻或继发性阻塞时，食管可能发生感染。念珠菌是食管感染常见的致病菌，多见于长期使用抗生素的患者。食管念珠菌感染肉眼呈白色斑块状。食管也可发生病毒性感染，特别是单纯疱疹病毒和巨细胞病毒感染，见于免疫缺陷患者。

胃和十二指肠

　　临床最常见的胃和十二指肠病变发生于黏膜层。常见的良性病变包括急慢性胃炎和消化性溃疡病。胃是胃肠道恶性肿瘤发生的一个重要部位，而十二指肠则较少发生恶性病变。

　　急性胃炎是胃黏膜的炎性损伤，通常是由于摄入有毒物质（如药物或食物中的细菌）所致，最常见于饮酒之后。该病具有自限性，一般不会发展为慢性溃疡。慢性胃炎与其他能引起肠黏膜长期损伤的疾病一样，有可能发展为恶性病变。慢性胃炎的病因与多种因素有关，但是记录最多的是恶性贫血，这是一种家族性疾病，30% 的患者亲属有该病病史，患者血清中通常能查到抗胃壁细胞和内因子抗体。内因子抗体可引起维生素 B_{12} 缺乏，维生素 B_{12} 缺乏可导致出现贫血（巨幼红细胞贫血）甚至神经性障碍，这种情况更多见于老年患者。约 1/12 患者将发展成胃癌，因此，患者须定期行内镜检查。

　　由于慢性消化性溃疡的高发病率，急性黏膜溃疡发展为慢性消化性溃疡的原因得以被广泛研究（表 11.7）。这涉及环境与遗传因素。研究表明十二指肠溃疡患者胃酸分泌水平较高，然而，消化性溃疡患者胃酸水平与正常范围有相当大的重叠。随着幽门螺杆菌（Helicobacter pylori，Hp）的发现，对消化性溃疡的研究有了重大的进展。Hp 对酸耐受，因此能在胃十二指肠黏膜中繁殖，目前已经确定慢性溃疡与 Hp 感染密切相关。传统上，消化性溃疡的治疗方法主要采用手术或药物治疗以减少胃酸分泌，从而减轻对黏膜的损伤。现代的治疗方法则主要使用抗生素以消灭 Hp 感染，研究表明，这种治疗方法治愈率高，重要的是复发率低。传统上，消化性溃疡是肠道手术的最常见原因之一，但是药物保守疗法的出现彻底变革了溃疡病的治疗方式，手术切除仅限于溃疡并发症的治疗。由于消化性溃疡的侵蚀性，可导致胃肠道出血或溃疡穿孔破入腹腔，这些并发症仍然需要外科手术治疗。

肝胆疾病

　　肝胆系统疾病包括胆道系统疾病和肝细胞的疾

表 11.7　消化性溃疡病

病因	黏膜 Hp 感染削弱防御性机制致使黏膜在酸性环境中发生继发性损伤
症状	机制
上腹部疼痛	黏膜对化学性损伤的炎症反应，主要是胃酸和胃蛋白酶的作用
出血	黏膜下层受侵蚀暴露下方的血管，后者易受损致继发性出血
突发上腹部剧烈疼痛	溃疡累及深肌层可致局部纤维化和缺血。如进一步发展可能突破浆膜层引起腹膜炎，后者可危及生命
大量呕吐	该症状偶见于幽门部及十二指肠的慢性溃疡，原因是幽门管狭窄。幽门部的巨大溃疡可引起胃流出口阻塞

病（表 11.8）。原发性肝细胞疾病可损害肝功能，导致血清蛋白包括白蛋白合成减少，在渗透压作用下，液体可向细胞外隙渗漏（水肿）。同时患者免疫功能受损，导致其对多种传染病具有易感性。肝细胞排列紊乱可使门静脉向下腔静脉的回流受阻，引起门静脉系统压力升高。蛋白质合成减少合并门静脉高压使液体聚集在腹腔（腹水）。

　　胆道系统疾病可引起胆汁向十二指肠的流出受阻，临床表现为黄疸。慢性胆汁排出受阻时由于胆汁的反压作用也可引起肝细胞损伤（继发性）。胆道系统疾病主要引起阻塞性黄疸，表现为皮肤黄染、大便颜色变浅（由于缺乏胆红素）及尿色加深（由于肾排出过量胆红素）。

胆道系统疾病

　　胆道系统最常见的疾病是胆结石，英国成年人该病的患病率超过 5%。若结石位于胆囊内，患者可能无症状。然而，若结石阻塞胆囊的流出道，胆囊收缩时可发生胆绞痛，胆汁淤滞也可使胆囊发生继发感染（胆囊炎）。结石流经胆总管时易滞留于法特壶腹，即胆管进入十二指肠处的狭窄段，可使肝内胆汁的流出受阻引起阻塞性黄疸。临床上，由于结合胆红素流入体循环增多可致患者尿色加深，

表 11.8　肝胆疾病

疾病	症状	机制
胆结石	右腹及肩部疼痛	结石使胆囊内胆汁流出受阻。由于受 C4 水平自主神经支配可引起肩部疼痛。腹部疼痛是由于被覆的壁层腹膜炎症所致
	发热	胆汁淤积于胆囊引起感染（胆囊炎）
	黄疸	结石从胆囊排出后滞留于法特壶腹，引起肝胆汁流出受阻
急性肝炎	右上腹疼痛	肝大刺激肝被膜神经及被覆的腹膜神经
	出血和瘀斑	凝血因子合成减少导致凝血功能障碍
	意识模糊	由于肝解毒及排毒功能受损引起体循环毒素累积
慢性肝炎	既往肝损害病史	多数患者有急性肝炎的临床表现。少数患者临床症状不明显未予注意，见于输血引起的丙型肝炎患者
慢性肝疾病（肝硬化）	黄疸	胆红素排出障碍
	水肿（细胞外隙液体集聚）、踝部肿胀、腹水	蛋白质合成减少降低血管内胶体渗透压，致使液体漏出至细胞外隙

而排入肠道的胆色素减少使得粪便颜色变浅，并见皮肤、巩膜黄染。另外，胆总管结石可能影响胰腺分泌物的排出，从而导致急性胰腺炎。有趣的是由胆囊引发的疼痛定位于右肩。这是因为在胚胎期胆囊部分来源于膈并受到膈神经的自主支配，这些神经与来自肩部的感觉神经纤维一起在 C4 水平进入脊柱。

胆结石并发症的治疗方法主要采用外科手术，包括胆囊切除及胆道系统中结石的去除。在西方国家，绝大多数的胆石主要形成于胆囊内；而在胆道感染较为普遍的远东地区，结石主要在肝门周围的肝管内，由于该位置难以接近，所以处理这些结石相当麻烦。

胆汁流出受阻可引起胆管壁的纤维化，即原发性硬化性胆管炎，临床较少见。偶见与炎性肠病特别是溃疡性结肠炎相关，因此被认为是免疫性疾病。胆汁流出的慢性进行性梗阻可导致肝细胞继发性损伤。目前对这种炎症性疾病尚无有效的治疗方法，如果病变持续进展，可能需要进行肝移植。

肝细胞病

急性肝炎是由多种致病因素所致的原发性肝细胞损伤。致病因素包括感染（肝炎病毒 A 和 B）、药物（扑热息痛）和毒素类（酒精）等。这些病因可导致不同程度的肝损伤，从临床症状不明显的轻度肝损伤到肝细胞大片坏死，后者可引起肝功能衰竭。一些急性肝炎可致长期肝细胞损伤（慢性肝炎）。进行性肝细胞损伤可由于肝纤维化和肝细胞再生结节形成引起肝结构改建，即肝硬化。肝硬化是不可逆性改变，可引起包括胆汁分泌、蛋白质合成（包括免疫蛋白）及药物的解毒等的肝功能受损，并产生慢性肝病典型的皮肤红斑（雌激素灭活障碍）。肝硬化两个重要的后遗症是门静脉高压症和肝细胞肿瘤（肝细胞癌）。晚期肝硬化唯一的治疗方法是肝移植。

来自胃肠道的营养物质通过静脉系统运输至门静脉，随后直接流入肝。由肝硬化所致的肝结构改建可引起血流阻塞及门静脉压力增高，导致侧支循环开放及脾体积增大（脾大）。肿大的脾可破坏循环血小板导致血小板减少症（低血小板浓度）。肝镰状韧带周围侧支循环开放可致脐周静脉曲张（海蛇头）。临床上重要的侧支循环途径是食管下段胃左静脉和奇静脉之间的静脉丛。曲张的食管下段静脉较脆，可自发破裂出血，由于患者经常合并血小板减少及凝血功能异常（肝硬化），可使出血加剧，引起食管大出血而危及生命。在临床治疗上，可通过内窥镜在食管腔内对扩张的血管进行结扎或注射硬化剂。在紧急情况下需要使用一种特殊设计的软管（四腔二囊管）从口腔传送至胃，使用气囊压迫静脉止血。

在西方国家，肝最常见的恶性肿瘤是转移癌，原发灶经常来自胃肠道。肝的原发性恶性肿瘤（肝细胞癌）通常在肝硬化的基础上发生。原发灶切除后肝功能受损，这类患者的预后较差。在肝细胞癌和肝硬化同时存在时，由于用于预防移植排斥的免疫抑制剂将引起残留的肿瘤灶快速进展，进行肝移植是危险的。

胰腺

胰腺在脂肪和蛋白的消化中起重要作用，其外分泌功能异常是引起吸收不良的主要原因。胰腺消化酶不恰当的激活可导致胰腺组织破坏，并引发严重后果；临床表现为持续剧烈的心口痛，通常反射至背部。胰腺最重要的内分泌功能是产生胰岛素和胰高血糖素，胰岛细胞损伤可能引起糖尿病。不过胰腺具有很强的代偿功能，只有当超过 70% 的胰腺细胞受损时临床才出现明显的糖尿病或吸收不良症状。

急性胰腺炎是一种临床急症，可导致胰腺自身的破坏（表 11.9）。该疾病可能由胆管结石致胰管阻塞或急性酒精中毒所引发，临床上常见于中年女性（胆结石）或青年男性（摄入过量酒精）。胰腺损伤可致上腹部剧烈疼痛，由于被覆的胃组织受到刺激所以患者常伴有呕吐。组织自溶使大量液体及蛋白质进入组织间隙，引起血容量减少，从而导致肾的低灌注（肾衰竭）、肺部液体漏出（肺水肿）及低血压性休克。治疗的关键是快速静脉补液。

慢性胰腺炎通常是与长期过量酒精摄入有关的疾病。该病的胰腺损伤是缓慢的、渐进的。患者由于脂肪吸收障碍可逐渐发展为脂肪泻，再者胰岛细胞的损伤发展为糖尿病。胰腺组织的自溶可继发钙化和囊性变，后者可能由胰腺内小导管阻塞所致。戒酒是慢性胰腺炎治疗的基础。

囊性纤维化是一种常染色体隐性遗传病，患者父母亲双方均携带有缺陷的基因。该病的发病原因是导管上皮细胞表面氯离子通道调节缺陷。在该病

表 11.9	急性胰腺炎
病因	胰腺被自身分泌的酶消化，由毒素（酒精）损伤或分泌物排出受阻（胆结石）所致
症状	
上腹部痛	局部炎症反应损伤来自腹腔神经丛的自主神经
呕吐	被覆胰腺的胃组织局部受到刺激
全身性病变	
气促	由于炎性病变及消化酶的局部释放，大量液体流向细胞外隙并进入肺泡腔（肺水肿）
低血压	血容量减少所致。可引起一些器官包括肾的低灌注
检查	
血清淀粉酶	由受损的胰腺细胞释放入机体
CT 扫描	显示胰腺及其周围组织肿胀或破坏
ERCP	该检测能直视胰管及胆管，并能显示法特壶腹中滞留的胆结石（见图 11.4）在检测过程可将结石移除

的遗传因素被充分阐明之前，其诊断有赖于查见患者的汗液含有过量的钠和氯化物。由于氯离子通道是一个很重要细胞机制，故其发生调节缺陷对机体的影响是广泛的（表 11.10）。新生儿可能由于大肠的胎粪梗阻一出生就伴有严重的便秘，即胎粪性肠梗阻。由于呼吸道分泌物排出困难，新生儿也可能出现肺不张，此病变可持续终身。胰腺内由于分泌问题导致胰管阻塞，晚期可发生胰腺功能衰竭，在成人可发展为肝硬化。近十年来该病的治疗方法进展迅速。通过介入性胸部理疗辅助清理肺部分泌物，并对呼吸衰竭的患者进行肺移植，患者的平均寿命已得到延长。目前该病的基因疗法还在试验中。

小肠疾病

小肠基本功能是吸收被摄入的液体及营养素。小肠肿瘤极为罕见，其最常见的疾病可引起小肠功能改变。小肠的基本功能单位是黏膜层，吸收障碍一般由被覆黏膜损伤所致，引起黏膜损伤的疾病可大致分为感染性和非感染性（表 11.11）。

表 11.10　胰腺疾病

疾病	临床特点	机制
糖尿病	烦渴多饮、多尿	胰岛素分泌减少引起高血糖，使滤出液渗透压增高导致高尿量（多尿）。低血容量症及血清高渗透压刺激口渴中枢（烦渴）
	昏迷	葡萄糖及脂肪酸代谢紊乱引起代谢性酸中毒。合并低血容量可发生意识障碍，若不迅速处理可导致死亡
慢性胰腺炎	长期酗酒	酒精对胰腺产生毒性损害
	上腹部痛	腹腔神经丛的自主神经周围炎症
	体重减轻、腹泻	胰腺外分泌功能障碍致消化不良
	糖尿病	胰岛细胞功能障碍
囊性纤维化	便秘	钠/氯离子通道缺陷引起胰腺功能衰竭及肠液体分泌/吸收功能紊乱。表现为新生儿机械性肠梗阻（胎粪性肠梗阻）及继发性便秘
	呼吸衰竭	肺泡及细支气管的异常分泌引发气道阻塞及肺泡萎陷。新生儿可发生肺膨胀不全，成人则可反复发生呼吸道感染

表 11.11　小肠疾病

疾病	临床特点	机制
吸收不良		
乳糜泻	慢性腹泻、体重减轻、贫血。多见于成人	小肠的自身免疫性疾病。脂肪吸收障碍引起患者排出大量苍白色、带有恶臭的、漂浮的粪便。蛋白质吸收障碍引起机体蛋白质丢失及肌肉萎缩。叶酸及铁吸收障碍引起贫血
感染		
沙门菌属	突发大量水样腹泻、便血伴发热	细菌感染致使遍及小肠及大肠各处的黏膜急性溃疡形成，水分及蛋白质丢失，引起水样腹泻。溃疡的黏膜面可出血导致便血。细菌进入血液可随门静脉入肝，产生剧烈炎症反应致高热
霍乱	严重水样腹泻，每日可丢失数升液体	霍乱弧菌不会引起黏膜溃疡形成，但能使盐/水交换泵产生故障，致使大量水分进入肠腔。由于结肠黏膜不能重吸收大量水分而引起水性腹泻。蛋白质未见丢失
缺血	腹胀、肠出血及腹痛	由于供血障碍首先使耗氧量大的肠黏膜受损，黏膜上皮脱落，引起黏膜面溃疡形成及静脉出血。缺血的肠管失去正常的收缩力，导致肠腔扩张及腹胀

　　随着生活条件及卫生保健的改善，西方国家胃肠道感染的发生率及临床重要性已经下降。如果出现突发性恶心、呕吐及腹泻，一个家庭中多个成员发病，提示为感染性疾病。多种病毒、细菌、原生动物及毒素均可引起胃肠道感染，确诊需要对腹泻物进行培养。对急性感染患者成功处理的关键是口服盐水替代物，必要时需静脉滴注；血性腹泻最有可能由细菌如沙门菌属所致，应给予相应的抗生素治疗。

　　在英国，目前多数胃肠道感染由病毒或毒素所致，具有自限性；霍乱仍然是全世界的主要杀手，尽管通过改善供水系统及排水系统该病已经获得控制；沙门菌感染仍然是一种重要的细菌感染，即使在西方国家也是如此；20世纪90年代，由禽类产品引起的感染经常被媒体报道。慢性无症状性感染通常发生于胆道系统，而从事食物及粮食制品加工

胃肠道病理

的人员往往成为暴发流行的传染源。

克罗恩病

慢性腹泻的原因可能更加难以确定。克罗恩病就是其中一个原因（表 11.12），这是一种具有缓解期和发作期的慢性小肠疾病，其典型症状是腹痛、腹泻伴体重减轻。克罗恩病在英国其发生率大约为 1/1000，尽管该病相对较罕见，但就诊率高。该病可能与遗传有关，在一些家庭中发现 CARD15 基因（编码 NOD2 受体）突变。NOD2 受体与炎症应答有关，被认为能改变小肠对一些感染性 / 炎症性刺激的应答。

克罗恩病是一种慢性肉芽肿性疾病，可发生于胃肠道的任何部位，但最常见于回肠末端。该病的病因并不明确，可能是多因素作用所致。基因决定的易感性对该病有一定影响，但还有许多因素与该病的发生有关，这些因素包括病毒感染、细菌感染、饮食因素及脉管因素等。克罗恩病的炎症过程导致小肠溃疡形成及继发纤维化，引起肠壁增厚、肠腔狭窄；当炎症穿透肠壁的外层（浆膜层），可引起腹腔局部脓肿形成并穿透其他肠段或其他器官如膀胱（瘘管）。该病需要内外科联合治疗，内科控制疾病的发展，外科处理并发症。目前尚未发现能治愈该病的治疗方法。

乳糜泻

乳糜泻是一种累及小肠黏膜的罕见疾病。乳糜泻与克罗恩病一样可引起吸收不良，但不会引起溃疡形成及肠腔狭窄。该病是对饮食中的麸质过敏所致，摄食无麸质饮食常可完全缓解病情。

同克罗恩病一样，乳糜泻具有遗传性，高达 20% 的兄弟姐妹可患病。该病的遗传标记尚未确定。典型组织学特征是小肠绒毛萎缩，最常见于小肠近端，与慢性炎症细胞浸润有关。尽管乳糜泻可发生于任何年龄，但最常见于 30 ～ 40 岁，提示对麸质的过敏有部分是获得性的。除了慢性腹泻，该病最突出的症状是由于吸收不良引起的体重减轻和疲乏。

急性缺血

胃肠道急性缺血是一种内科急症。约 10% 的心输出量流向胃肠道。血流中断首先累及肠黏膜。液体聚集于黏膜下层致局部水肿及肠壁黏膜上皮细胞快速脱落，引起血性腹泻。由于肠黏膜再生能力强，这些病变是可逆的。由于黏膜屏障的破坏，患者可并发菌血症，引起机体发热。局部持续性缺血将导致由消化酶所致的肠壁继发性损伤，此时即使缺血得到改善仍可能引起继发性纤维化及肠腔狭窄。

表 11.12 克罗恩病	
病因	多因素引起：通过家族研究已经确定该病具有遗传倾向，但目前仅有一种特殊的遗传性缺陷被鉴定（NOD2）。微生物菌群、重复感染及饮食因素均与该病的发生有关，这些因素可对有遗传素质的人群产生影响
症状	*机制*
腹痛 / 体重减轻	通常由于肠腔狭窄，食物通过小肠时受阻（不完全）所致。因为营养物质摄入减少，加上吸收功能受损及黏膜损伤引起的蛋白质丢失，可导致患者营养不良
腹泻	溃疡处肠黏膜液体和蛋白质丧失是腹泻的主要原因。梗阻近端继发细菌繁殖加重该症状
疲乏	贫血是该病的常见症状。营养缺乏合并溃疡的黏膜面慢性出血致使机体铁缺乏。该病好发于回肠末端，内因子吸收障碍可致机体维生素 B_{12} 缺乏
局限性腹部肿胀	腹腔脓肿是该病的常见症状。由于炎症累及肠壁全层，溃疡或裂隙可穿透至浆膜表面
痛性口腔溃疡及肛管溃疡	该病可发生于消化道的任何部位。由于消化道中仅有口腔及肛管受躯体神经支配，所以这两个区域受损可引起局部疼痛

缺血持续超过数小时可导致肠壁的完整性丧失（穿孔），肠内容物进入腹腔（腹膜炎），可危及生命。由于肠系膜动脉之间具有丰富的侧支循环，胃肠道急性缺血非常罕见。当由血栓形成或栓塞致肠系膜上动脉完全堵塞时，由于腹腔干及肠系膜下动脉的侧支供血，可能不会引起肠壁梗死。

小肠缺血更多见于局部静脉闭塞时，最常见于肠扭转及嵌顿疝。小肠的血供来自肠系膜动脉，正常情况下其动脉压通常足够维持肠壁的血液灌注，但当静脉阻塞、血液流出受阻时，血液可回压入毛细血管床，引起动脉血流受阻导致肠壁缺血。

感染性腹泻

不论是现在还是过去，肠道感染（表 11.11）都是不发达国家主要的疾病，婴儿及老人尤为易感。肠道感染也是导致死亡的重要原因，主要死因是脱水和电解质丧失。

霍乱是霍乱弧菌感染胃肠道所致，在发展中国家由于饮用水被污染，该病仍然是重要的传染病。钠交换泵被肠毒素阻滞导致患者大量水样便，液体流失量可达 1 L/h，患者可迅速可发生低血容量休克、肾衰竭及代谢性酸中毒。

与霍乱不同，伤寒沙门菌和志贺菌感染则直接损伤胃肠道黏膜。志贺菌感染可致中度腹泻伴高热，小肠黏膜的损伤也可引起蛋白质丢失及显微镜可观察到的出血。痢疾杆菌感染更多见于大肠，因为血液不像在小肠时能被蛋白酶所消化，可出现便血。伤寒沙门菌可通过被污染的饮用水及食物传染，与志贺菌一样，能直接侵袭小肠黏膜。然而，感染初期细菌对黏膜上皮并无直接毒性，可通过肠系膜静脉扩散至肝。菌血症之后为第二次潜伏期，随后，细菌感染引起的炎症反应可致肠黏膜溃疡形成，引起腹泻、出血及发热。黏膜直接受损及腹泻可引起蛋白质丧失及水盐丢失。由于这些细菌感染的作用机制不同，因此它们的潜伏期也不一样。霍乱感染后将在 12 小时内出现症状；而志贺菌感染则通常需要数天；由于有两次潜伏期，沙门菌感染潜伏期大约为 10 天。

阿米巴痢疾仍然是热带感染性腹泻的重要病因之一，通常因为摄入了被痢疾变形虫胞囊感染的食物和水而受到感染。胞囊发育成滋养子，可侵入结肠黏膜并穿破肠壁全层。这一过程导致了溃疡的形成，并继发腹泻伴血便。如同许多肠道感染性疾病，许多患者并无显性症状、而只是无症状的携带者。因为肠壁黏膜溃疡的形成，这种患者的症状可能和溃疡性结肠炎的患者很相似。但是根据溃疡的活检或者从新鲜粪便中胞囊的检出，该病很容易确诊。抗生素治疗对阿米巴痢疾十分有效。因为溃疡穿透肠壁的全层，在治疗后可见大肠继发性缩窄的形成。

大肠

大肠最常见的疾病是结肠癌。不过，大肠的良性病变也是临床上重要的疾病（表 11.13）。所有的大肠疾病均可引起大便习惯的改变，主要表现为腹泻或便秘，可伴有直肠出血和下腹疼痛。大肠黏膜的炎症通常引起腹泻，主要的病因有憩室炎、溃疡性结肠炎及感染。

在西方国家憩室病的发病率较高，被认为是由于低纤维饮食致大肠肠腔内压力增高所致。后者引起结肠壁肌层肥厚及肠壁内压性憩室形成（图11.7）。憩室是结肠黏膜穿过肌层外翻形成。这些黏膜形成的囊腔因为缺乏肌层不能排空，粪便残渣滞留于囊腔内，可继发感染。55 岁及以上的人群中，30% 可发生结肠憩室，但大多数患者无症状。并发症包括由憩室黏膜溃疡引起的肠出血或由憩室颈部阻塞引起的脓肿，后者可破入腹腔。憩室病并发症仅见于 1/50 的患者，但是一旦发生有可能危及生命。

大肠内粪便排出受阻可危及生命，因为位于结肠近端的回盲瓣使大肠形成一个闭合袢，只能通过结肠穿孔才能减压。穿孔通常发生于壁薄且易扩张的盲肠。大肠阻塞最常见的原因是结直肠癌，但是憩室脓肿阻塞或急性憩室炎后结肠壁瘢痕形成也可引起。治疗需要手术切除梗阻的肠段，并将结肠与直肠相吻合。

表 11.13　大肠疾病

疾病	临床特点	机制
憩室病	中、下腹疼痛	胚胎期后肠的牵涉痛，肠壁肌层肥厚引起痉挛性疼痛（绞痛）
	发热	憩室可发生梗阻并感染，引起结肠壁小脓肿形成
	全腹疼痛及压痛	憩室破入腹腔可引起弥漫性腹腔内感染（腹膜炎）
溃疡性结肠炎	腹泻、便血	大肠黏膜溃疡形成致使肠腔内水分吸收障碍，黏膜下血管破裂可引起出血
	腹胀	黏膜损伤致蠕动停止，引起功能性肠梗阻。近端肠管扩张甚至穿孔引起腹膜炎
痢疾	可能发生于国外旅行之后	摄入污染的食物及饮用水引起感染
溶组织内阿米巴	血性腹泻	黏膜溃疡形成致水 / 蛋白质丢失，黏膜下血管破裂致出血

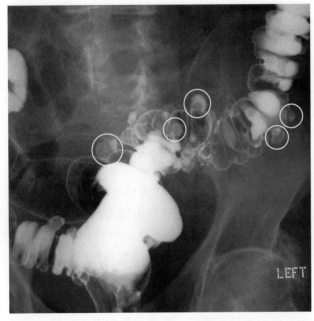

图 11.7　大肠的钡餐 X 线透射，乙状结肠可见明显的憩室影，显示为突出的小袋，其内充满钡剂（圆圈处）

溃疡性结肠炎

溃疡性结肠炎是局限于大肠黏膜的炎性疾病，

绝大多数患者局限于直肠黏膜且病变较轻微。少数病例可累及所有大肠黏膜且病变较严重。在西方国家该病发生率约每年 2%。该病病因尚未明确，与克罗恩病一样，被认为对某些有待于确认的环境因素敏感所致，部分患者有潜在的遗传倾向；有趣的是溃疡性结肠炎和克罗恩病可见于同一个家族中，提示它们可能有共同的病因。

广泛的肠黏膜损伤可导致血性腹泻。诊断必须排除感染引起的腹泻，可通过黏膜活检标本的组织学检查确诊。与消化管外的病例一样，黏膜广泛溃疡形成可导致细菌从肠腔侵入门脉系统。尽管溃疡性结肠炎病变局限于肠黏膜被覆上皮，但是急性重度发作时也可引起透壁性肠炎，并可能导致继发性穿孔及腹膜炎。治疗需要补充液体及盐，并使用抗生素以控制继发性感染。

免疫抑制疗法常用于缓解炎性损伤。少数病例对内科治疗效果并不理想，需要紧急切除大肠（结肠切除术）。疾病长期存在可提高患者患结直肠癌的风险，因此有时可进行预防性结肠切除术以防止结肠恶变。随着外科技术的进展，可采用回肠肛管吻合术重建结肠切除患者的肠管连续性，从而避免形成永久性造瘘。

中文

β脂蛋白缺乏症：一种罕见的常染色体隐性遗传疾病，表现为血浆低β脂蛋白。

白细胞增多：通常由于感染而导致的白细胞数量反应性增多。

胞吐作用：小泡通过与细胞膜融合并释放小泡内容物的过程。

胞吞作用：某一分子或者颗粒被细胞膜包裹并以小泡形式被细胞吞入的过程。

胞饮作用：当小泡围绕细胞外液或者细胞外液中特定分子与细胞膜表面蛋白结合时发生的内吞。

饱腹感：饥饿感消失。

贲门失弛缓症：食管下段和食管下端括约肌的一种运动障碍（贲门痉挛），表现为肌肉无法松弛。

壁细胞：泌酸细胞；胃壁分泌盐酸的细胞。

便秘：排便困难或次数减少。

表皮脱落：人体表面皮肤的损伤，如擦伤。

病因学：对疾病病因的研究。

部分结肠切除术：手术切除部分大肠并恢复其连续性的外科操作。

肠梗阻：通常发生在术后，表现为因蠕动减少而导致的小肠功能性梗阻。

肠绞痛：肠管异常蠕动而引起的周期性腹痛。

肠炎：肠道炎症。

弛缓：收缩功能丧失。

充血：（局部）血流量增多。

充血性心力衰竭：一种反映左心室和右心室心脏泵血功能损伤的病理状态。

英文

abetalipoproteinaemia-a rare autosomal recessive disorder characterized by a low plasma level of betalipoprotein.

leukocytosis-an increase in the number of white blood cells, usually in response to infection.

exocytosis-the process by which vesicles release their contents by fusing with the cell's plasma membrane.

endocytosis-process whereby a molecule or particle becomes surrounded by the cell membrane and engulfed into the cell in a vesicle.

pinocytosis-endocytosis when the vesicle encloses extracellular fluid or specific molecules in the extracellular fluid that have bound to proteins on the extracellular surface of the plasma membrane.

satiety-cessation of the feeling of hunger.

achalasia-a motor disorder in which a muscle is unable to relax, particularly the lower oesophagus and the lower oesophageal sphincter (cardiospasm).

parietal cells-oxyntic cells; acid-secreting cells of the stomach.

constipation-difficulty in passage of stools or infrequent passage of stools.

excoriation-an injury to the surface of the body, e.g. a scratch.

aetiology-the study of the causes of a disease.

hemicolectomy-surgical removal of part of the large bowel with restoration of continuity.

ileus-loss of peristalsis in the small bowel, usually following surgery, that results in a functional obstruction.

colic-cyclical intra-abdominal pain owing to dysfunctional peristalsis of the intestine.

enteritis-inflammation of the intestines.

atony-a lack of contractile function.

hyperaemia-increased (regional) blood flow.

congestive heart failure-a pathological condition that reflects impaired cardiac pumping of the left and right ventricles.

次感元：能诱发感觉反应刺激的子类别。 **submodality**-subclass of a stimulus which evokes a sensory response.

粗粮：不可消化的膳食纤维，可有效促进肠蠕动。 **roughage**-non-digestible dietary fibre, important to promote gut motility.

促分泌素：调节分泌物释放的物质。 **secretagogue**-a substance that regulates the release of a secretion.

催吐剂：引起呕吐的物质。 **emetic**-a substance which causes vomiting.

胆管炎：胆管内胆汁的细菌感染。 **cholangitis**-a bacterial infection of bile in the bile duct.

胆红素尿症：尿液中含胆红素。 **bilirubinuria**-the presence of bilirubin in the urine.

胆囊切除术：摘除胆囊的手术。 **cholecystectomy**-removal of the gall bladder.

胆囊炎：胆囊（内胆汁）的炎症。 **cholecystitis**-infection（of bile）in the gall bladder.

胆石症：胆囊内结石。 **cholelithiasis**-the presence of gall stones.

胆汁淤积症：胆汁排泄受阻。 **cholestasis**-interruption of bile flow.

等渗的：与细胞外液溶质的总浓度相等。 **isosmotic**-having the same total solute concentration as extracellular fluid.

等张的：包含与细胞外液等量的不可跨膜的溶质颗粒。 **isotonic**-containing the same number of effectively non-penetrating solute particles as extracellular fluid.

低白蛋白血症：血浆白蛋白水平降低。 **hypoalbuminaemia**-decreased plasma albumin.

低钙血症：血浆钙离子水平降低。 **hypocalcaemia**-decreased plasma calcium.

低钾血症：血浆钾离子水平降低。 **hypokalaemia**-decreased plasma K+concentration.

低渗的：较之正常的（等渗的）细胞外液，包含低浓度的不可跨膜的溶质颗粒。 **hypotonic**-containing a lower concentration of effectively non-penetrating solute particles than normal（isotonic）extracellular fluid.

低血红素贫血：红细胞血红蛋白浓度降低。 **hypochromia**-a low haemoglobin concentration in the erythrocytes.

低血容量：血容量减少。 **hypovolaemia**-low blood volume.

低血糖：血浆葡萄糖水平降低。 **hypoglycaemia**-low plasma glucose.

低血压：动脉血压降低。 **hypotension**-low blood pressure.

低胰岛素血症：血浆胰岛素水平降低。 **hypoinsulinaemia**-low plasma insulin.

电子计算机断层扫描成像（CT）：一种通过密度测定法显示组织具体结构的射线照相扫描术。计算机可对人体不同断面影像各组织的 X 线吸收量进行定量分析。 **computed** tomography（CT）scanning-a radiographic scanning procedure where the detailed structure of a tissue is revealed by densitometry. The body is imaged in cross-sectional slices and the computer quantifies the X-ray absorption by the tissues.

动脉瘤：动脉壁局部扩张。 **aneurysm**-a localized dilatation of the wall of a blood vessel.

毒血症：血浆中出现细菌毒素。 **toxaemia**-presence of bacterial toxins in the blood plasma.

多尿：尿液产生增多。 **diuresis**-increased production of urine.

多尿：排尿增多。 **polyuria**-high urine output.

多饮：过量喝水（通常见于高血糖患者）。 **polydipsia**-excessive drinking（usually seen in hyperglycaemia）.

恶性肿瘤：可侵犯和扩散到其他组织、器官的肿瘤。 **malignancy**-a tumour with the ability to invade and spread to other tissues and organs.

肥大：因为细胞体积增大而非数量增多所导致的组织或者器官增大。 **hypertrophy**-enlargement of a tissue or organ because of increased cell size rather than increased cell number.

腹膜炎：腹膜的炎症性病变，通常继发于肠穿孔。 **peritonitis**-inflammatory disease of the peritoneum, often secondary to perforation of the bowel.

腹水：腹膜腔内积液。 **ascites**-a fluid collection in the peritoneal cavity.

腹泻：粪便含水量和每天粪便量异常增多。 **diarrhoea**-an abnormal increase in stool liquidity and in daily stool volume.

干眼症：眼表上皮组织的病变。 **xerophthalmia**-a disturbance of epithelial tissues.

肝癌：肝的原发性肿瘤。 **hepatoma**-a primary tumour of the liver.

肝炎：肝的炎症。 **hepatitis**-an inflammation of the liver.

肝硬化：肝的进行性炎症性疾病，表现为无功能组织的增多和结构的破坏。 **cirrhosis**-a progressive inflammatory disease in the liver where there is an increase in non-functioning tissue and disruption of the architecture.

感觉迟钝：口腔感觉的感知障碍。 **dysaesthesia**-altered perception of oral sensation.

高胆红素血症：血浆中胆红素浓度的异常升高。 **hyperbilirubinaemia**-an abnormally high concentration of bilirubin in the plasma.

高氯性腹泻：粪便中氯离子的过量流失。 **chloridorrhoea**-excessive loss of chloride ions in the faeces.

高渗的：较之正常（等渗的）细胞外液，包含高浓度的不可跨膜的溶质颗粒。 **hypertonic**-containing a higher concentration of effectively membrane-impermeable solute particles than normal（isotonic）extracellular fluid.

高血糖：血浆葡萄糖水平升高。 **hyperglycaemia**-increased plasma glucose.

高血压：慢性动脉血压升高。 **hypertension**-chronically increased arterial blood pressure.

高胰岛素血症：血浆胰岛素水平升高。 **hyperinsulinaemia**-increased plasma insulin.

骨质减少：骨质减少。 **osteopaenia**-a reduction in bone mass.

固有的：源自组织内部的。 **intrinsic**-originating within the tissue.

坏死：因病变或者损伤导致的局部组织细胞死亡。 **necrosis**-localized tissue death in response to disease or injury.

黄疸：因胆红素沉积而导致的皮肤、黏膜和巩膜黄染。 **jaundice**-yellowish discolouration of the skin, mucous membranes and sclerae owing to deposition of bilirubin.

回肠炎：回肠的炎性病变。

ileitis-inflammatory disease of the ileum.

肌源性：与肌肉（心肌和平滑肌）有关的，需神经冲动来启动或者维持紧张性收缩的特性。

myogenic-pertaining to（cardiac and smooth）muscle that does require nerve impulses to initiate and maintain a contraction.

假性腹膜炎：腹部剧烈扪痛，使得患者保持静卧姿势，提示腹膜壁层急性炎症。该病一般是由感染引起，通常与阑尾炎有关。

peritonism-exquisite abdominal tenderness which encourages the patient to lie still. It is indicative of acute inflammation of the parietal peritoneum, usually due to infection and classically associated with appendicitis.

角化过度：皮肤上皮角质层增多，如疣。

hyperkeratosis-overgrowth of the cornified epithelium layer of the skin, e.g. a wart.

结肠部分切除术：切除部分大肠（结肠）。

colectomy-removal of part of the large bowel（colon）.

结肠炎：结肠的炎症性疾病。

colitis-inflammatory disease of the colon.

结肠造口术：在腹壁上建立结肠开口的手术。

colostomy-a surgically created opening of the colon in the wall of the abdomen.

结石：矿物盐沉积在组织内形成的异常石头。

calculus-an abnormal stone formed in tissues by an accumulation of mineral salts.

静脉曲张：由于门脉高压而导致的静脉扩张现象，通常发生在食管静脉丛。

varices-dilated veins, usually of the oesophagus, owing to raised portal vein pressure.

咀嚼：咀嚼。

mastication-chewing.

巨结肠：一段显著增粗的结肠。

megacolon-a massively enlarged colon.

巨细胞的（大红细胞的）：细胞（通常指红细胞）平均体积增大。

macrocytic-high mean cell volume（usually pertaining to red blood cells）.

巨幼红细胞：在恶性贫血或者缺乏叶酸所致贫血中出现大量异常增大、核发育不成熟的红细胞。

megaloblast-an abnormally large, nucleated, immature erythrocyte present in large numbers in pernicious anaemia or folate-deficiency anaemia.

抗利尿剂：一种减少尿液产生的药物。

antidiuretic-a substance which diminishes urine production.

克分子渗透压浓度：溶液的溶质总浓度。

osmolarity-total solute concentration of a solution.

口干症：口腔干燥。

xerostomia-dry mouth.

离口的：在背离口腔的方向。

aborally-in a direction away from the mouth.

连接：缝隙连接；两个细胞间传导动作电位的并列区域。

nexus-gap junction; a zone of apposition between two cells where action potentials can be conducted between the cells.

良性的：非恶性（指肿瘤）。

benign-non-malignant（pertaining to tumors）.

瘤样扩张：通常由于流动阻断或者管壁退行性病变而导致管道、血管或中空脏器的扩张。

ectasia-dilatation of a duct, vessel or hollow viscus, usually resulting from obstruction to flow or degenerative changes of the wall.

瘘管：内部器官和体表间或者两个器官间的异常通道。	**fistula**-an abnormal passage from an internal organ to the body surface or between two organs.
漏出液：通常由于渗透压／流体静压增高而从组织中漏出的液体，因而蛋白质含量低。	**transudate**-fluid that has leaked out of a tissue, usually because of increased osmotic/hydrostatic pressure and therefore having a low protein content.
迷走神经切断术：迷走神经切断。	**vagotomy**-division of the vagus nerves.
囊泡运输：囊泡的运输。	**cytopemsis**-vesicular transport.
脑病：脑部病变或脑退行性变。	**encephalopathy**-any disease or degenerative condition of the brain.
内镜检查：通过插入内镜（一种带光源的光纤器械）对中空器官（如消化管等）进行肉眼检查的方法。	**endoscopy**-visual examination of a hollow organ (e.g. the gastrointestinal tract) by insertion of an endoscope (an illuminated optical instrument).
内镜下逆行性胰胆管造影术（ERCP）：一种结合光纤内镜检查和放射造影术来诊断胰胆管病变的技术。	**endoscopic** retrograde pancreatography (ERCP) -a procedure employing a combination of fibre optic endoscopy and radiography to investigate the presence of biliary and pancreatic disease.
内源性的：源自组织内的。	**endogenous**-originating within the tissues.
内脏：体内的器官（如肝、胰等）。	**viscera**-body organs (e.g. liver, pancreas).
黏膜下的：黏膜下方。	**submucosal**-beneath the mucosa.
尿糖：尿液中出现葡萄糖。	**glycosuria**-glucose in the urine.
浓缩：增稠。	**inspissated**-thickened.
旁分泌：指细胞因子（按照惯例，神经递质除外）作用于分泌细胞邻近的靶细胞。	**paracrine**-relates to an agent that exerts its effects on cells near its site of secretion (by convention, excludes neurotransmitters).
脾大：脾体积增大。	**splenomegaly**-enlargement of the spleen.
贫血：全血血红蛋白减少。	**anaemia**-a reduction in total blood haemoglobin.
葡萄糖恒定理论：通过血糖水平调控摄食。	**glucostatic** theory-control of feeding via blood glucose levels.
憩室炎：通常发生在乙状结肠的一个或多个憩室感染。	**diverticulitis**-infection in one or more diverticula, usually of the sigmoid colon.
憩室症：通常发生在结肠、尤其好发于乙状结肠肌层的袋状突出（憩室）。	**diverticulosis**-the presence of pouch-like herniations (diverticula) in the muscular layer of the colon, especially the sigmoid colon.
强直：持续肌收缩的状态。	**tetany**-a maintained contraction.
强直的：持续的肌收缩活动。	**tonic**-undergoing continuous muscular activity.
亲胆汁性：具备和胆汁的亲和力；易溶于胆汁。	**cholephilic**-attracted to bile; easily dissolved in bile.

亲水性：与水有亲和力、易溶解于水。

hydrophilic-attracted to，and easily dissolved in，water.

躯体神经的：指周围神经系统两部分之一，包括传导皮肤和体表感觉的感觉神经元和控制骨骼肌运动的运动神经元。周围神经系统另一部分为自主神经系统。

somatic-pertaining to one of two major divisions of the peripheral nervous system，consisting of sensory neurones concerned with sensation from the skin and body surface and motor neurones to the skeletal muscles，the other division being the autonomic nervous system.

缺血：器官或组织氧合血供减少。

ischaemia-decreased supply of oxygenated blood to an organ or structure.

缺氧：（组织内）缺乏氧气。

hypoxia-deficiency of oxygen（in a tissue）.

溶血：可导致红细胞破裂和血红蛋白释放。

haemolytic-causing the red blood cells to break down and release haemoglobin.

肉芽肿：以巨噬细胞聚集为特征的慢性炎症病灶。

granuloma-a chronic inflammatory lesion characterized by accumulation of macrophages.

润滑剂：用于改变（粪便）黏稠度的物质。

emollients-substances which alter the consistency（of the faeces）.

闪烁扫描术：把经放射性标记的、与某一靶器官或组织具有特定亲和力的药剂注射入人体，随后以探测器对放射性标记复合物分布进行测定的一种临床操作。

scintigraphy-a clinical procedure consisting of the administration of a radiolabelled agent with a specific affinity for an organ or tissue of interest，followed by determination，with a detector，of the distribution of the radiolabelled compound.

上腹部：腹部上方中央区域。

epigastric-in the upper central abdominal region.

神经性厌食症：一种进食欲望缺失的疾病状态。

anorexia nervosa-a condition in which the desire for food is lost.

渗出液：蛋白质含量高的组织渗出液。

exudate-a fluid that has oozed out of a tissue and so has a high protein content.

渗透压：每单位重量溶剂（水）中溶质的总浓度。

osmolality-total solute concentration per unit weight of solvent（water）.

疏水性：与水无亲和力、不溶解于水。

hydrophobic-not attracted to，and insoluble in，water.

栓子：堵塞在血管内并阻断血流的物质（通常是脱落的动脉粥样硬化斑块或血凝块）。

embolus-a substance（usually dislodged atheroma or blood clot）lodged in a blood vessel，which blocks the flow of blood.

碎石术：用超声波粉碎（胆囊或肾的）结石。

lithotripsy-shattering of（gall or kidney）stones by ultrasound waves.

胎粪：胎儿肠道里的绿色物质，经新生儿第一次肠道蠕动排出。

meconium-greenish material which fills the intestines of the fetus and forms the first bowel movement in the newborn.

胎粪性肠梗阻：新生儿因为胎粪嵌顿（通常发生在囊性纤维症患儿）而引起的小肠梗阻。

meconium ileus-obstruction of the small intestine in the newborn by impaction of meconium（usually in cystic fibrosis）.

特发性的：原因不明的。

idiopathic-of unknown cause.

酮血症：血浆中酮体水平异常升高。

hyperketonaemia-an abnormally high level of ketone bodies in the plasma.

酮症酸中毒：体内酸中毒伴随酮体蓄积。

ketoacidosis-acidosis accompanied by an accumulation of ketones in the body.

吞咽：吞咽。

deglutition-swallowing.

吞咽不能：一种无法吞咽的疾病状态。

aphagia-a condition in which there is an inability to swallow.

吞咽困难：吞咽困难。

dysphagia-difficulty in swallowing.

外部的：来自（通常位于）组织外部。

extrinsic-originating (usually situated) outside the tissue.

外来物质：来自体外的有机物（如药物、有机毒物等）。

xenobiotic-an organic substance which is foreign to the body (e.g. a drug or an organic poison).

外源性的：源自组织外部的。

exogenous-originating from outside the tissues.

味觉：味觉。

gustation-taste.

胃肠外的：指不经过消化道进行的治疗（如静脉内给药）。

parenteral-relating to treatment other than through the digestive system (e.g. by intravenous administration).

胃切除术：手术切除胃组织。

gastrectomy-surgical removal of the stomach.

胃酸缺乏症：胃液中盐酸分泌缺乏。

achlorhydria-lack of hydrochloric acid secretion in gastric juice.

萎缩：（某些器官或组织）消耗或者皱缩。

atrophy-wasting or shrinking (of an organ or tissue).

吻合术：两条血管间的连接；或者外科学上的一种操作，即：把两段肠管连接在一起，使得肠管内容物能够从吻合处一端流到另一端。

anastomosis-a connection between two vessels or a surgical joining of two bowel segments to allow flux of the contents from one to the other.

稳态：机体内环境的稳定性。

homeostasis-constancy of the internal environment of the body.

无胆汁的：胆汁分泌缺乏。

acholic-absence of bile secretion.

无定形的：无可见结构。

amorphous-without visible structure.

无神经节细胞的：缺乏神经节细胞的。

aganglionic-displaying an absence of ganglionic cells.

细胞膜穴样内陷：细胞膜朝向细胞质的内陷。

caveolae-invaginations of the cell membrane extending into its cytoplasm.

狭窄：管道（如肠管等）、开口（如肝胰壶腹等）变窄或收缩。

stenosis-a narrowing or constriction of a tube (e.g. bowel) or aperture (e.g. ampulla of Vater).

纤维化：纤维结缔组织的增生。

fibrosis-proliferation of fibrous connective tissue.

腺癌：一种腺上皮（如结肠黏膜）的恶性肿瘤。

adenocarcinoma-a malignant tumour of the glandular epithelium (e. g. colonic mucosa).

向口：朝口腔方向。　**orad**-in a direction towards the mouth.

小窗：孔。　**fenestrae**-pores.

小红细胞的：细胞平均体积减小（通常指红细胞）。　**microcytic**-characterized by the presence of cells with low mean cell volume（usually pertaining to red blood cells）.

泻药：一种促进肠道排便的（通便）药物。　**cathartic**-a（purgative）medicine which increases evacuation of the bowels.

泻药：一种促进肠道排便的强效药物。　**purgative**-a strong medication used to promote evacuation of the bowels.

嗅觉：嗅觉。　**olfaction**-smell.

血管扩张剂：引起小动脉扩张的物质。　**vasodilator**-a substance which causes dilatation of arterioles.

血管收缩：血管收缩。　**vasoconstriction**-constriction of blood vessels.

血流动力学：关于血液循环的物理学研究。　**haemodynamics**-the study of the physical aspects of the blood circulation.

血栓：贴附于血管壁上的固体质块。　**thrombus**-a clot which attaches to the wall of a vessel.

血小板减少（症）：凝血细胞（血小板）缺乏。　**thrombocytopaenia**-deficiency of thrombocytes（blood platelets）.

血小板增多（症）：凝血细胞（血小板）数量的异常升高。　**thrombocytosis**-an abnormal increase in the number of thrombocytes（blood platelets）.

牙周的：指牙齿周围的区域。　**periodontal**-pertaining to the area around the teeth.

胰岛细胞瘤：分泌胰岛素的胰腺细胞肿瘤。　**insulinoma**-a tumour of the insulin-secreting cells of the pancreas.

胰高血糖素瘤：分泌胰高血糖素的胰岛细胞肿瘤。　**glucagonoma**-a glucagon-secreting tumour of the pancreatic islet cells.

胰腺炎：胰腺的炎症性病变。　**pancreatitis**-inflammatory disease of the pancreas.

乙状结肠镜：一种用来直接观察直肠和乙状结肠黏膜的硬质管状仪器。　**sigmoidoscope**-a rigid tubular instrument used for direct visualization of the rectal and sigmoid colonic mucosa.

异位的：不在正常位置（如怀孕）。　**ectopic**-present in an abnormal location（e.g. in pregnancy）.

抑制细菌的：限制细菌繁殖。　**bacteriostatic**-tending to restrain the reproduction of bacteria.

营养不良：体重减轻。　**inanition**-loss of weight.

硬化：特指因纤维组织过度增生而导致的组织硬化。　**sclerosis**-hardening of a tissue, especially by the overgrowth of fibrous tissue.

硬化疗法：一种使用硬化剂使得病变血管（如痔疮治疗）闭塞的技术。　**sclerotherapy**-a technique using sclerosing solutions to cause obliteration of pathological blood vessels（as in the treatment of haemorrhoids）.

幽门成形术：将幽门肌切开以利于胃排空。　**pyroplasty**-division of the pyloric muscle to allow easier emptying of the stomach.

预防药：用以防止疾病进展的药物。

prophylactic-an agent used to prevent the development of a disease.

增生：因细胞分裂速度加快而导致的组织异常生长。

hyperplasia-abnormal growth of a tissue owing to an increased rate of cell division.

支架：一根短塑料管。

stent-a short plastic tube.

脂肪恒定理论：通过脂肪代谢物调控摄食。

lipostatic theory-control of feeding by lipid metabolites.

脂肪泻：粪便脂肪含量高。

steatorrhoea-a condition where the faeces have a high fat content.

脂解作用：脂类分解。

lipolysis-breakdown of lipids.

痔疮：痔静脉丛充血而引起的肛管黏膜下肿胀。

haemorrhoid-a submucosal swelling in the anal canal caused by congestion of the veins of the haemorrhoidal plexus.

肿瘤：新生的异常（肿瘤）细胞。

neoplasm-an abnormal new development of cells（a tumour）.

种植性的：在腹膜腔内扩散。

transcoelomic-spreading through the peritoneal cavity.

皱襞：胃黏膜的褶皱。

ruga-a fold of mucosa in the stomach.

转移：肿瘤细胞扩散到人体远处部位的过程。

metastasis-the process by which tumour cells spread to distant parts of the body.

自体免疫：对机体自身组织的免疫反应（产生抗体）。

autoimmune-pertaining to the development of an immune response（antibody production）to the body's own tissues.